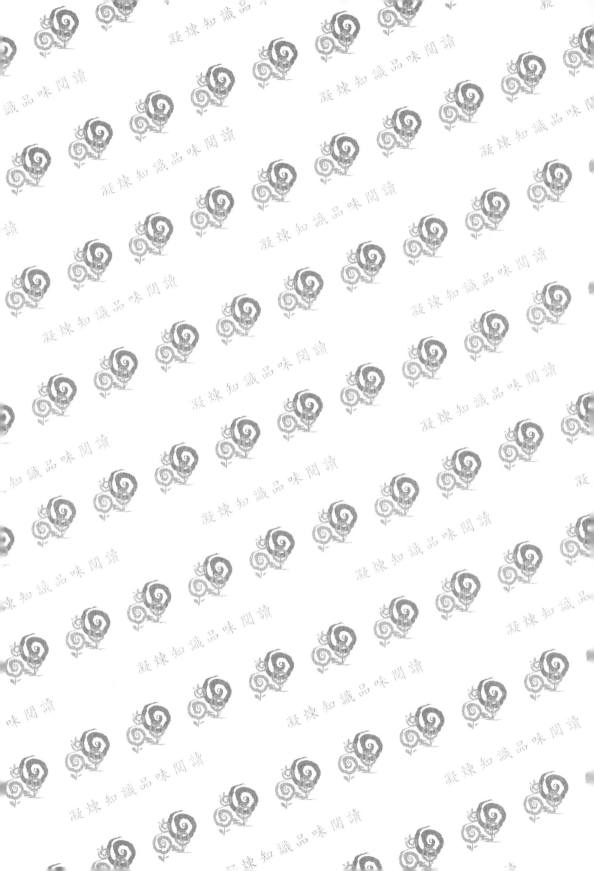

圖解
系列

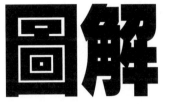

本書特色

● 涵蓋面廣泛，婦科護理與婦女保健兼備。
● 重點彙整，系統化的版面簡明且易懂。
● 圖文配合，輔助、補充以加強記憶。

圖解
產科護理學

方宜珊
高湘寧 ／著

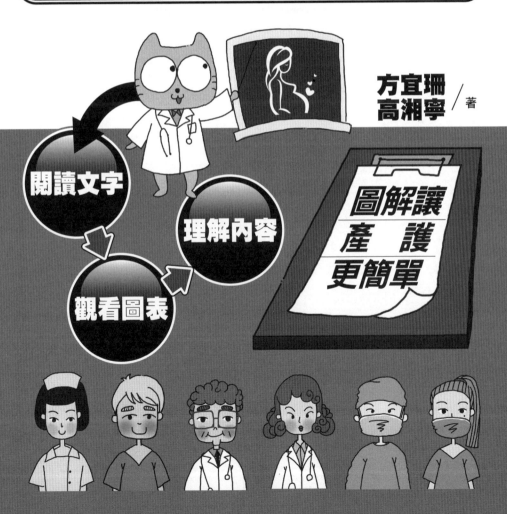

閱讀文字

理解內容

觀看圖表

圖解讓
產　護
更簡單

序言

「產科護理學」是研究女性一生中，不同時期生殖系統生理和病理變化，提供相關身體護理和心理護理的一門學科，得以明確地了解婦女孕育生命：妊娠、分娩、產後的正常過程，並提供最為適當的護理措施；在此基礎上，同時掌握異常的情況，例如高危險妊娠、妊娠合併症和併發症以及產褥感染的護理；以及由產科護理與婦女保健的導向，來探討患病婦女的護理，包括女性生殖系統發炎症的護理、婦科常見的腫瘤和常見的疾病原因、臨床、治療、護理；以及計畫生育和婦女保健諮詢，包括避孕、終止妊娠的方法、如何對於不孕的女性加以治療和護理等；其範圍橫跨婦女一生各個時期的生理、心理特色及婦女各時期的保健措施；其用意即在於突顯出「以人的健康為導向」的護理宗旨，在臨床實務中，正確地運用護理模式的系統性方法來管理並照護產科的病人，而能夠整合實際的情況，擬定相關的護理計畫。

本書依據考選部所公布之「專技人員各應試專業科目命題大綱」護理師類科加以編寫，分為「生產家庭之照護概論」、「妊娠期及待產期婦女與其家庭護理」、「產後期婦女及其家庭照護」、「新生兒的護理」、「高危險妊娠相關疾患及其護理」及「婦女常見之護理」六大篇，涵蓋六大主軸，在各個主軸之下其內容再細分為 25 章，系統性地講述了女性生殖系統生理和病理變化的關鍵性重點。

方宜珊、高湘寧

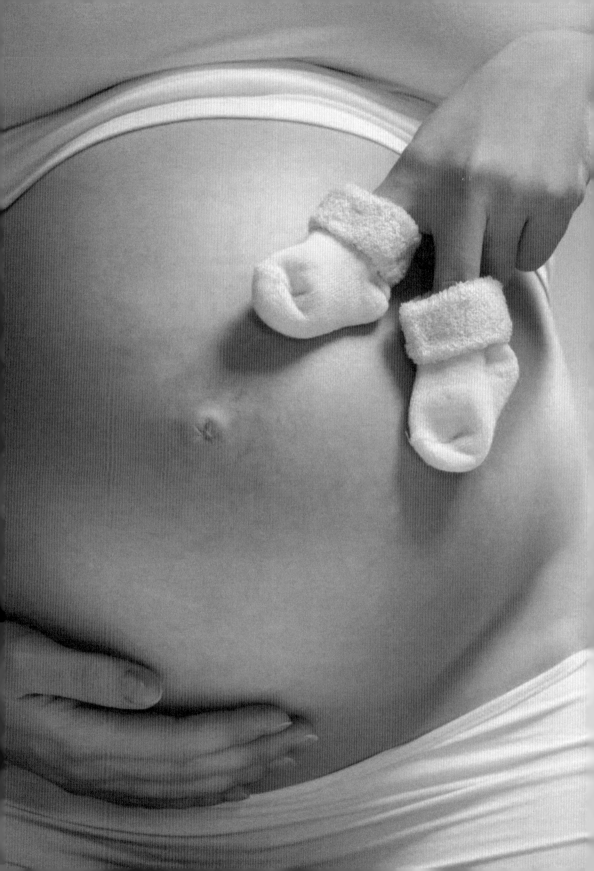

第一篇
生產家庭之照護概論

第1章
緒　論

本章學習目標（Objectives）

1. 掌握婦產科護理學的範疇
2. 熟悉婦產科護理學的發展趨勢
3. 了解婦產科護理學發展簡史及特色

1-1 概論

1-1 概論

（一）婦產科護理學的範疇
1. 產科學（obstetrics）：是一門研究女性妊娠期、分娩期、產褥期整體流程，並對該流程發生的孕產婦及胎兒、新生兒的生理、病理改變，做診斷、處理的臨床醫學科學。
2. 婦科學（gynecology）：是一門研究女性在非孕期生殖系統的生理和病理改變，並對其加以診斷、處理的臨床醫學科學。
3. 計畫生育（family planning）：研究女性生育的調控，包括避孕、停育、優生等。

（二）婦產科護理學的發展趨勢
1. 產科學新的理論系統的確立：
   （1）以母親為導向的理論系統→以母子統一管理的理論系統。以母親為導向的理論系統→以母子統一管理的理論系統。
   （2）按時哺乳→按需要來哺乳（純母乳餵養）。
   （3）母嬰異室→母嬰同室。
2. 產前診斷技術的不斷發展。
3. 助孕技術的飛躍發展：體位受精——胚胎移植、卵母細胞單精子顯微注射、種植前遺傳學診斷、配子輸卵管內移植、宮腔內配子移植、供胚移植。
4. 生殖內分泌學的發展。
5. 婦科腫瘤學的發展。
6. 婦女保健學的建立。

（三）婦產科護理學的特色
1. 產科學、婦產科學與計畫生育三者密切關聯，有時具有因果的關係。
2. 婦產科學雖然有女性獨特的生理、心理和病理，但和人體其他內臟器官或系統均有密切的相關性。
3. 婦產科學是臨產科學，也是預防性科學。

小博士解說

1. 有關產科護理的理念與原則，包括提供以孕產婦為導向的護理、提供孕產婦以家庭為導向的護理，以及提供以文化為導向的護理。
2. 基於「以家庭為導向的母育護理」理念，醫療院所的正確作業程序，包括鼓勵待產、生產和恢復室合一（LDR）的生產環境，家庭成員亦可以參與生產流程，以及鼓勵父母提早於早期和新生兒接觸。

婦產科護理的範疇

產科	產科基礎（女性生殖系統解剖及生理等）
	生理產科（妊娠生理、妊娠診斷、孕期監護及保健、正常分娩、正常產褥等）
	病理產科（妊娠病理、妊娠併發症、分娩期併發症、異常產褥等）
	胎兒及早期新生兒學

婦科	婦產科基礎
	女性的生殖器官發炎症
	女性的生殖器官腫瘤
	月經失調
	女性的生殖器官畸形
	其他的生殖器官疾病

✚ 知識補充站

　　尊重孕婦自主權與決策權，協助規劃其生產計劃書，為目前產科護理的發展趨勢。在自然生產之前，醫護人員要給予填寫同意書，並解說注意事項，是針對產婦的知曉同意權，其目的是希望藉由提供病患所需資訊，使病患能夠參與自身的醫療決定。一般而言，「知情同意」包括告知、決定能力及自願三項基本要素。

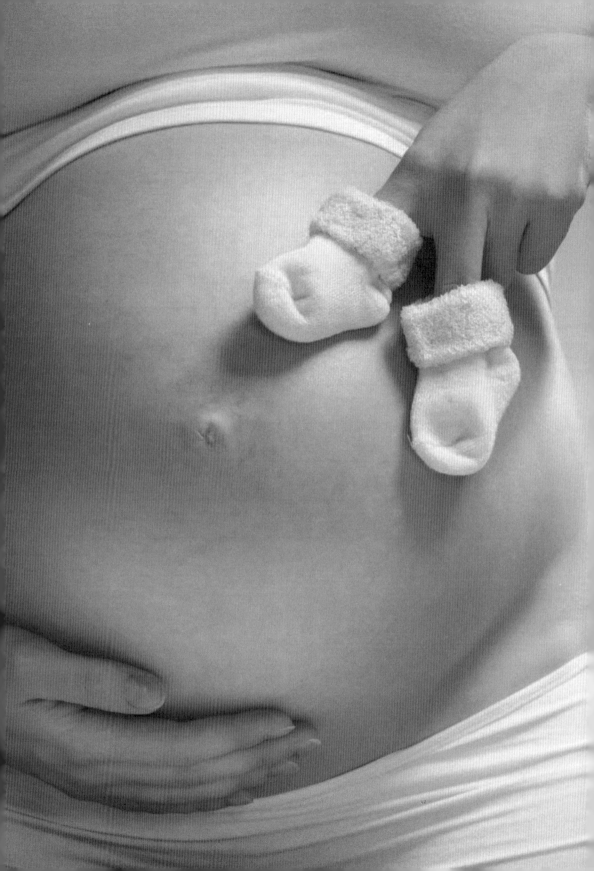

第二篇
妊娠期及待產期婦女與其家庭護理

第2章
女性生殖系統的解剖與生理

本章學習目標（Objectives）

1. 掌握骨盆的組成和標記、卵巢的功能、月經的臨床表現及其週期性變。

2. 熟悉內、外生殖器的組織結構特色和功能、月經週期的調節激素。

3. 了解骨盆的形態與結構、內外生殖器與鄰近器官的關係、骨盆底的結構、血管、淋巴管和神經與相應器官的關係。

2-1 女性生殖系統解剖

2-2 女性的生殖系統生理

2-1女性生殖系統解剖

（一）骨盆

1. 組成：（1）恥骨聯合、骶髂關節、骶尾關節。（2）骶結節韌帶：起於骶尾骨的側緣，止於坐骨結節內側緣。骶棘韌帶：起於坐骨棘，止於骶尾骨的側緣。
2. 分界：骶岬上緣的連線將骨盆分為（1）假骨盆—大骨盆。（2）真骨盆—小骨盆（3）骨盆底—分為外、中、內層。

（二）外生殖器（女陰、外陰）

組成：陰阜、大陰唇、小陰唇、陰蒂、陰道前庭 （其結構包括：尿道口、陰道口、尿道旁腺—斯基恩氏腺、前庭大腺—巴多林氏腺、前庭球）。

（三）內生殖器

1. 陰道：是經血排出及胎兒娩出的通道，也是性交的器官。陰道黏膜由複層鱗狀上皮覆蓋，受到性激素影響有週期性的變化。
2. 子宮：形狀如同倒置的梨形，為輕度前傾前屈位。重 50g，長 7 ～ 8cm、寬 4 ～ 5cm、厚 2 ～ 3cm，宮腔容量 5ml；分為子宮底、子宮體、子宮頸。子宮體頸比例，嬰兒期為 1：2：成年為 2：1。（1）子宮頸：主要由結締組織構成；未產婦子宮頸口呈圓形，經產婦有大小不等的裂口，子宮頸外口鱗柱交界則為子宮頸癌的好發部位。（2）子宮內膜：從青春期到更年期，子宮內膜受激素影響呈週期性變化，產生月經。（3）由四對韌帶支撐，包括圓韌帶、闊韌帶、主韌帶、宮骶韌帶。
3. 輸卵管：是精子和卵子相遇整合成受精卵的細長管道，長大約 8 ～ 14cm。由內向外分為間質部、峽部、壺腹部、傘部；輸卵管壁則分為漿膜層、肌層、黏膜層。
4. 卵巢：女性性腺器官，產生卵子和激素，由皮質（外層卵，內有卵泡）、髓質（內層）構成；成年女子的卵巢大約 4×3×1cm，重 5 ～ 6g。

（四）鄰近器官

1. 尿道：短而直，易發生泌尿道感染。分娩時胎兒下降壓迫過長，易於心何忍形成尿道瘻。
2. 膀胱：婦科檢查及手術前必須排空膀胱，避免誤傷。產後充盈會影響子宮收縮，造成子宮收縮乏力，易於引起產後出血。
3. 輸尿管：形成「橋下有水」，故在結紮子宮動脈時，需避免其受損傷。
4. 直腸：陰道後壁損傷會波及直腸，發生直腸陰道瘻。直腸子宮陷凹，常為腫瘤轉移、子宮內膜異位種植部位。
5. 闌尾：會隨妊娠月份增加而向上、外移位；另外，婦女患闌尾炎可能會波及子宮附件。

小博士解說

使婦女子宮黏膜產生清澈透明液體的主要賀爾蒙為雌性素，其主要功能包括PH值上升使精子容易通過、陰道表皮增厚、輸卵管壁的肌肉受刺激而收縮增加、抑制腦下垂體分泌FSH、刺激分泌LH、刺激濾泡生長、刺激骨垢板閉合、控制第二性徵發育等。

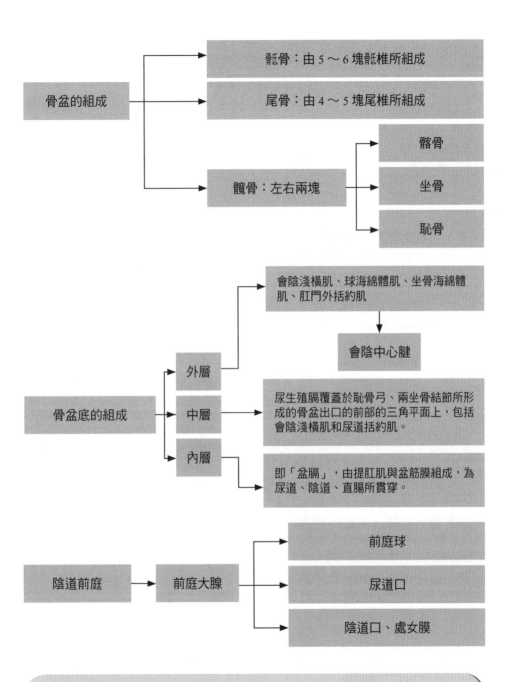

骨盆的組成

- 骶骨：由 5～6 塊骶椎所組成
- 尾骨：由 4～5 塊尾椎所組成
- 髖骨：左右兩塊
  - 髂骨
  - 坐骨
  - 恥骨

骨盆底的組成

- 外層 → 會陰淺橫肌、球海綿體肌、坐骨海綿體肌、肛門外括約肌 → 會陰中心腱
- 中層 → 尿生殖膈覆蓋於恥骨弓、兩坐骨結節所形成的骨盆出口的前部的三角平面上，包括會陰淺橫肌和尿道括約肌。
- 內層 → 即「盆膈」，由提肛肌與盆筋膜組成，為尿道、陰道、直腸所貫穿。

陰道前庭 → 前庭大腺

- 前庭球
- 尿道口
- 陰道口、處女膜

✚ 知識補充站

有關骨盆入口與產科整合徑，應測量恥骨聯合上緣內側骨突至薦骨岬之間的距離。

2-2女性的生殖系統生理

（一）女性一生各階段的生理特色

1. 新生兒期。
2. 兒童期。
3. 青春期：10 ～ 19 歲，從月經初潮到生殖器宮逐漸發育成熟的時期。
4. 性成熟期（生育期）：18 歲開始，卵巢功能成熟並分泌性激素。
5. 圍停經期：始於 40 歲，卵巢功能逐漸衰退，月經量漸少直至停經為止，部分婦女出現圍停經期症候群；分停經前期，停經和停經後期。
6. 老年期：60 歲以後；生殖器官進一步萎縮老化，激素不足以維持女性第二性徵。

（二）月經的臨床表現及週期性變化

1. 定義：指隨著卵巢的週期性變化，子宮內膜週期性脫落及出血，是生殖功能成熟的指標之一。
2. 月經的相關概念：（1）初潮：13 ～ 15 歲，月經第一次來潮。（2）月經週期：兩次月經第 1 日的間隔時間，一般為 21 ～ 35 天，平均 28 天。（3）月經期：每次月經持續的時間，一般為 3 ～ 7 天。
3. 月經的特色：（1）30 ～ 50ml。（2）成分包括血液、子宮內膜碎片、子宮頸黏液及脫落的陰道上皮細胞。
4. 月經的週期性變化：（1）調節激素：（a）促卵泡素（FSH）在排卵之前 24 小時會增加，在月經之前會減少。（b）促黃體生成素（LH）在排卵之前 24 小時會增加，在月經之前會減少。（c）雌激素（E）在排卵之前會增加，在排卵之後 7 ～ 8 日會增加，在月經前會減少。（d）孕激素（P）排卵之後 7 ～ 8 日會增加，在月經之前會減少。（2）生殖器官—（a）子宮內膜：增生期、分泌期、月經期。（b）子宮頸：在排卵之前 E 會增加，在排卵之後 P 會減少。（c）陰道黏膜：在卵泡期受到 E 的影響，黏膜上皮增生，表層細胞角化，以排卵期最為明顯。（d）在排卵之後，受到 P 的影響，黏膜上皮會大量地脫落。

（三）卵巢功能及其週期性變化

1. 卵巢的週期性變化：（1）卵泡發育及成熟。（2）排卵。（3）黃體形成及退化。
2. 卵巢分泌的性激素為留體激素，包括雌激素、孕激素與雄激素。

（四）其他內分泌腺對月經的影響

1. 腎上腺：為女性雄激素的主要來源，若雄激素過多，會抑制下丘腦分泌 GnRH，並對抗雌激素，從而抑制卵巢的功能，出現停經。
2. 甲狀腺：胚胎、性腺、生殖器的發育需要足量的甲狀腺激素。
3. 前列腺素：促使排卵及加速子宮內膜剝脫。

小博士解說

　　黃體素此種賀爾蒙最初由卵巢分泌，至妊娠8週後由胎盤製造，其主要作用可鬆弛平滑肌，防止子宮收縮所引起的自發性流產。

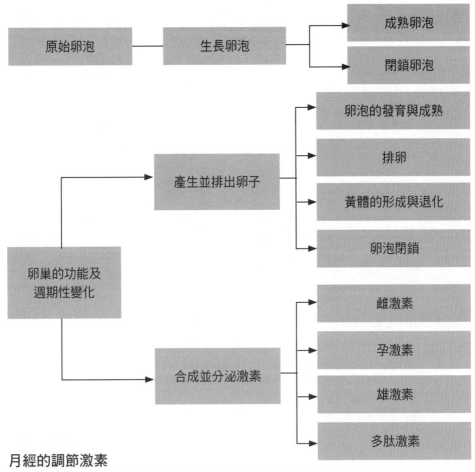

月經的調節激素

下丘腦	促性腺激素釋放激素（*GnRH*）	
垂體	促卵泡素（*FSH*）	促黃體生成素（*LH*）
卵巢	雌激素（*E*）	孕激素（*P*）
子宮內膜	增生期變化	在增生期基礎上呈現分泌期變化

✚ 知識補充站

　　有關女性賀爾蒙，黃體激素的主要運作在子宮，也會促使第二性徵出現，在月經週期的排卵日之後，使子宮內膜變得更厚且鬆軟、血管更豐富，以便迎接受精卵著床；若為著床，黃體素會產生回饋作用，不分泌黃體生成刺激素，減少分泌黃體激素，子宮內膜因而開始崩潰，剝落的內膜細胞與血液自陰道流出，便是月經來潮；若受精卵著床，黃體激素不減弱，可以繼續維持子宮內膜的成長。

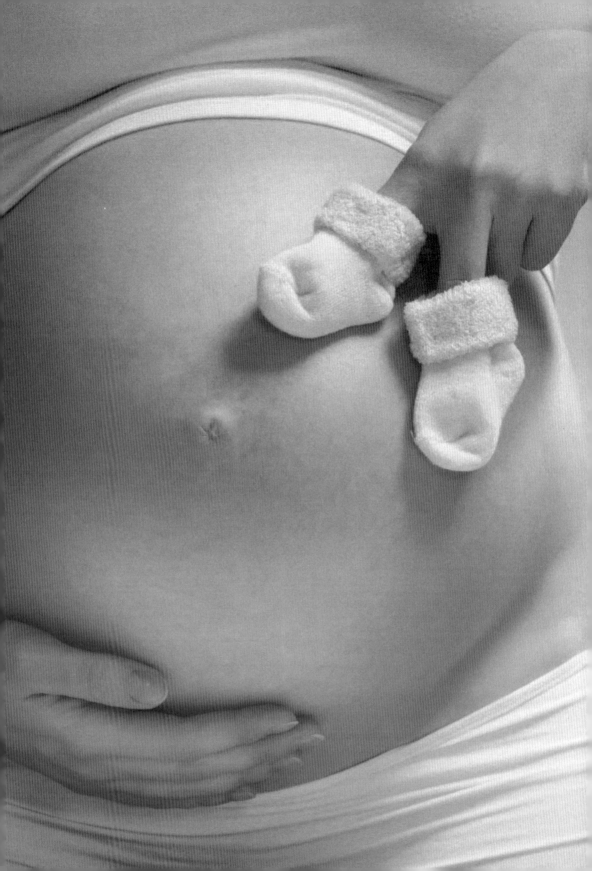

第二篇
妊娠期及待產期婦女與其家庭護理

第 3 章
妊娠期婦女的護理

本章學習目標（Objectives）

1. 掌握妊娠的概念、宮底高度測量、預產期的推算方法、分娩徵象的判斷、對妊娠期婦女的護理評估、護理診斷、護理措施及評估。

2. 熟悉妊娠期母體各系統的生理變化、胎兒附屬物的形成及功能、妊娠各期的診斷重點、各項產前的檢查方法。

3. 了解受精卵的發育流程、妊娠期營養、分娩的準備。

3-1妊娠生理概論

（一）妊娠的定義及胚胎的形成

1. 定義：妊娠是胚胎和胎兒在母體內發育成長的流程，開始於卵子受精，終止於胎兒及其附屬物自母體排出，整個流程大約 40 週。

2. 胚胎的形成：

   （1）受精為成熟卵細胞與獲能精子整合的流程，♀＋♂產生合子（受精卵）：（a）成熟的精子和卵子相整合的流程。（b）精子的運行及獲能。（c）卵細胞的輸送。（d）受精的部位：輸卵管壺腹部。

   （2）受精卵的發育和輸送：卵裂、早期囊胚、晚期囊胚；在受精之後 3 ～ 4 天早期囊胚會進入宮腔，繼續發育成晚期囊胚。

   （3）孕卵的著床—為囊胚埋入子宮內膜的流程，又稱為植入；開始於受精之後第 6 ～ 7 天，至第 11 ～ 12 天完成。

   （4）蛻膜的形成—妊娠期的子宮內膜稱為蛻膜（底蛻膜、包蛻膜、壁蛻膜）。

（二）胎兒的發育特色

1. 相關的概念：受精卵發育的最初 2 週內稱為孕卵，8 週前稱胚胎，8 週後稱為胎兒；4 週稱為一胎齡。

2. 胎兒發育各期的特色：

   （1）孕齡 8 週末：超音波可以見到胎心搏動之胚胎。

   （2）孕齡 12 週末：外生殖器已分化。

   （3）孕齡 16 週末：部分孕婦會自覺胎動。

   （4）孕齡 20 週：孕婦可感胎動，腹壁能聽到胎心音。

   （5）孕齡 24 週末：各個內臟器官均已發育。

   （6）孕齡 28 週末：生活能力較弱，若加強護理則可以存活。

   （7）孕齡 32 週末：生活能力尚可，若做適當的護理則可以存活。

   （8）孕齡 36 週末：生活能力良好，出生之後基本上可以存活。

   （9）孕齡 40 週末：發育良好，能夠存活。成熟胎兒雙頂徑大於 9cm。

3. 胎兒身長、體重的計算方法：

   （1）妊娠前 20 週—身長（cm）＝（妊娠月數）^{2}，體重（g）＝（妊娠月數）$^3 \times 2$。

   （2）妊娠後 20 週—身長（cm）＝妊娠月數 ×5，體重（g）＝（妊娠月數）$^3 \times 3$。

小博士解說

1.胚胎受精後2～3週，將透過母體內的「卵黃囊」組織提供養分。

2.胎兒皮下脂肪堆積，於妊娠第37～40週時最為明顯。

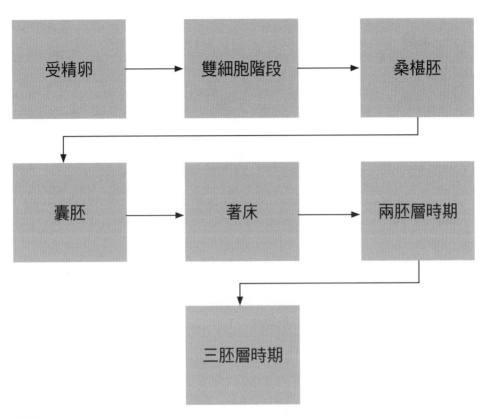

蛻膜

定義：受精卵著床後的子宮內膜	
底蛻膜	孕卵及子宮肌層之間的蛻膜
包蛻膜	覆蓋在孕卵表面的蛻膜
真蛻膜	除了底蛻膜、包蛻膜之外，覆蓋在子宮腔其他部分的蛻膜。

➕ 知識補充站
當受精卵著床後，子宮內膜成為蛻膜，其最外層為真蛻膜。

3-2胎兒附屬物的形成與功能

（一）胎盤

1. 機制：胎盤是維持母親與胎兒之間物質交換的重要器官，經由胎盤，母體的營養及氧氣輸送到胎兒，而胎兒所排出的廢物也可以由胎盤輸送到母體的循環系統排出；因此，一般可以從胎盤功能來評估胎兒的健康狀態。
2. 架構：羊膜、葉狀絨毛膜與底蛻膜；於妊娠 6 ～ 7 週時開始形成，在 12 週末時完全形成。
3. 功能：（1）氣體交換：O_2、CO_2、水、鈉、鉀電解質等以簡單擴散來做交換。（2）物質輸送：胎兒生長發育所需營養，通過胎盤，經母血輸送到胎血中。（3）排泄功能：胎兒代謝物經胎盤送入母血而排出體外。（4）防禦功能：有限；各種小分子的病毒或對胎兒有害的藥物皆可能通過胎盤而影響胎兒健康。（5）合成功能、內分泌功能：人絨毛膜促性腺激素（*HCG*）、人胎盤生乳素（*HPL*）、雌激素和孕激素。

（二）胎膜

1. 構成：（1）外層——包蛻膜、真蛻膜、平滑絨毛膜；平滑絨毛膜為絨毛膜在發育流程中缺乏營養供應而逐漸退化萎縮而成。（2）內層——羊膜；胎膜內層的羊膜與覆蓋胎盤、臍帶的羊膜層相連。
2. 產科胎膜：平滑絨毛膜、羊膜。

（三）臍帶

1. 外觀：是連接胎兒與胎盤的帶狀器宮，妊娠足月胎兒的臍帶長大約為 30 ～ 70cm，平均為 50cm，直徑為 1.0 ～ 2.5cm，表面被羊膜覆蓋呈現灰白色。
2. 血管：一條臍靜脈及二條臍動脈。
3. 華通膠：血管周圍含水量豐富、來自胚外中胚層的膠狀胚胎結締組織。

（四）羊水

1. 定義：充滿在羊膜腔的液體。
2. 來源：（1）早期：是母體血清經胎膜進入羊膜腔的透析液。（2）中期以後：胎兒尿液；胎兒透過吞嚥羊水而使羊水量趨於平衡。（3）羊水的吸收：胎膜、消化道、臍帶、胎兒角化前皮膚。
3. 性狀：（1）隨妊娠時間增加：妊娠 38 週時大約是 1000ml，之後逐漸減少；妊娠足月時約為 800ml。（2）妊娠早期羊水為無色澄清液體；妊娠足月羊水略為混濁，無透明。

小博士解說

李小姐急切想知道自己是否懷孕，血液檢體可以最快確認受孕。當受精卵整合受孕後，胚囊內的滋養細胞便開始分泌人絨毛膜性腺促素（*HCG*），為類似黃體素的醣蛋白，可避免黃體退化，使其繼續產生黃體素和雌性素，讓子宮內膜穩定，維持懷孕直到胎盤出現。HCG在受孕後第8天即可從母體血清測得，受精後26天左右可在尿液中測得。

胎盤的形成

1. 羊膜 （amniotic membrane）	構成胎盤的胎兒部分，是胎盤最內層。	1. 厚 0.5mm 2. 光滑、無血管、神經及淋巴。 3. 具有一定的彈性
2. 葉狀絨毛膜 （chorion frondosum）	1. 構成胎盤的胎兒部分，占妊娠足月胎盤主要部分。 2. 母兒間的物質交換均在胎兒小葉的絨毛處進行，胎兒血液是經臍動脈與絨毛間隙中的母血進行交換，二者不直接相通，靠滲透、擴散和細胞選擇力，再經臍靜脈返回胎兒體內。	1. 厚 0.5mm 2. 光滑、無血管、神經及淋巴 3. 具有一定的彈性 4. 妊娠足月的胎盤，絨毛表面積達 12 ～ 14m²。
3. 底蛻膜 （chorion frondosum）	構成胎盤的母體部分	

羊水的功能

對胎兒	1. 胎兒在羊水中自由活動，不致受壓。 2. 保持羊膜腔恆溫 3. 避免對胎兒及臍帶的直接壓迫 4. 利於胎兒體液平衡 5. 臨產子宮收縮時，使壓力均勻分佈，避免胎兒局部受壓。
對母體	1. 減少胎動引起的不適感 2. 促進產程進展 3. 破膜後羊水沖洗陰道減少感染機會

✚ 知識補充站

IgG這種免疫球蛋白在妊娠第三期中可以透過胎盤，使胎兒獲得被動免疫力。IgG的分子最小、含量最多，是唯一可以透過胎盤的免疫球蛋白，也是原發性及續發性過敏反應中出現最多的抗體。

3-3妊娠期母體的生理變化

（一）生殖系統的變化
1. 子宮：（1）子宮體：（a）變大變軟，血供增加。（b）容量增加1000倍，重量增加20倍。（2）子宮峽部：妊娠12週後逐漸成為子宮下段，在妊娠足月時會達到7～10cm。（3）子宮頸：（a）血管增生，組織水腫。（b）腺體分泌增加，形成黏液塞。（c）著色、變軟。
2. 卵巢和輸卵管：卵巢增大、妊娠10週後黃體功能被胎盤取代、輸卵管變常並充血。
3. 陰道：（1）血管增生，急劇擴張。（2）陰道黏膜充血水腫呈紫藍色。（3）陰道上皮糖原聚集，pH 值降低。（4）外陰皮膚增厚，血管增生，色素沉澱。

（二）乳房的變化
1. 乳房血管增生、充血明顯。2. 乳房發脹，有觸痛、刺痛。3. 激素的作用使乳房進一步發育。4. 乳暈周圍出現蒙氏結節。

（三）血液及循環系統的變化
1. 血液成分：紅血球（RBC）減少、白血球（WBC）增加、凝血因子呈現高凝狀態。
2. 血容量：於妊娠 6 ～ 8 週時上升，32 ～ 34 週達到高峰；血液呈稀釋狀態，出現妊娠生理性貧血。
3. 心臟：（1）向左、向上、向前移位。（2）心輸出量增加。（3）舒張壓降低，脈壓升高。（4）靜脈壓產生仰臥位低血壓症候群。

（四）消化系統的變化
1. 早期部分孕婦會有噁心、嘔吐現象。
2. 牙齦腫脹或牙齦炎，與體內雌激素影響及缺乏維生素 C 有關；若缺鈣，則出現牙齒鬆動。
3. 腸胃脹氣會導致胃酸逆流。

（五）呼吸系統的變化
1. 孕婦的耗氧量增加 10% ～ 20%，容易出現過度換氣的現象。
2. 易呼吸困難及以上呼吸道感染，因此應以胸式呼吸為主。

（六）泌尿系統的變化
1. 代謝增加，腎臟負擔加重。
2. 腎血漿流量及腎絲球濾過率上升。
3. 腎小管對葡萄糖重吸收能力不能增加，大約 15% 孕婦飯後出現尿糖。
4. 懷孕早期及晚期胎兒入盆後出現頻尿。
5. 受孕激素的作用，使輸尿管的蠕動減弱，且右側輸尿管受右旋妊娠子宮壓迫，易患急性腎盂腎炎。

小博士解說
　　妊娠期婦女之胃蠕動與胃液分泌減少，胃排空、腸蠕動變慢，易便秘；白蛋白及球蛋白則因為血漿體積增加，濃度相對稀釋而降低；腎臟血流和腎絲球過濾率增加，故懷孕時母體的生理變化會影響藥物的代謝。

生殖系統的變化

卵巢	1. 不排卵 2. 黃體功能於妊娠 10 週後被胎盤取代
輸卵管	1. 並無明顯的肥大 2. 上皮變平
陰道	1. 著色 2. 增厚 3. 皺襞增多
外陰	1. 局部充血 2. 增厚 3. 色素沉澱

內分泌、皮膚及骨骼系統的變化

內分泌	1. 腺垂體增大，產後出血會使垂體缺血壞死，而導致席漢氏症候群。 2. 因為胎盤分泌大量雌、孕激素，對下丘腦及垂體的負回饋，使促性腺激素分泌減少，故孕期無排卵。
皮膚	1. 乳頭、乳暈、腹白線、外陰出現色素沉澱而致產生妊娠斑和妊娠紋。 2. 汗腺、皮脂腺活動加強，易於出汗。
骨骼	1. 因為子宮增大，重心前移，脊柱前彎，頭肩後移，易於引起腰背酸痛。 2. 在骨盆鬆弛嚴重時，會使恥骨分開而造成下背部疼痛。

✛ 知識補充站

　　姿位性低血壓、小腿靜脈曲張、背痛分別為妊娠期母體在血液及循環系統與骨骼之正常生理變化；若出現水狀液體自陰道流出、胎動減少或持續頭痛的情形，為懷孕期危險徵兆，應立即就醫。

3-4妊娠期母體的心理變化

（一）以妊娠期來區分

1. 懷孕初期：新角色工作計劃需要改變，恐懼懷孕生產分娩帶來不適及壓力，會讓母親又愛又恨情緒出現，即使是計畫中懷孕也會有墮胎及自發性流產的想法。

2. 第一妊娠期（孕期 3 個月）：
   （1）為了確定懷孕密切觀察身體變化。
   （2）集導向力在自己身體不適的情形及確認懷孕。
   （3）胎兒對孕婦毫不真實。
   （4）又稱為適應期。

3. 第二妊娠期（孕期 4 個月後）：
   （1）懷孕不適減輕、流產機會減少，屬於平靜期。
   （2）初覺胎動，意識到胎兒是真實。
   （3）開始想像胎兒外表、性別，將胎兒視為自己生命或身體的一部分，生活重心及話題集中在胎兒。
   （4）已接受懷孕，開始為孩子來臨準備，是很適當的衛生教育時期。

4. 第三妊娠期（孕期 6 個月後）：（1）接受預產期，即將面臨生產壓力。（2）身體不適，希望趕快產下胎兒，疑為預產期。（3）對生產流程的想像逐漸多於對胎兒外貌的想像。（4）已經認為胎兒為一個獨立個體。（5）著手準備生產。

（二）以情緒狀況來區分

1. 矛盾：
   （1）常見於孕婦在受孕之初位處理好工作、情緒以及經濟等問題。
   （2）表現為情緒低落、身體不適、認為自己變醜等。

2. 接受：在妊娠初期，孕婦更多的是關心自己，隨著腹部逐漸隆起，尤其是胎動的出現，使孕婦感受到孩子的真實存在。

3. 自省。

4. 情緒波動：情緒不穩定，易激動、敏感。

5. 為人母的心理責任：
   （1）確保安全：確保安全度過妊娠期和分娩期。
   （2）接受孩子：尋求他人對孩子的接受與認可。
   （3）角色認可：尋求他人對自己母親角色的接受與認可。
   （4）奉獻精神：學習為孩子而奉獻。

小博士解說

懷孕婦女在懷孕流程中會積極參加產前媽媽教室，並開始學習如何替嬰兒換尿布，這是屬於「角色扮演」的母性認同之行為表現特色；懷孕婦女會藉由照顧他人嬰兒的角色扮演，學習如何成為一位母親。

Rubin（1984）所提出的四項母性任務

| 1. 確保自己及胎兒能夠順利度過懷孕及生產流程 | 2. 確保家人接受新生兒 | 3. 情緒上與胎兒連成一體 | 4. 學習奉獻自己 |

內分泌、皮膚及骨骼系統的變化

第一妊娠期	矛盾、不確定感	1. 獲知懷孕初期仍憂喜參半，害怕懷孕帶來的改變、害喜症狀影響到生活作息。 2. 關注自己的身體安全
	情緒不穩定	因為賀爾蒙上升以及懷孕帶來的各方壓力，使孕婦的情緒起伏較大。
第二妊娠期	接受懷孕及胎兒	1. 腹部增大、害喜改善，使孕婦的注意力轉移至發展中的胎兒。 2. 尋求資訊與幫助
	出現胎動	對胎兒產生依戀感，因此認真思考母親的角色，應保護胎兒、學習犧牲奉獻等。
第三妊娠期	易傷害性	因身軀漸顯龐大，失去對身體的控制感，此時孕婦通常會覺得易受傷害，希望儘快終止妊娠之餘，又害怕生產的痛苦、自己及胎兒的安全，因為雙重矛盾之下而充滿焦慮及恐慌。
	內省	專注於自己和胎兒的安全，希望外出時有人陪伴或選擇減少社交。

✚ 知識補充站

丁女士在知道懷孕之後，即表示她原已計畫要出國考察半年，現在懷孕的時機很不恰當，真不知道是留還是放棄。門診護理師面對其反應，應以接受的態度傾聽她的想法；因為第一妊娠期（前3個月），既無胎動，肚子尚未變大，胎兒對孕婦而言很不真實，因此易產生矛盾情緒。

3-5妊娠的診斷

（一）早期妊娠診斷

1. 分期：孕 12 週末以前。
2. 病史與症狀：停經、早孕反應、頻尿。
3. 檢查與徵象：乳房變化、婦科檢查（黑加症、子宮增大）。
4. 輔助性檢查：
   （1）妊娠實驗：檢測血、尿中 HCG 含量，可以協助診斷早孕。
   （2）超音波檢查：最早於孕 5 週時，可以確診早孕及活胎。
   （3）子宮頸黏液檢查：早孕者子宮頸黏液量少，質黏稠，鏡檢僅見排列成行橢圓體。
   （4）黃體酮實驗：黃體酮 20mg im，連續 3 ～ 5 天，停藥之後 7 天並無陰道流血，可能為妊娠。

（二）中晚期妊娠診斷

1. 分期：中期妊娠為孕 13 ～ 27 週末，晚期妊娠為孕 28 週及以後。
2. 病史與症狀：孕婦有早期妊娠經過，並逐漸感到腹部增大和自覺胎動。
3. 檢查與徵象：子宮增大、胎動（每小時 3 ～ 5 次）、胎心音（每分鐘 120 ～ 160 次）、胎體（懷孕 24 週之後，觸診已能區分胎頭、胎背、胎臀、胎兒肢體。胎頭圓而硬，有浮球感；胎背寬而平坦；胎臀寬而軟，形狀不規則；肢體小而不規則活動）。
4. 輔助性檢查：
   （1）超音波檢查：可以顯示胎兒數目、胎產式、胎先露、胎方位，有無胎心搏動及胎盤位置等。
   （2）胎兒心電圖：又稱「間接胎兒心電圖」；將電極放在孕婦腹壁，分別放在子宮底部，恥骨聯合上方胎兒先露部、左或右側大腿內側。

（三）產科重要概念

1. 胎姿勢：胎兒在子宮內的姿勢，正常為：胎頭俯屈，頦部貼近胸壁，脊柱略前彎，四肢屈曲交叉彎曲於胸腹部前方，整個胎體成為頭端小、臀端大的橢圓體。
2. 胎產式：胎兒身體縱軸與母體身體縱軸之間的關係，分為縱產式（99.75%）、橫產式（0.25%）、斜產式（大多為暫時）。
3. 胎先露：最先進入母體骨盆入口的胎兒部分。縱產式：頭先露、臀先露；橫產式：肩先露。
4. 胎方位：胎兒先露部指示點與母體骨盆的關係；枕先露以枕骨、面先露以頦骨、臀先露以骶骨、肩先露以肩胛骨為指示點。每個指示點與母體骨盆入口左、右、前、後、橫有不同胎位，如枕先露時，胎頭枕骨位於母體骨盆的左前方，應為枕左前，其餘以此類推。

小博士解說

張女士懷孕40週，主訴最近幾天胎動減少，入院做無壓力實驗，執行10分鐘後，從胎兒監視器記錄呈現胎動1次，極小變異性，護理師此時應嘗試吵醒胎兒再檢查，因為胎兒可能正在睡覺中。

預產期的推算

1. 陽曆	2. 陰曆：日數＋15
末次月經（*LMP*）	3. 由早孕開始的時間推算
○○年○○月○○日	4. 由胎動開始的時間推算
－　　　3 月	5. 由子宮底的高度推算
＋　　　　　7 日	
＝預產期（*EDC*）	

胎先露	頭先露	枕先露 前囟先露 額先露 面先露
	臀先露	混合臀先露 單臀先露 單足先露 雙足先露
	頭先露或臀先露與胎手或胎足同時入盆 → 複合先露	

✚ **知識補充站**

　　莊女士，35歲，主訴最後一次月經週期是102年4月22日至4月27日，根據內格萊氏法則，其預產期應為103年1月29日；內格萊氏法則計算方法是根據女性最後月經週期的第一天，加上一年，減三個月，加上七天。

3-6產前護理評估

（一）產前檢查
1. 是監護孕婦的重要方式。
2. 時間：應由確診為早孕時開始，20 ～ 36 週期間，每 4 週檢查一次；在 36 週起，每週檢查一次。
3. 包括健康史、身體評估、心理社會評估。
（1）健康史：一般性資料、家族史、以往史、月經和婚育史、本次妊娠經過。
（2）身體評估：一般性全身檢查、產科檢查（腹部檢查、骨盆測量、陰道檢查、肛門檢查）以及輔助檢查（除常規檢查血象、血型及尿常規以外，若出現妊娠期合併症，按需要來做肝功能、血液化學、電解質測定以及胸部透視、心電圖、B 型肝炎抗原抗體等項檢查；對胎位不清、聽不清胎心者，應執行超音波檢查；對有死胎死產史、胎兒畸形史和患遺傳性疾病病例，應檢測孕婦的血甲胎蛋白值、羊水細胞培養執行染色體核型分析等）。（a）腹部檢查：視診（注意腹形及大小，腹部有無妊娠紋、手術瘢痕及水腫等）、四段觸診、聽診（胎心音在胎背上方聽得最清楚）。（b）骨盆測量：分為骨盆外測量（雖不能測出骨盆內徑。但從外測量的各徑線中能對骨盆大小及其形狀作出間接判斷；由於操作簡便，臨床至今仍廣泛應用。以骨盆測量器測量髂棘間徑、髂嵴間徑、骶恥外徑、坐骨結節間、出口後矢狀徑、恥骨弓角度）和骨盆內測量（經陰道測量骨盆內徑能較準確測知骨盆大小，適用於骨盆外測量有狹窄者；主要測量的徑線包括對角徑、坐骨棘間徑、坐骨切跡寬度）。（c）陰道檢查：若於妊娠 24 週以後進行首次檢查，應同時測量對角徑、坐骨棘間徑及坐骨切跡寬度；於妊娠最後一個月內以及臨產之後，則應避免不必要的陰道檢查。（d）肛門檢查：可以了解胎先露部、骶骨前面彎曲度、坐骨棘間徑及坐骨切跡寬度以及骶尾關節活動度，並能整合肛診測得出口後矢狀徑。

（二）圍生期
1. 定義：
（1）圍生期 I：從妊娠滿 28 週（即胎兒體重 ≧ 1000g 或身長 ≧ 35cm）至產後 1 週。
（2）圍生 II：從妊娠滿 20 週（即胎兒體重 ≧ 500g 或身長 ≧ 25cm）至產後 4 週。
（3）圍生期 III：從妊娠滿 28 週至產後 4 週。
（4）圍生 IV：從胚胎形成至產後一週。
2. 內容：早孕（確定妊娠，全面體檢）、中孕：（胎兒生長，確定胎動）、晚孕（使用超音波檢查，胎兒生長，胎兒監護）。

小博士解說

有關妊娠週數與子宮底高度，通常在第一妊娠期末，子宮因為荷爾蒙的刺激開始產生變化，大約在懷孕12週時，子宮開始上升至骨盆腔，大約在恥骨聯合處可觸診到子宮的存在；第20週，子宮底大約在肚臍附近；在40週時下降為分娩做準備，而使母體產生腹輕感。

雷奧波德（Leopold's maneuvers）四段式觸診

第1步	檢查者的兩手先置於子宮的底部，了解子宮外形並測得宮底；再以兩手指腹相對輕推，判斷宮底部的胎兒部分高高度，估計胎兒大小與妊娠周數是否相符。	1. 胎頭：硬而圓且有浮球感 2. 胎臀：軟而寬且形狀略不規則 3. 若在宮底部未觸及大的部分，可能為橫產式。
第2步	檢查者左右手分別置於腹部左右側，一手固定，另手輕輕深按檢查，兩手交替，仔細分辨胎背及胎兒四肢的位置。	1. 平坦飽滿者為胎背 2. 可變形的高低不平部分是胎兒肢體
第3步	檢查者右手拇指與其餘4指分開，置於恥骨聯合上方握住胎先露部，進一步查清是胎頭或胎臀，左右推動以確定是否銜接。	1. 胎先露部仍然浮動，表示尚未入盆 2. 胎先露部無法推動，表示已銜接
第4步	檢查者左右手分別置於胎先露部的兩側，向骨盆入口方向往下深按，再次核對胎先露部的診斷是否正確，並確定胎先露部入盆的程度。	1. 若胎先露部為胎頭，下按時一手可順利進入骨盆入口，另手則被胎頭隆起部阻擋，該隆起部稱胎頭隆突。 2. 枕先露時，胎頭隆突為額骨，與胎兒肢體同側。 3. 面先露時，胎頭隆突為枕骨，與胎背同側，但多不清楚。

✚ 知識補充站

　　執行雷奧波德（Leopold's maneuvers）四段式觸診，可獲知胎兒是頭位、橫位或臀位產、胎背在母親的左側或右側，以及先露部位是否Engagement等資訊；無法得知胎心音聽診部位與速率。

3-7妊娠期的飲食與營養

（一）妊娠期的營養需求

1. 孕期應給予適合妊娠需要的平衡飲食，即每餐或每份飲食中，各種營養素之間的比例要合適，既要熱量適宜，又要種類齊全。
2. 妊娠早期：早期胎兒生長緩慢，平均每天增加 1 克，此時孕婦所需的營養與成年未孕婦女相類似或稍有增加。
3. 妊娠中期：中期胎兒生長增加，每天平均增加 10 克，各種營養素及熱能需要應相應增加。
4. 妊娠末期：胎兒生長很快，又以 32 ～ 38 週時生長最快，並且此時胎兒體內儲存各種營養素也最多，應特別重視妊娠末期的營養補充。

（二）熱量

1. 懷孕早期：每天需增熱量 50kcal 或與未懷孕時相同。
2. 懷孕中晚期：孕婦的基本代謝率比一般婦女增加 10 ～ 12%，加上胎兒急速生長發育，每天應增熱量 200 ～ 400kcal。
3. 妊娠期間應將碳水化合物攝取量占總熱量的 60 ～ 65%，並注意脂肪的攝取量，可以保證蛋白質及其他保護性食品的攝取。

（三）蛋白質

1. 孕婦必須攝入足夠的蛋白質以滿足自身及胎兒生長發育的需要。足月胎兒體內含蛋白質 400 ～ 500 克，妊娠全流程中，額外需要蛋白質大約 2500 克。
2. 懷孕期蛋白質的攝取不足，可能會影響胎兒的體格及腦部發育。
3. 母體子宮、乳房和胎盤的發育，分娩流程中的消耗以及產後哺乳所需；蛋白質供應充足，可以避免或減輕妊娠貧血、營養缺乏性水腫及妊娠中毒症的發生。

（四）維生素

1. 維生素 A：幫助胎兒正常生長、發育，並可預防孕婦皮膚乾燥和乳頭皸裂。
2. 維生素 B_1：能促進胎兒生長，還可以維持孕婦良好的食慾及正常的腸蠕動，並促進乳汁的分泌。
3. 維生素 B_2：與胎兒生長發育有關。
4. 維生素 B_6：可以抑制妊娠嘔吐。
5. 維生素 C：胎兒生長發育需要大量維生素 C，對胎兒骨骼及牙齒的正常發育、造血系統的健全、增強身體的抵抗力有促進的功能。
6. 維生素 D：骨骼、牙齒的形成。
7. 維生素 B_{12}、葉酸：促進紅血球正常發育。

小博士解說

1. 吃全素的孕婦應多補充維生素B_{12}這種營養素。
2. 孕婦服用葉酸來減少胎兒腦神經管缺損發生，在妊娠第一期時服用，其效果較佳。

孕期飲食原則

1. 葷素兼備	2. 粗細搭配	3. 少量多餐	4. 品種多樣化
5. 既要注意營養，又要避免造成肥胖超重。			

▼

監測：

1. 整個孕期孕婦體重增加約 12.5kg

2. 孕中期至末期，$0.3kg \leq$ 孕婦每週增加體重 $\leq 0.5kg$

　若小於 0.3kg，表示攝入過少，造成胎兒宮內發育遲（*IUGR*）。

　若大於 0.5kg，要注意有無妊娠水腫、羊水過多或熱量攝取過多。

➕ **知識補充站**

　心臟病的孕婦於懷孕期應避免體重過重，一般期望體重能控制增加10公斤左右，以減少心臟負荷。

3-8妊娠期自我護理的指導

（一）個人衛生及安全

1. 個人衛生：
   - （1）沐浴：儘量採用淋浴。
   - （2）口腔衛生：就醫時告知醫生自己處於懷孕狀態，避免做 X 光等有害的輻射性檢查。
   - （3）外陰部清潔：每天 1 ～ 2 次以清水淋洗；若發現陰道分泌物顏色、性質、氣味改變或有異臭應就醫處理。
2. 安全：
   - （1）避免接觸有毒物質。
   - （2）飲酒可能會導致胎兒貧血、四肢及心血管缺陷、低體重兒、身材短小、智力低下。
   - （3）吸菸可能會引起流產、早產、死胎、低體重兒、智力低落。
   - （4）避免滑倒、撞倒，造成流產、早產、死胎等。
3. 工作：
   - （1）可以勝任一般性的工作，要注意工作的強度，避免超過身體負荷，不可攀高、抬舉重物，並且勿撞擊到腹部或重壓腹部。
   - （2）若接觸有毒氣體、化學物質、放射線及處於高噪音環境的工作崗位需調離。

（二）孕期用藥

1. 避免胡亂用藥：最初 2 個月是胚胎器官的形成時期，很多藥物可以透過胎盤表現為胎兒畸形和致癌作用。
2. 積極地配合藥物治療：當有嚴重疾病、妊娠合併症、併發症需要服藥時，在醫生的指導下用藥。

（三）胎動的計數

1. 孕婦在 18 ～ 20 週開始覺得有胎動，每小時 3 ～ 5 次，妊娠週數越多，胎動越活躍，妊娠末期漸漸減少。
2. 數胎動是自我監護胎兒情況的一種重要方式：若胎兒在缺氧早期躁動不安，表現為胎動活躍，則胎動次數會增加；當缺氧嚴重，則胎動會逐漸減少。

（四）妊娠合併症的徵象

1. 早期：陰道流血，可能為流產、子宮外孕；即使只是輕微出血，也應先躺下休息並及時聯絡醫生。
2. 中晚期：頭暈目眩、陰道出血、胎膜早破、寒顫及發燒。

小博士解說

　　林小姐有施打海洛因的習慣，目前懷孕28週，胎兒出生須觀察有無海洛因戒斷症；染上毒癮的產婦，其孩子面臨更高機率嬰兒猝死症候群（*SIDS*），甚至在新生兒身上出現戒斷症狀，建議透過美沙酮進行治療。

妊娠期常見不適症狀的因應與措施

	症狀	因應與措施
消化道症狀	妊娠早期出現燒心、噁心、晨起嘔吐者。	1. 注意有無妊娠劇吐 2. 少量多餐,避免空腹或低血糖。
	消化不良	補充維生素B1、乾酵母、胃蛋白酶、稀鹽酸。
貧血	妊娠後半期對鐵需求量增多,僅靠飲食補充明顯不足。	適時補充鐵劑。若已發生貧血,治療時應加大鐵劑量,可給予富馬酸亞鐵、硫酸亞鐵、維生素C及乳酸鈣。
頻尿、尿急	妊娠初期,增大子宮壓迫膀胱所致;妊娠後期,胎頭入盆壓迫。	1. 不宜憋尿 2. 指導孕婦作提肛運動,訓練盆底肌肉收縮功能,增加排尿控制能力
便秘、痔瘡	腸蠕動及腸張力減弱、運動量減少,且由於子宮增大及胎先露部的壓迫,易便秘。	1. 適量飲水,並多吃高纖蔬果,每天按時排便,在必要時口服緩瀉劑,但禁用硫酸鎂等峻瀉劑。 2. 不應灌腸,以免引起流產或早產。
	因增大的子宮壓迫和腹壓增高,導致痔靜脈曲張。	1. 多吃蔬菜,在必要時服緩瀉劑。 2. 痔瘡症狀於分娩後可明顯減輕或自行消失
下肢及外陰靜脈曲張	靜脈曲張因妊娠次數增多逐漸加重。	1. 儘量避免長時間站立 2. 晚間睡眠時應適當墊高下肢以利靜脈回流 3. 分娩時應防止外陰部曲張的靜脈破裂
下肢肌肉痙攣、浮腫	缺鈣,於妊娠後期多見,常在夜間發作。	1. 將痙攣下肢伸直、局部按摩,可迅速緩解。 2. 補充乳酸鈣與維生素
	妊娠後期常有踝部及小腿下半部輕度浮腫,經休息後消退,屬正常現象。	1. 若下肢浮腫明顯,休息後不消褪,可能為妊娠高血壓症候群、合併腎臟疾病,查明病因後給予及時治療。 2. 左側臥位,下肢墊高,浮腫多可減輕。
仰臥位低血壓	妊娠末期,長時間仰臥姿勢,使增大的子宮壓迫下腔靜脈,回心血量及心排出量減少,出現低血壓。	改為側臥,血壓可恢復正常。

✛知識補充站

針對缺鐵性貧血的孕婦給與鐵質補充的指導,包括鐵劑的副作用可能有腹瀉、多攝取深綠色葉菜類、液狀鐵劑必須以吸管服用。

3-9分娩準備

（一）分娩的徵象

1. 假臨產：子宮收縮持續時間短而不穩定，每次時間小於30秒，間隔時間可長可短，但是都大於 5 ～ 6 分鐘，子宮收縮強度不加強，不伴隨子宮頸管消失合子宮口擴張，常見於夜間，在清晨消失，孕婦並會感到輕微的腰酸腹脹。
2. 胎兒下降感：胎兒下降入骨盆，子宮底下降，孕婦感覺輕鬆，呼吸輕快。
3. 見紅：分娩即將開始的可靠徵象；臨產前 1 ～ 2 天陰道出現少量血性黏液或血液，是因為子宮不規律的收縮，子宮頸口附近胎膜與該處子宮壁分離，毛細管破裂所導致。

（二）分娩的物品準備

1. 分娩前的知識與心理準備：向孕婦介紹分娩的知識，包括識別分娩的徵象、臨產的流程、子宮頸口擴張及伸展的流程、分娩流程的分期，使孕婦做好心理調適。
2. 母親的物品準備：
   （1）合適的胸罩。
   （2）柔軟、舒適、吸汗、厚薄適中的衣服。
   （3）吸奶器、消毒衛生巾等。
3. 新生兒的物品準備：
   （1）質地柔軟，吸水強全棉的衣褲。
   （2）尿布，數量充足，以備更換。
   （3）單布、包被、毛巾被、手帕、大小毛巾、圍嘴等。
   （4）能消毒有刻度的奶瓶和奶嘴數個。
   （5）肥皂、爽身粉、臉盆、澡盆等嬰兒洗澡用品。
4. 準父親的準備：和孕婦一起參加孕婦學校的產前教育，幫助孕婦因應各種不適，且提供家庭情感支援系統。
5. 性生活：在妊娠 12 週內、32 週後避免性生活，容易造成早產、流產，易將細菌帶入引起感染；夫妻雙方應共同討論協商。

小博士解說

護理人員評估第三妊娠期的準父親出現懷疑這個孩子不是他的行為時，表示期最有可能有適應不良的情形。根據學者May研究準父親的心理變化，分為宣告期、停滯期及焦點期；宣告期主要發展任務為確認懷孕，多數人產生或多或少的壓力，甚至出現與孕婦類似的生理反應；停滯期主要發展任務為接受胎兒並適應現實，以度過懷孕階段。焦點期主義發展任務為接受胎兒出生到將為人父的角色，此時開始感覺到真實性，不再懷疑，並將自己定位於父親的角色，因而擔心分娩生產、伴侶與胎兒的安全。

產前教育

概念	醫院門診有專門的示教室給孕婦定期上課
時間	一般在妊娠確定之後，孕婦身體會較為舒服，不再會有噁心、嘔吐，自覺有了胎動時進行。
內容	1. 介紹妊娠解剖、生理。 2. 讓成員談論懷孕的感受，進行交流。 3. 介紹各種減輕不適的方法。 4. 介紹完整的分娩流程 5. 介紹分娩用力方法和產後護理，母乳餵養技巧準備。 6. 介紹新生兒護理和照顧技巧 7. 透過示範和反示範，利用書籍、模型、掛圖、錄影等教具做多媒體教學。

胎教

概念	胎兒在子宮腔內有感覺、有意識，對外界觸、聲、光等刺激發生反應。
方法	在懷孕 4 個月起透過音樂、語言、撫摸主動給胎兒有益的資訊。
效果	促進胎兒身心健康和智力發育，增進母子的感情。

✛ 知識補充站

　　關於正常妊娠期婦女下背痛之護理處置，可以建議操作骨盆搖擺運動，保持正確坐、站、走路姿；骨盆搖擺運動有助於消除懷孕期腹部壓力和背痛、增強陰道與會陰肌肉的彈性，並可減輕分娩時的下背痛，方法為平躺仰臥，雙膝彎曲，兩腿與肩同寬，用足部與腰背力量將背部、臀部抬高，收縮臀部肌肉，再慢慢放下臀部，一上一下，來回運動5次。

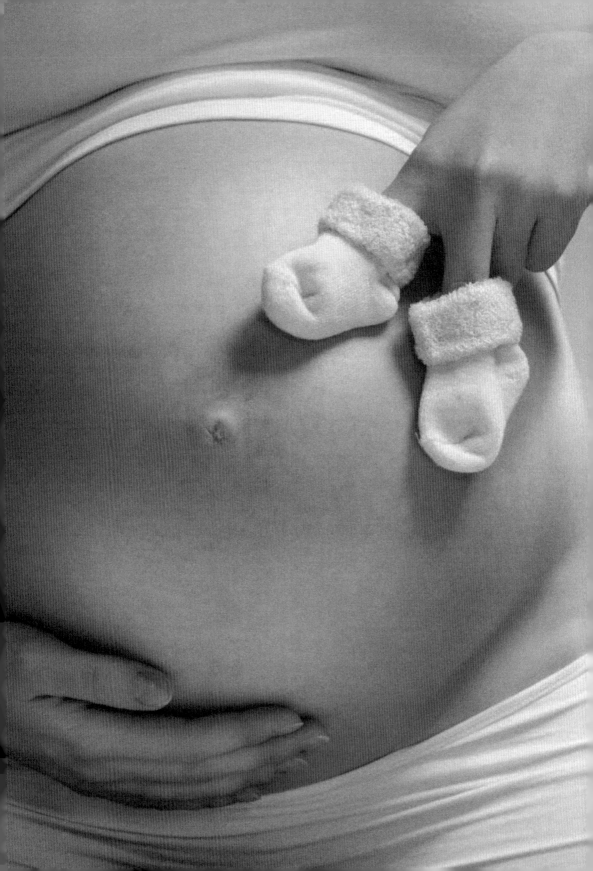

第二篇
妊娠期及待產期婦女與其家庭護理

第4章
分娩期婦女的護理

本章學習目標（Objectives）

1. 掌握分娩的概念、影響分娩的因素、臨產的診斷、產程分期、對分娩期婦女的護理評估、護理診斷、護理措施及評估。
2. 了解分娩的機制

4-1影響分娩的因素

（一）分娩的定義

1. 分娩：妊娠滿 28 周及以後胎兒及附屬物從母體產道排出的流程。
2. 足月產：妊娠滿 37 週至不滿 42 足週之間分娩。
3. 早產：妊娠滿 28 週至不滿 37 週之間分娩。
4. 過期產：妊娠滿 42 週及其後的期間分娩。

（二）影響分娩的四大因素

1. 產力：將胎兒及其附屬物從子宮內逼出的力量，包括子宮收縮力（子宮收縮）、
   腹肌及膈肌收縮力、肛提肌收縮力。
2. 產道：分為骨產道與軟產道。
   （1）骨產道：骨盆入口平面、中骨盆平面、骨盆出口平面。（a）骨盆入口平面
   是真假骨盆的交界面，為橫橢圓形，有 4 條徑線。（b）中骨盆平面是骨盆
   最窄平面，呈前後徑長的縱橢圓形。（c）骨盆出口平面由兩個不在同一個
   平面上的三角形構成。
   （2）軟產道：由子宮下段、子宮頸、陰道及骨盆底軟組織構成的彎曲管道。（a）
   子宮體與子宮頸之間最狹窄的部位為子宮峽部，上端為解剖學內口，下端
   為組織學內口；子宮峽部在非孕期時長大約 1cm，在臨產之後會擴展至 7 ～
   10cm，形成子宮下段。（b）子宮頸於臨產前變軟，逐漸消失；子宮頸外
   口從一個指間擴大直至 10cm。（c）陰道擴張，會陰變薄，有利分娩。
3. 胎兒：胎兒的大小、胎位、胎兒發育異常均與分娩能否正常進行有關。
   （1）胎兒的大小：胎頭是胎兒最大部分。（a）胎頭顱骨由兩塊頂骨、額骨、顳
   骨及一塊枕骨組成，各骨之間的縫隙稱顱縫；胎頭前方菱形為前囟（大囟
   門），後部三角形為後囟（小囟門）。（b）胎頭徑線分為「雙頂徑」（*BPD*），
   即兩側頂骨隆突間的距離，是胎頭最大橫徑，臨床用超音波檢測此值判斷
   胎兒大小，妊娠足月平均值為 9.3cm。「枕額徑」則為鼻根上方至枕骨隆
   突下方的距離，胎頭以此徑銜接，妊娠足月為 11.3cm。
   （2）胎位：在頭位時，軟性產道擴張充分，利於娩出。在臀位時，則相反。橫
   產式時，足月的活胎不能經過產道。
   （3）胎兒畸形：胎兒某一部分發育異常，如腦積水、連體嬰等，因為胎頭或胎
   體過大，通過產道經常發生困難。
4. 精神心理的狀態：分娩會引起精神心理的反應，常見的情緒反應是焦慮和恐懼。

小博士解說

謝女士第一胎，子宮頸開5公分，主訴已經待產10小時，不想再等下去，此段為活動期，平
均每1小時進展1公分。

產道的分類

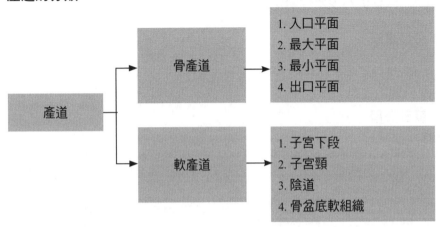

| 產道 | 骨產道 | 1. 入口平面 2. 最大平面 3. 最小平面 4. 出口平面 |
| 軟產道 | 1. 子宮下段 2. 子宮頸 3. 陰道 4. 骨盆底軟組織 |

子宮收縮力的功能

節律性	1. 進行期：每次收縮由弱至強 2. 極期：維持一定的時間 3. 退行期：由強漸弱，直至消失。 4. 間歇期：子宮肌壁和胎盤血流恢復，隨著產程的進展而縮短，收縮強度逐漸增強。
對稱性和極性	1. 對稱性：子宮收縮起自兩側宮角，迅速向子宮中線集中，後向子宮下段擴散，15 秒內均勻協調遍及整個子宮。 2. 極性：子宮收縮以子宮底部最強，向下逐漸減弱，宮底部收縮的強度為子宮下段的 2 倍。
縮復作用	子宮收縮時，子宮體部肌纖維縮短變寬；在舒張期時，肌纖維鬆弛，但是並不能完全恢復原來的長度；經過反覆收縮，肌纖維越來越短，迫使胎先露下降、子宮頸管逐漸消失。

✚ **知識補充站**

胎兒在透過產道時，子宮收縮直接對胎兒的壓力、腹部肌肉的收縮力、羊水的壓力，皆是影響其下降的因素。

4-2 LOA的分娩機制

（一）分娩機制

1. 定義：胎兒先露部隨骨盆各平面的不同形態，被動地做一連串適應性轉動，以其最小徑線透過產道的全流程；臨床上以枕先露最多，左枕前位最常見。
2. 全程：銜接、下降、俯屈、內旋轉、仰伸、復位及外旋轉。

（二）轉動流程

1. 銜接：
   （1）時間：初產婦大多在預產期前 1 ～ 2 週內銜接，經產婦分娩開始之後銜接。
   （2）入盆：胎頭雙頂徑進入骨盆入口平面，胎頭顱骨最低點接近或達到坐骨棘水準。
   （3）胎頭以半俯屈狀態以枕額徑進入骨盆入口，因為枕額徑 11.3cm 大於骨盆入口前後徑 11cm，胎頭箭狀縫坐落在骨盆入口右斜徑上，胎頭枕骨在骨盆左前方。
2. 下降：
   （1）時間：間歇性，橫跨於分娩的整個流程。
   （2）胎頭沿骨盆軸前進的動作。
3. 俯屈：
   （1）時間：在第一產程之末完成。
   （2）胎頭繼續下降至骨盆底時，變銜接時的枕額徑 11.3cm 至枕下前囟 9.5cm。
4. 內部旋轉：胎頭為適應骨盆軸而旋轉，左枕前位的胎頭向母體前方旋轉 45°，使枕骨位於恥骨聯合下緣，箭狀縫與中骨盆及出口前後徑一致。
5. 仰伸：胎頭枕骨位於恥骨聯合下緣，以恥骨弓為支點，使胎頭逐漸仰伸，胎頭的頂、額、面相繼娩出。此時，胎兒雙肩徑沿左斜徑進入骨盆入口。
6. 復位：胎頭娩出後，為使胎頭與胎肩恢復正常關係，胎頭枕部向左旋轉 45°。
7. 外部旋轉：復位後繼續向外旋轉 45°，使雙肩徑與出口前後徑一致，保持胎頭與胎肩的垂直關係。
8. 胎兒娩出：胎頭完成外旋轉之後，下壓胎頭，使前肩在恥骨弓下先娩出，然後上托胎頭，使後肩從會陰部前緣娩出，隨即胎兒肢體會順勢娩出。

小博士解說

1. LOA在內診時會發現，胎兒前囟門在孕婦薦骨的右側。
2. LOA分娩機轉中的「固定」，是胎兒先露部位以雙頂徑的徑線透過骨盆入口。

胎先露異常

異常的狀況	併發症	處理的方式
胎頭枕部持續位於骨盆後方，胎頭俯屈不夠，需以胎頭較大直徑透過骨盆。	延長產程甚至導致難產	產科醫生必須及時作出診斷，並決定做產鉗術還是剖子宮生產。
臀先露	1. 無法充分擴張子宮頸，出現胎體娩出而胎頭娩出困難的頭盆不稱，新生兒可能嚴重受損甚至死亡。 2. 早產胎兒未成熟和先天異常是主要原因。 3. 過度牽拉手臂和脊柱造成的神經損傷、缺氧造成的腦損傷。	1. 在產前 37 ～ 38 週做外倒轉而轉至頭先露。 2. 臀位初產婦和所有臀位早產宜進行剖宮產。
雙胞胎妊娠	1. 由於第一個胎兒娩出後子宮收縮，導致第二個胎兒的胎盤剝離，其發病率和死亡率較高。 2. 由於子宮過度膨大易發生早產而致胎兒偏小未成熟，產後常因子宮收縮乏力引起出血。	1. 可以透過超音波、X 光或胎兒心電圖上兩個不同的心率來診斷。 2. 剖子宮生產

➕**知識補充站**

　　胎位為枕後位（*OP*），是因為子宮頸擴張較慢、先露部位下降較慢以及第一產程時間較長所形成；枕後位為寶寶露出的是胎頭的後腦部，通常第一產程開始是枕後位，大部分可在產程中轉成枕前位（*OA*），但若持續枕後位，應考慮進行剖宮產。

4-3正常分娩婦女的護理

（一）臨產診斷

1. 在分娩發動之前，出現預示孕婦不久將臨產的症狀，包括假臨產（子宮收縮短而不固定，間歇長而不規律，強度並不會增加，大多在夜晚出現）、胎兒下降感及見紅（大多在胎兒分娩前 24 ～ 48 小時之前，為分娩即將開始的可靠徵象）。
2. 臨產：主要指標是有規律且逐漸增強的子宮收縮，持續 30 秒或以上，間歇 5 ～ 6 分鐘，伴隨進行性的子宮頸管消失，宮口擴張和胎先露部下降。

（二）產程的分期

1. 第一產程（子宮頸擴張期）：從出現規律性子宮收縮到宮口開全；初產婦 11 ～ 12 小時，經產婦 6 ～ 8 小時。
2. 第二產程（胎兒娩出期）：從宮口開全到胎兒娩出；初產婦 1 ～ 2 小時，經產婦小於 1 小時。
3. 第三產程（胎盤娩出期）：從胎兒娩出到胎盤娩出，流程大約為 5 ～ 10 分鐘，不會超過 30 分鐘。

（三）護理評估

1. 第一產程婦女的護理：
   （1）病史評估：包括一般的情況、本次的妊娠流程、以往的妊娠史、一般的健康狀況及家族史。（2）臨床表現：規律子宮收縮、子宮口擴張、胎頭下降、胎膜破裂（破膜）。（3）心理評估：易於焦慮、緊張、急躁。（4）觀察產程：子宮收縮、胎心、宮口擴張及胎先露下降。
2. 第二產程婦女的護理：
   （1）病史評估：與第一產程相同，並了解第一產程的臨床經過和處理情況。（2）臨床表現：子宮收縮增強、胎兒下降及娩出、撥露（子宮收縮時胎頭暴露於陰道口，但子宮收縮間歇期又縮回陰道內）、著冠（子宮收縮間歇期時胎頭始終暴露於陰道口外不回縮）。（3）心理評估：產婦分泌物增多，子宮收縮加強，肛提肌受壓，產婦屏氣用力，氣力精神消耗大，腹痛加劇，會陰部會變薄；產婦恐懼、急躁情緒加劇。（4）觀察產程：胎兒監護儀監測胎心率及基線的變化。
3. 第三產程婦女的護理：
   （1）病史評估：與第一、二產程相同，同時了解第二產程的臨床經過和處理情況。（2）臨床表現：子宮收縮、胎盤娩出、陰道流血。（3）觀察產程：母親是否胎盤剝離（子宮體變硬、子宮底上升、陰道口外露的臍帶自行延長、陰道少量流血。用手掌尺側在產婦恥骨聯合上方輕壓子宮下段時，子宮體上升而外露的臍帶不再回縮）；替新生兒清理呼吸道、Apgar 評分、臍帶處理、保暖等。（4）心理評估：有親子依附關係改變的危險，與產後疲憊、會陰傷口疼痛或新生兒性別不理想有關。

小博士解說

產後「BUBBLEhE」的護理評估項目，包括膀胱功能、腸胃功能、子宮復舊及會陰傷口，新生兒身體外觀則不涵蓋在內。

產程分期的護理措施與預期的目標

	護理措施	預期的目標
第一產程	1. 住院護理 2. 心理護理 3. 觀察生命的徵象 4. 促進舒適，給予良好環境，補充液體和熱量，活動與休息，清潔衛生。	1. 產婦表示不同程度的不適減輕，保持適當的攝取和排泄。 2. 產婦能正確描述正常分娩的流程及各產程的配合措施。 3. 產婦能夠積極地參與和控制分娩流程，適當地休息、活動，配合檢查。
第二產程	1. 心理護理陪伴、安慰、支持 2. 15 分鐘聽 1 次胎心 3. 指導產婦屏氣 4. 接產準備，產婦，物品，接產者。 5. 接產，人工破膜，接產要領，會陰切開，臍帶處理。	1. 產婦並沒有會陰部的裂傷 2. 新生兒沒有頭顱血腫等產傷 3. 產婦正確使用腹壓，積極參與、控制分娩。
第三產程	1. 協助胎盤娩出並檢查 2. 預防產後出血 3. 在胎兒娩出之後，使用催產素或麥角新城。 4. 胎盤娩出 2 小時內積極觀察處理。 5. 正確而及時地做會陰切開縫合術及會陰裂傷修復術。 6. 一般性護理：無異常者送病房。	1. 產婦在分娩中及分娩後出血量少於 500 ml。 2. 產婦能接受新生兒並開始與新生兒目光交流、皮膚接觸和早吸吮。

✚ 知識補充站

江女士第一胎，目前子宮頸開10公分，胎頭高度為1；有便意感，為第二產程；此時子宮頸全開，應教導其用力讓胎頭下降、胎兒娩出。

4-4分娩期焦慮與陣痛的護理

（一）分娩疼痛的神經分佈
1. 定義：分娩痛是指正式臨產之後，由於子宮與子宮頸受到胎兒的壓迫擴張所引起的疼痛。
2. 臨床表現：
   （1）產婦子宮收縮時出現的陣發性疼痛，特別是恥骨上區的疼痛顯著，伴隨腰痛、骶尾部的疼痛。
   （2）在子宮收縮間歇期緩解，子宮下段不應出現壓痛。
   （3）分娩疼痛在第一產程最明顯，在第二產程以墜脹感為主。

（二）鎮痛種類
1. 吸入。2. 靜脈或肌肉注射。3. 椎管內（硬膜外麻醉、腰硬聯合麻醉、連續腰麻）。4. 會陰神經阻滯（局部麻醉）。5. 針麻。6. 水下分娩。7. 注意力轉移。

（三）焦慮婦女的護理
1. 護理評估：病史、身心狀況。
2. 護理診斷：未知分娩結果導致的焦慮、過度焦慮及未能運用因應的技巧。
3. 預期的目標：
   （1）待產婦情緒穩定，能以正常心態接受分娩。
   （2）產婦積極地運用有效的心理防禦機制與因應技巧。
4. 護理措施：提供良好的環境、提供正確的資訊、建立良好的護患關係、協助產婦獲得支持。
5. 結果評估：
   （1）待產婦在鼓勵之下，能使用有效的方法來緩解焦慮的狀態。
   （2）待產婦的心律、呼吸、血壓皆在正常的範圍之內。

（四）疼痛婦女的護理
1. 護理評估：病史、身心狀況、診斷檢查。
2. 護理診斷：疼痛威脅而感到不安的的恐懼、過度疼痛導致未能運用因應的技巧。
3. 護理措施：一般護理、非藥性分娩鎮痛干預、藥物性分娩鎮痛。
4. 結果評估：
   （1）待產婦接受緩解疼痛的方法，表述疼痛減輕。
   （2）待產婦運用有效的非藥性分娩鎮痛技巧，因應分娩期疼痛。
   （3）待產婦主動配合分娩，流程順利。

小博士解說

陳太太第1胎，子宮頸開7公分，主訴手腳發麻，每次子宮收縮都感到無法呼吸，呼吸急促，陳太太的情形可能是呼吸性鹼中毒。產痛發生時，產婦會因子宮收縮的疼痛不適並伴隨有換氣過度的情形，因此引發鹼中毒，症狀包括胸悶、呼吸深且快、感覺吸氣困難等，因而引發焦慮、緊張，又呼吸加速，使二氧化碳排出過度，血液中二氧化碳偏低導致血管收縮，出現頭昏、暈厥、四肢麻、嘴巴麻等現象。此時可給予紙袋執行緩而慢的呼吸，專注於呼吸，轉移疼痛的感覺，避免再次引發產婦的焦慮，並幫助產婦維持自我控制的能力。

分娩疼痛的原因

第一產程	由於子宮強烈收縮和子宮頸擴張所導致的子宮收縮，使子宮內壓升高（35～50mm Hg），子宮韌帶和腹膜受到牽拉，子宮壁血管暫時受壓閉塞，周圍組織暫時性缺血、缺氧，這些都是因為子宮收縮加劇而引起強烈的疼痛感。
第二產程	由於盆底及會陰組織的擴張以及先露部位繼續下降、擴張子宮所導致。

理想的分娩鎮痛條件

1. 母嬰安全 　2. 易於給藥，起效快、功能可靠，可以滿足整個產程的陣痛需求。
3. 避免運動阻滯，不影響分娩流程。 　 4. 產婦清醒，可以參與分娩流程。
5. 在必要時滿足手術的需求

分娩疼痛的原因

分娩鎮痛	1. 心理療法	（1）自然分娩法 （2）精神預防性分娩鎮痛法 （3）陪伴分娩
	2. 藥物鎮痛	（1）口服、肌注、靜脈給藥 　　副作用：新生兒呼吸抑制、肌張力下降、抑制子宮收縮、影響產婦用力。 （2）吸入性鎮痛 （3）椎管內陣痛：應用廣泛 　　優點：有效減輕子宮收縮疼痛、降低分娩時應激反應、有利於產婦身體內穩定及產後恢復。 　　副作用：可能對母兒有不同程度的影響、易掩蓋過強的子宮收縮、子宮收縮抑制、子宮破裂。

✚知識補充站

　　吳女士接受meperidine（Demerol）麻醉性鎮痛劑處置。子宮頸開口5公分，子宮收縮每3～5分鐘一次，每次30秒，子宮收縮壓力：30mm Hg，胎心律：每分鐘140次，生命的徵象正常且不再主訴產痛不適，並安靜休息，最適當的護理處置為注意胎兒心跳與產婦呼吸是否抑制，並準備好naloxone解毒劑；meperidine（Demerol）常見的副作用包括噁心、冒汗、嘔吐、頭暈等，嚴重可能造成低血壓以及呼吸抑制。

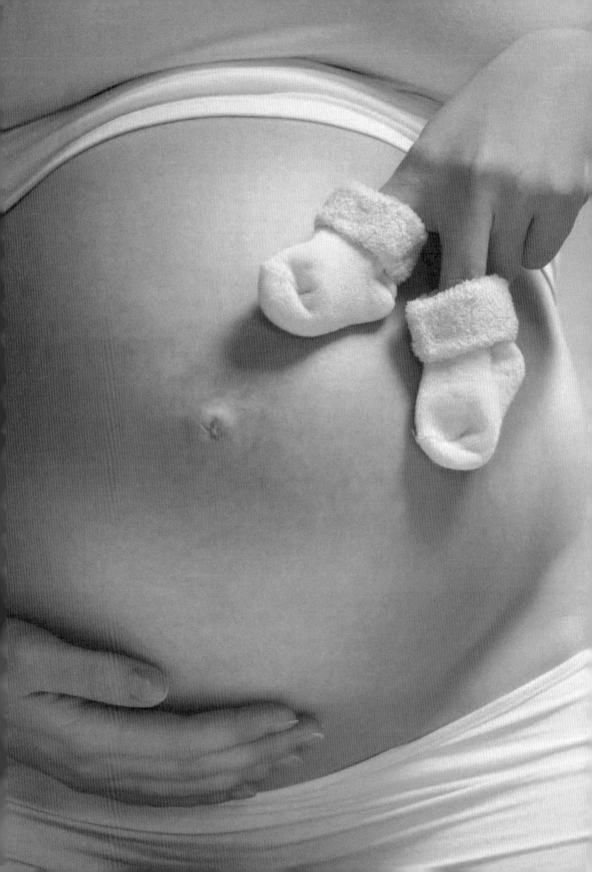

第三篇
產後期婦女及其家庭照護

第5章
產褥期婦女的護理

本章學習目標（Objectives）

1.掌握產褥期母體生殖系統的變化

2.熟悉產褥期母體的其他系統的變化及身心調適

3.掌握產褥期婦女的護理

5-1產褥期婦女的生理調適

（一）產褥期及生理調適定義

1. 產褥期定義：產婦全身各個器官除了乳腺之外，從胎盤娩出至恢復或接近正常未孕狀態所需的時期稱為產褥期，一般為 6 週。
2. 產婦產後身體各個生理功能逐漸自然回復到非孕狀態，稱為生理調適。

（二）生殖系統及乳房

1. 子宮復舊：子宮自胎盤娩出之後，逐漸恢復至未孕狀態的流程稱為子宮復舊，其中包括子宮體肌纖維的縮腹、子宮內膜的再生、子宮頸復原、子宮血管的變化。
2. 陰道及外陰部：（1）陰道腔逐漸縮小，肌張力恢復，黏膜皺襞於產後 3 週重現。（2）分娩後外陰輕度水腫，產後 2 ~ 3 天自行消退。（3）分娩流程，處女膜被撕裂，形成處女膜痕。（4）會陰切開傷口或發生會陰撕裂，甚至延至肛門，不適症狀於 3 ～ 5 日消失。
3. 盆底組織：盆底肌及其筋膜因分娩過度擴張使彈性減弱，會有部分肌纖維斷裂，在產褥期做適當的運動會恢復至接近未孕狀態。
4. 乳房：主要變化是泌乳，產後低雌激素與黃體素、高泌乳素水準，乳汁開始分泌，新生兒吸吮、不斷排空乳房，以及與產婦營養、睡眠、情緒和健康狀況皆是維持泌乳的重要條件。

（三）消化系統及泌尿系統

1. 消化系統：胃腸道在產後數天蠕動都很慢，大約需要 2 週才能恢復，且因為臥床較多、活動較少、痔瘡、會陰、傷口疼痛，產婦不敢用力，易於便秘和脹氣。
2. 泌尿系統：（1）產褥早期尿量明顯地增多，妊娠期出現的尿糖於產後消失，產後 1 ～ 2 天，50% 產婦有輕度蛋白尿。（2）分娩中膀胱受壓，會陰傷口疼痛，不習慣臥床排尿，產婦易發生尿瀦留、膀胱脹痛、尿道感染。（3）膀胱脹滿易於造成子宮收縮乏力。

（四）內分泌系統

1. 激素：（1）雌、孕激素水準急劇下降，產後 1 週會恢復。（2）不哺乳者在產後 6 ～ 10 週會恢復月經，10 週會恢復排卵；哺乳者月經復潮延遲，產後 4 ～ 6 月會恢復排卵。
2. 腹壁：（1）產後腹壁明顯鬆弛，大約 6 ～ 8 週才能恢復。（2）妊娠期下腹正中線的色素沉澱逐漸消退，紫色妊娠紋變為白色，且不會再消失。

小博士解說

泌乳機轉：產後2～4天，乳房開始充血並分泌乳汁，為雌激素和黃體素極速下降，導致腦下垂體前葉分泌泌乳素的功能。排乳反射機轉：當乳頭受到嬰兒吸吮、看到或聯想嬰兒、嬰兒大哭等刺激時，腦下垂體後葉開始分泌催產素，乳頭受到此種作用，平滑肌纖維會收縮，儲存於輸乳竇的乳汁會經由輸乳管排出，即排乳反射。

子宮復舊

1. 子宮大小的變化

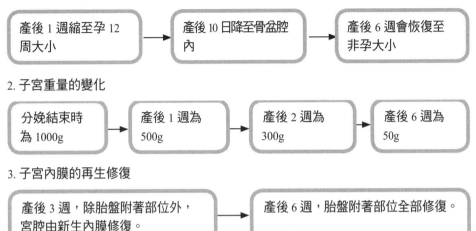

產後 1 週縮至孕 12 周大小	→	產後 10 日降至骨盆腔內	→	產後 6 週會恢復至非孕大小

2. 子宮重量的變化

分娩結束時為 1000g	→	產後 1 週為 500g	→	產後 2 週為 300g	→	產後 6 週為 50g

3. 子宮內膜的再生修復

產後 3 週，除胎盤附著部位外，宮腔由新生內膜修復。	→	產後 6 週，胎盤附著部位全部修復。

4. 子宮頸的復原

胎盤娩出後子宮頸鬆軟、壁薄皺起，子宮頸外口呈環狀。初產婦由產前圓形，變為產後一字形橫裂。

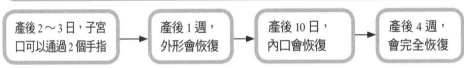

產後 2～3 日，子宮口可以通過 2 個手指	→	產後 1 週，外形會恢復	→	產後 10 日，內口會恢復	→	產後 4 週，會完全恢復

5. 子宮血管的變化：開放的螺旋動脈和靜脈竇會壓縮變窄，胎盤附著面有效止血並形成血栓，最後機化。

血液及循環系統的產後變化

1. 血液的容量	產後 72 小時之內會增加 15%～25%，在產後 2～3 週會恢復正常。
2. 血液的成分	產褥期骨髓處於過度活躍狀態，RBC、hb、WBC 上升
3. 凝血的功能	血液處於高凝狀態，在產後 3～4 週會恢復正常。

✛ 知識補充站

　　婦女產後的生理變化，泌乳的產生屬於進行性變化（progressive change）；產後婦女生殖系統恢復的流程稱為復舊，一般而言，其流程在產後 3～4 天變化最快，持續時間大約需要 6 週左右，而其變化分為退化性變化及進行性變化，前者包括子宮及生殖道的復舊，後者則包括乳汁的分泌、月經週期回復等。

5-2產褥期婦女的心理調適

（一）概論

1. 心理調適（Psychosocial Adaptations）定義：產後，產婦需要從妊娠期及分娩期的不適、疼痛、焦慮中恢復，需要接納家庭新成員及新家庭，此一流程稱為心理調適。

2. 目標：
   （1）確立家長與孩子的關係：接納新生兒、接納新家庭。
   （2）承擔母親角色：情感性（正面的態度）、動作性（實際的行為）。

（二）母子依附關係的建立

1. 依附：嬰兒對照顧者的覺察及反應。
2. 連結：父母親對孩子產生的一種特殊情感。
3. 情緒上的共生：妊娠期和分娩後的依附關係一樣親密。
4. 連結及依附行為從妊娠、分娩、產褥期後 4 ～ 5 個月，產生分離個別化的行為。
5. 依附及分離個別化行為在母子關係中平行進行，直到孩子 2 歲左右，母兒開始逐漸變成獨立個體，即擁有健康與親密關係的母與子。

（三）母親角色的建立

1. 認同行為：透過觸摸、撫摸以認同嬰兒。
2. 提出所有權行為：命名、相貌與家人聯絡、哺乳。
3. 分極作用：母親認同孩子屬於自己，同時尊重孩子是一個獨立的個體。
4. 影響母親角色建立的因素：母親的年齡、社會的支持、母親對分娩經驗的感受、早期的母子分離、人格特殊品質及自我概念、養育的態度、產婦及嬰兒的健康狀況。

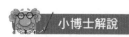

小博士解說

護理師做晨間護理時，產後第一天的王太太不斷的敘述著昨天的生產經過，並抱怨下次再也不要生了，對於新生兒是女孩，感到非常不滿意，言談中眼睛也不時閃著淚水，此時護理師最適宜的護理措施是鼓勵她說出生產的感受。

分娩疼痛的原因

分期	產後時間	心理狀態
接受期	2～3 日	1. 產婦較為依賴且被動，樂於接受他人給予身體、情緒上的協助，在此時期丈夫及家人的關心幫助、醫護人員的關心指導極為重要。 2. 此時期產婦最關切的是自身的需求，較多談論自己的妊娠和分娩感受，並努力統整分娩流程成為自己人生中的經歷。
緊張期	3～10 日	1. 此時期產婦較能夠控制身體的功能，恢復往排便及排尿型態，逐漸能執行一些自我照顧的行為而回復正常生活。 2. 產婦開始注意並關心嬰兒。 3. 因為產婦能夠接受有關新生兒照護的指導，但是對自己的照顧技巧缺乏信心，因此可以加強指導新生兒照護。
放手期	10 天～3 個月	1. 新身分、新家庭形成並加以運作，照顧新生兒的時間增加。 2. 產婦開始逐漸認識新生兒的特色、性格，了解其需求及生活規律，因此能夠認知新生兒是一個獨立的個體。

➕ **知識補充站**

　　王太太於產後相當疲累，常需要仰賴婆婆滿足她吃的需求並照顧嬰兒，也喜歡分享關於分娩流程中的各項細節，依照Rubin（1977）的產後心理發展，王太太應屬於「接受期」階段。

5-3產褥期臨床表現及問題

（一）生命徵象

1. 體溫大多正常，不超過 38℃。
2. 脈搏略緩慢，50 ～ 60 次 / 分鐘。
3. 呼吸深慢，14 ～ 16 次 / 分鐘。
4. 血壓無明顯變化。

（二）生殖系統

1. 產後子宮收縮痛：是指產褥早期，因子宮收縮引起下腹部陣發性疼痛。產後 1 ～ 2 日出現，持續 2 ～ 3 日後自然消失；哺乳反射性縮宮素分泌增加可加劇疼痛。
2. 會陰：切開創口。
3. 惡露：產後隨子宮蛻膜的脫落，血液、壞死蛻膜組織經陰道排出，稱為惡露。正常惡露有血腥味，無臭味，持續 4 ～ 6 週，總量為 250 ～ 500ml；如果在漿性或白色惡露時期出現血性惡露，可能會有感染或出血。
    （1）血性惡露：顏色鮮紅，含有大量的血液，數量多，有小血塊、少量胎膜及壞死蛻膜組織，持續 3 ～ 4 日。
    （2）漿液惡露：顏色淡紅，含有少量的血液，有較多的壞死蛻膜組織、子宮頸黏液、陰道排液，持續 10 日左右。
    （3）白色惡露：：顏色較白、黏稠，含大量的白血球、壞死蛻膜組織、表皮細胞及細菌等，會持續 3 週。

（三）排泄、消化及下肢循環

1. 褥汗：產褥早期大量多餘的組織間液需要排泄，使皮膚排泄作用旺盛，大量出汗，以睡眠和初醒時明顯，在產後 1 週會好轉。
2. 泌尿增多和排尿困難。
3. 便秘。
4. 胃納：在產後1～2天會口渴，喜進流食；胃酸1～2週恢復，胃腸肌張力2週恢復。
5. 靜脈栓塞：表現為下肢肢體溫度下降或經常麻木，患肢酸脹，足背動脈搏動減弱。

（四）乳房

1. 乳頭皸裂：乳頭紅裂開、出血、哺乳時疼痛。
2. 乳房脹痛：產後未及時哺乳或排空乳房。

小博士解說

　　產後若子宮底的位置較高又偏離中線，最可能的原因為膀胱漲尿。妊娠期間，乙狀結腸常將子宮底推向右側，致使子宮偏右，子宮韌帶又隨子宮逐漸增大而伸展；產後，因子宮排空而韌帶仍較為鬆弛，因此易受膀胱的推擠而偏向一側，尤其在膀胱漲滿時，子宮偏向右側的情形更加明顯，可能影響子宮復舊的能力。

惡露的評估

微量	在 1 小時之內，在衛生棉上沾染的範圍小於 1 吋。
小量	在 1 小時之內，在衛生棉上沾染的範圍小於 4 吋。
中量	在 1 小時之內，在衛生棉上沾染的範圍小於 6 吋。
大量	在 1 小時之內，衛生棉整片浸透。

產後憂鬱症

好發時間	產後 4 週～ 5 個月	
原因	婦女在分娩後，由於生理和心理因素造成的憂鬱症	1. 生理：內分泌變化；婦女在妊娠期雌激素、黃體素升高，產後急速下降。 2. 心理：擔心孩子、擔心無法應付新生活方式、無法接受轉變為母親的角色變化。
症狀	緊張、焦慮、內疚、恐懼；極少數婦女出現絕望、傷害新生兒、離家出走、自殺等想法和行動	

✛知識補充站

　　李女士在產後1個月，惡露從淡黃色轉為紅色，腹部觸診無疼痛現象，最常見的原因應是子宮復舊不全，需就醫診療。子宮復舊不全即子宮退縮遲滯，因而變得較大、較軟，通常伴隨惡露排出過久或顏色從淡黃色轉為紅色、子宮不規則或大量出血，常見發生原因為胎盤殘留及子宮感染。

5-4產褥期婦女的護理

（一）護理評估

1. 病史。
2. 身心的狀況：
　（1）一般的狀況：觀察生命徵象，包括褥汗、產後子宮收縮痛、口渴、飢餓、疲勞。
　（2）生殖系統：觀察子宮（產婦排空膀胱，平臥，雙腿屈；檢查者一手放在恥骨聯合上方托住子宮下緣，另一手輕壓宮底，評估子宮質地是否圓而硬，並評估宮底位置）、會陰、惡露（在按壓子宮的同時，評估惡露的顏色、數量、氣味）。
　（3）其他的系統：乳房（有無乳頭平坦或內陷、乳汁的類型和數量、有無乳房脹痛）、排泄（膀胱充盈程度和排尿情況、排便情況）。
　（4）心理的狀態：評估產婦對分娩的感受、評估產婦自我形象、評估產婦的行為、評估產婦對孩子的看法、評估家庭的氛圍。
3. 診斷檢查：產後常規體檢，包括血液、尿液、藥敏測試。

（二）護理措施

1. 一般性管理：環境、休息、活動、泌尿、大便。
2. 心理護理：促進心理的適應。
3. 乳房護理：（1）一般性護理：（a）在哺乳之前使用溫水毛巾來清潔乳頭和乳暈。（b）在每次哺乳之前按摩乳房，刺激泌乳。每次哺乳讓新生兒吸空乳汁，使用吸奶器來吸出剩下的乳汁，以免乳汁瘀積。（2）平坦及凹陷乳頭護理：乳頭伸展練習、乳頭牽拉練習、配帶乳頭罩、嬰兒先吸吮平坦一側。（3）乳房脹痛及乳腺炎護理：（a）儘早哺乳。（b）乳房紅、腫、熱、痛或有結節，可能為乳腺炎。輕度時，哺乳前濕熱敷乳房3～5分鐘並按摩乳房，在哺乳時先哺患側，並每次充分吸空乳汁。增加哺乳次數，每次至少餵20分鐘。（4）乳頭皸裂護理：（a）正確的哺餵姿勢。（b）嬰兒充分含接乳頭和乳暈。（c）先吸吮損傷輕的一側。（5）退乳護理：（a）產婦限進湯食，停止擠奶和吸吮。（b）生麥芽泡茶飲。（c）芒硝裝於布袋敷於兩側乳房。（d）己烯雌酚遵從醫囑服用或肌注。
4. 子宮復舊護理：（1）每天評估子宮底的高度、惡露情況。（2）按壓子宮底、子宮按摩幫助排出殘留子宮腔的積血，以免影響子宮收縮。（3）避免熱敷，造成子宮肌肉鬆弛導致出血。
5. 會陰部護理：（1）評估會陰切口有無滲血、水腫、血腫。（2）產婦向會陰切口對側側臥。（3）若切口疼痛劇烈或有肛門墜脹感要及時報告。
6. 下肢循環觀察：鼓勵產婦臥床時經常作下肢伸屈和翻轉動作，鼓勵儘早離床活動，避免靜脈栓塞。

（三）母乳餵養護理

1. 評估母乳餵養產婦、提供母乳餵養知識、一般護理指導、餵養方法指導、出院後餵養指導。
2. 出院指導：一般指導、計劃生育指導（產褥期內禁性生活）、產褥期保健指導、產後檢查（產後 42 天）。

小博士解說

教導產婦哺餵母乳的方法與技巧，包括嬰兒吸吮時如發出「嘖嘖」聲，表示嬰兒可能沒有正確含乳、嬰兒體重及尿量變化為監測母乳哺餵是否足夠的方法，建議可使用不同姿勢餵奶，以改變對乳頭的壓力。

心理護理：促進心理適應

| 1. 建立良好關係 | 2. 母嬰同室 | 3. 提供幫助 | 4. 提供自我護理及新生兒護理知識 | 5. 指導丈夫及家人母乳餵養 |

乳汁三階段	初乳：產後 7 天內，質稠半透明；蛋白含量高，脂肪和乳糖含量低。
	過渡乳：產後 7 ～ 14 天。
	成熟乳：產後 14 天以後分泌，白色，含脂肪和乳糖水準較高。

指導的方法

1. 協助早吸吮
2. 進行依需要來哺乳
3. 舒適的姿勢，母嬰緊密相貼。
4. 乳頭放在新生兒舌頭上方，用手扶托擠壓乳房，協助乳汁分泌。
5. 嬰兒將大部分的乳暈吸吮住，防止嬰兒鼻部受壓，頭頸部過伸。
6. 在哺乳結束之時，用食指輕輕按壓嬰兒下頦。
7. 哺乳後，輕拍嬰兒背部，排出空氣。
8. 不給嬰兒其他的代乳品
9. 出院之後繼續保持適度的飲食、休息，持續做母乳的餵養。

出院諮詢：計畫生育諮詢	1. 在產後 4 週之內禁止性生活	
	2. 產後 6 週即應落實避孕措施	（a）哺乳者採用工具避孕，不宜做藥物避孕。 （b）不哺乳者可採用工具和藥物避孕 （c）陰道分娩者產後 3 月可以放置避孕套 （d）剖宮產術後半年方可以放置

✚ 知識補充站

　　張女士第一胎，初次哺餵母乳，害怕嬰兒不接受母乳，護理師欲協助其成功哺餵母乳，可採取護理措施，包括不提供安撫奶嘴給新生兒、產後儘早讓新生兒吸母乳、教導張太太正確的餵奶姿勢等。

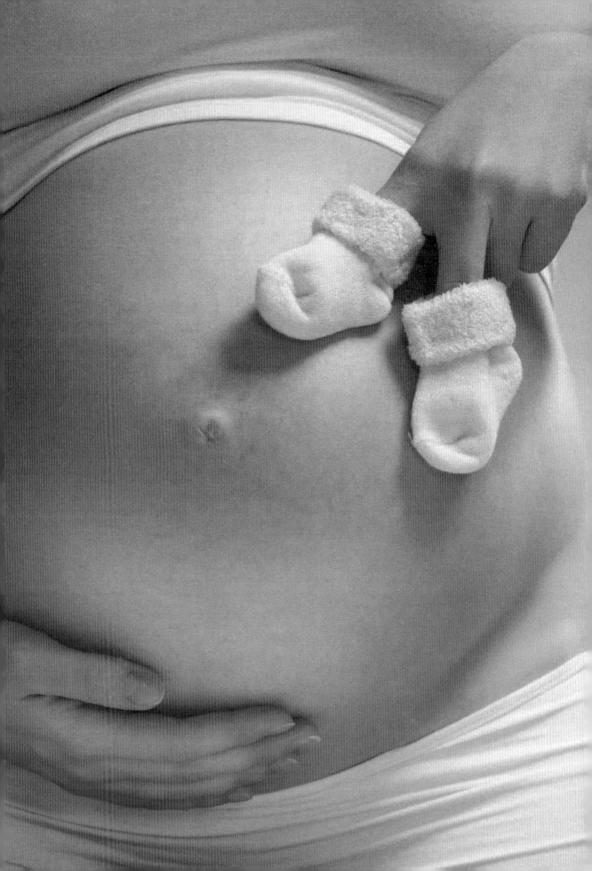

第四篇
新生兒的護理

第 6 章
新生兒保健

本章學習目標（Objectives）

1. 掌握正常新生兒的生理特色
2. 熟悉正常新生兒的護理措施
3. 了解嬰兒撫觸的目的及方法

6-1 正常新生兒的生理解剖特色

（一）新生兒定義及分類

1. 新生兒定義：從臍帶結紮到出生後 28 天內的嬰兒。
2. 分類：（1）根據胎齡（GA）—足月兒（37 週 ≦ GA<42 週）、早產兒（28 週 ≦ GA<37 週）、過期產兒（GA ≧ 42 週）。（2）根據體重（BW）—低出生體重兒（<2500g）、正常體重兒（2500 ～ 4000g）、巨大兒（>4000g）。（3）根據出生後週齡—早期新生兒（出生後 1 週以內）、晚期新生兒（出生後 2 ～ 4 週）。（4）高危兒—可能發生或已經發生危重狀況而需要監護、救治的新生兒。

（二）新生兒的特色

1. 外觀：（1）新生兒皮膚呈現粉紅色，在生後 2 ～ 3 天會變成黃色，在 1 週左右黃色即會消失（新生兒生理性黃疸）；皮膚表面有一層薄白色胎脂。（2）足月兒胎毛不多，兩星期內會自然脫落。（3）鼻尖小丘疹、紅斑、青斑、草莓狀痣。（4）新生兒頭顱較大，約占身長 1/4，前囟平軟。（5）男嬰睪丸已降入陰囊，女嬰陰唇覆蓋小陰唇。（6）耳廓清楚、乳暈明顯，可以捫及乳房結節。
2. 呼吸：新生兒呼吸較快，每分鐘可以達到 40 次，有時因為呼吸中樞發育不健全而出現呼吸暫停的現象；但是若發現新生兒出現面色蒼白或青紫，應儘快就醫。
3. 體溫：正常新生兒體溫應在 36 ～ 37℃，但是由於體溫的調節中樞功能尚未完備，體溫不易穩定，又因為其皮下脂肪較薄、保暖能力較差、散熱能力也較弱，應注意新生兒室內溫度調節很重要。
4. 體重：正常新生兒出生體重平均為 3000 克，但幾乎所有的新生兒在出生後 2 ～ 3 天內，體重約下降出生時體重的 3% ～ 9%，大約在第 10 天左右又恢復到出生時的體重。
5. 消化及排泄：
   （1）胎糞：新生兒出生後 10 小時之內排出糞便，呈現深綠色或黑色黏稠糊狀，即胎糞，大約於 3 ～ 4 日內排盡；若 24 小時之內新生兒未排出胎糞，應檢查新生兒肛門、腹部有無肛門閉鎖或其他的異常徵象。
   （2）溢奶：因為胃呈現水平狀，容量較小，容易溢奶。
6. 睡眠：是嬰兒大腦早期發育的基本活動，一晝夜睡 18 ～ 20 個小時左右。

小博士解說

　　有關成功建立新生兒呼吸作用，陰道生產出生的嬰兒由於胸部受到擠壓，約有1/3的肺部液體會從口鼻腔流出；新生兒產出時受到冷的刺激，有助於引發第一次呼吸；剖宮生產的嬰兒因為沒有經歷胸部的擠壓，較易引起短暫性的呼吸窘迫。

新生兒的生殖器及乳房特色

	男嬰 ♂	女嬰 ♀
相同點	1. 生殖器腫脹 2. 乳房腫脹，甚至有一點乳汁，兩天內腫脹會消失。	
相異點	睪丸常在腹股溝中，以後會露出來。	有時陰道流血，1～2天後消失。

新生兒體重減輕原因

1. 吸吮能力不夠，運動和體溫的維持消耗一定熱量
2. 皮膚開始排泄水分
3. 呼吸及大小便丟失大量水分

溢奶預防

1. 餵奶前先換好尿布
2. 餵奶時含接好乳頭
3. 餵奶後將新生兒慢慢豎起，輕輕拍背，等空氣排出後再放下，向右側睡

✚ 知識補充站

1. 新生兒賁門括約肌發育不完全、較鬆弛，餵食後容易發生溢奶情形，此時最正確的處理方式是使嬰兒身體或頭頸部側臥，協助清除口腔分泌物或黏液。
2. 黃小妹，出生體重3000gm，採24小時母嬰同室，純母乳哺餵，於出生後第3天體重降為2850gm，她的母親擔心的詢問護理師應該如何處理時，最恰當的回答應是告知新生兒出收後3～4天內會有5%～10%生理性體重喪失，目前減輕的重量在正常範圍內，不需特別處理。

6-2 新生兒的特殊生理表現

（一）生理性體重下降
1. 正常：在出生之後幾天減輕出生體重的 6% ～ 9%，出生 7 ～ 10 天即可恢復原有的水準。
2. 體重下降超過出生體重的 10%、出生第 10 天仍未回復出生體重、早產兒 3 週後還未超過 10% 或出生 2 週恢復到出生體重，應考慮是否奶量攝取不足或患有新生兒肺炎、新生兒敗血症、腹瀉等疾病。

（二）生理性黃疸
1. 正常：在出生之後 2 ～ 3 天會出現黃疸，全身狀況良好，不伴隨其他的症狀，大多在 7 天後會逐漸消退；早產兒則需要在 3 週消退。
2. 若黃疸於出生 24 小時即出現、黃疸程度嚴重、持續 2 週不退，或在黃疸消退之後又重新出現，甚至加重，可能為病理性黃疸。

（三）乳房腫大
1. 正常：在出生之後 4 ～ 7 天，不論男女嬰都可能會出現雙側乳房腫大。
2. 紅腫、有壓痛應及時診治，並避免擠壓。

（四）陰道流血
1. 假月經：有些女嬰在出生幾天後陰道內有乳白色黏液流出，甚至還帶有少量血液，在 1 ～ 2 天後會自動停止。

（五）口腔內改變
1. 馬牙：新生兒牙齦邊緣有淡黃色、米粒隆起顆粒，為上皮細胞堆積所致。
2. 板牙：牙齦黏膜下出現的白色斑塊，是黏液腺滯留所致。
3. 馬牙和板牙在數月內即會消退，應避免針挑或布擦，以防感染。

（六）新生兒體格成長特色
1. 體重：是反映嬰兒營養狀況的指標，出生體重平均 3kg，滿月體重增加 600g 以上為正常。
2. 身高：足月兒身高平均 50cm，滿月增加 3 ～ 5cm。
3. 頭圍：足月兒頭圍平均為 34cm，滿月時會增加 3 ～ 4cm。

小博士解說

　　丁小妹，出生後第10天，母親慌張來電表示：「丁小妹舌頭及口腔黏膜出現白白的東西無法輕易刮除，拒絕吸奶，怎麼辦？」護理師應回應，可能為鵝口瘡，應立即就醫診治，配合藥物治療。

新生兒的生殖器及乳房特色

	症狀	消退時間
新生兒紅斑	新生兒皮膚柔嫩，表面的角質層尚未發育好，因此若受到光、空氣、機械及溫度等的刺激，皮膚容易發生充血，出現紅色斑點，有時伴隨糠皮狀脫屑。	3～4天之後會逐漸消退
新生兒青記	新生兒尾骶部、臀部及腰背部，常有藍灰色的色素斑，這是由於皮膚深層色素細胞堆積所導致。	至5～6歲會慢慢地消失
新生兒紅記	新生兒頸部、枕後部，尤其是眼瞼內側，常有界限不明顯，面積較小，壓之褪色的紅斑，是由於一些微血管擴張所形成的。	一般出生後1～2週或一年左右自行消失
新生兒粟粒疹	新生兒生後，在鼻尖、前額及面頰處常出現針尖大小，高出皮膚的黃白色小點，主要是由於皮脂瀦留所致。	在1週～數週後會自然消失
痱子與痱毒	小兒夏季常見皮膚病，實際上是汗腺周圍炎，嬰兒因發癢而抓撓出血，引起感染，即為痱毒。	
嬰兒濕疹	表現為成片的、紅色的又密又粗糙的鱗狀皮膚。因為嬰幼兒過敏體質，或生活不規律、哺餵的時間不當等，使胃腸的功能紊亂，導致消化不良所引發；另外，由於有些嬰幼兒長期以牛奶為主食，血液中不飽和脂肪酸的含量較低，也可能誘發濕疹。	容易反復發作，一般在2歲之後會自癒。

✚ 知識補充站

　　林小弟出生第1天，媽媽發現林小弟臉上及手臂上有膿疱，破裂後會形成厚、濕、黃的痂，膿疱需依醫囑使用抗生素藥膏局部治療，治療約10～14天可痊癒。當局部皮膚擦傷、不清潔或經常摩擦時，毛囊可能受到細菌嚴重感染後紅腫及化膿的現象稱為「癤」，較大的癤可引起畏寒、發燒、全身倦怠等症狀，甚至引發蜂窩性組織炎，需用抗生素治療。

6-3 新生兒餵養

（一）新生兒飲食

1. 母乳是嬰兒餵養的最佳選擇，可以作為1歲以內孩子的主食，母乳不足時可以使用配方奶粉補充。

2. 水、葡萄糖、脂肪是新生必需的養分，最初幾天，少量的初乳完全能夠滿足需求，無需添加任何飲料或母乳代用品，而避免影響母乳哺餵的成功性。

（二）母乳餵養的好處

1. 母乳是嬰兒天然的第一食品，為嬰兒出生後最初幾個月及生長發育，提供了所需要的能量和營養素。

2. 母乳有益於認知及感覺的發育，並且防止嬰兒罹患傳染病和慢性疾病，也可以降低嬰兒因腹瀉或肺炎等常見疾病的死亡率，並幫助嬰兒在患病以後快速康復。

3. 持續母乳餵養的母親罹患乳腺炎的機率較低，也不易受到卵巢癌、尿道感染、骨質疏鬆等疾病的侵擾，增加抗病的能力。

4. 增進母嬰的感情。

5. 經濟而方便。

（三）確保母乳來源

1. 母嬰同室：嬰兒出生的第1個小時即可以哺餵母乳。

2. 純母乳餵養：嬰兒除了母乳之外不會有任何其他的食物或飲料，甚至是水。

3. 按需要來哺餵：在需要時做母乳的哺餵，而不分白天或晚上。

4. 不要使用瓶子、橡皮奶嘴或安慰奶嘴。

5. 母親補充合理充分的營養，例如能夠促進乳汁分泌的食物，包括鯽魚、豬腳、黃豆、芝麻等。

（四）新生兒需要的營養

新生兒期也是中樞神經系統發育的關鍵期，需要均衡豐富的長鏈不飽和脂肪酸提供適宜營養和資訊刺激，才能讓腦部獲得最佳的發育。此外，嬰兒越小，則生長速度越快，所需要的蛋白質也越多，但是新生兒的胃容量較小、消化功能不成熟，這意味著嬰兒攝取蛋白質的數量要充足，品質要好，以易於消化的乳清蛋白為佳。

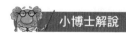 小博士解說

李女士第一胎自然生產，準備哺餵母乳，護理師欲協助李女士哺乳成功，應協助儘早開始哺餵母乳、不限制餵奶的時間和次數、指導正確的哺乳技巧，但晚上不可使用配方奶補充餵食新生兒。

缺鈣原因	新生兒補充	母體補充
冬春兩季為兒童佝僂病的好發季節，主要原因是嬰兒很少有機會出門曬太陽，影響了鈣的吸收。	1. 母乳餵養的孩子半歲之內可以不補鈣 2. 半個月大的嬰兒每天補充 400 單位的魚肝油 3. 若已補充魚肝油仍然有晚上煩躁、出汗、方顱等症狀，可以每天補充 100 毫克的鈣。 4. 帶嬰兒曬 2 小時太陽，以增加維生素 D。 5. 奶粉或牛奶不要和鈣同時服用 6. 嬰兒不可服用碳酸鈣類產品補鈣，會影響孩子的消化作用，要選擇葡萄糖酸鈣或乳酸鈣。	孕婦、哺乳婦女每天飲用適量牛奶或服用鈣片。

母乳充足的指標

母親	嬰兒
1. 在奶前乳房會漲 2. 在餵奶時有下奶 3. 在餵奶後乳房柔軟	1. 在餵奶時可以聽到吞嚥聲 2. 二次餵奶間神情安定、反應靈敏、眼神明亮。 3. 一天小便次數大於或等於 6 次 4. 每月體重增加 600 ～ 1000g，或每星期增重 125g。

新生兒需要的營養

1. 蛋白質	足月兒每天每千克體重大約需要 2 ～ 3 克
2. 脂肪	（1）每天總需要量為 9 ～ 17 克 /100 卡熱 （2）母乳中未飽和脂肪酸占 51%，其中的 75% 可以被吸收，而牛乳中未飽和脂肪酸僅占 34%。 （3）亞麻脂酸和花生四烯酸是必需脂肪酸，亞麻脂酸缺乏時會出現皮疹和生長遲緩，花生四烯酸則合成前列腺素。
3. 氨基酸	（1）9 種必需的氨基酸是：賴氨酸、精氨酸、亮氨酸、異亮氨酸、頡氨酸、甲硫氨酸、苯丙氨酸、蘇氨酸、色氨酸。 （2）新生兒每天必須足夠地攝入這 9 種氨基酸
4. 熱能	（1）足月兒出生之後第一週，每天每千克體重大約需要 250 ～ 335 千焦爾。 （2）出生之後第二週，每天每千克體重大約需要 335 ～ 420 千焦爾。

✛ 知識補充站

母乳中的鐵鈣成分較配方奶粉低，但生物利用率卻是高出許多，同樣的鐵含量，嬰兒喝母乳的吸收率可達50%，但人工配方奶在寶寶體內的吸收率僅約10%。

6-4新生兒的神經心理特色

（一）新生兒的6種意識狀態
1. 活動覺醒狀態。
2. 安靜覺醒狀態。
3. 啼哭狀態。
4. 昏昏欲睡狀態（瞌睡）。
5. 不規則睡眠狀態（淺睡眠）。
6. 規則睡眠狀態（深睡眠）。

（二）動作發展
1. 在仰臥時，頭總是轉向一側。
2. 手呈現握拳狀，有時能將手放進嘴裡，並不能準確地控制雙手動作。
3. 在俯臥時，頭可以稍微抬起 1～2 秒。

（三）感知覺發展
1. 視覺：
（1）可以分辨幾種簡單的顏色，喜歡看人臉。
（2）喜歡注視輪廓鮮明（黑白）、較複雜的圖形。
（3）喜歡暖色系，最喜歡紅色。
（4）能清楚看到 20cm 以內的物品，並能短暫追視。
（5）偶爾會出現內斜視。
2. 聽覺：聽覺能力已發育良好。
3. 味覺：知道酸、甜、苦、鹹等味道。
4. 嗅覺：能辨別母親乳汁的氣味，對刺激性的氣味則表示厭惡。
5. 觸覺：
（1）口鼻周圍最靈敏。
（2）對於輕柔的撫觸和擁抱感到安全、舒適。
6. 痛覺：不甚敏感。

（四）語言及交往的發展
1. 會用哭表示需要，會發出細小的喉音。
2. 在出生之後 10 天左右開始，在睡醒時，母子臉相距 20cm，對嬰兒微笑、說話，每天 1～2 次。

小博士解說

　　孫小姐生第一胎，在出院之前詢問護理人員新生兒一個月內要如何以感官刺激，以利於新生兒的發展，護理人員的建議包括新生兒偏愛黑白對比色，你可以選擇黑白色吊飾給他看；新生兒視力最佳範圍飾7～10吋距離，對光很敏感；新生兒有聽的能力，你可以多與他說話；新生兒有皮膚觸覺刺激的需要，可以多擁抱及按摩。

新生兒補充鈣質

嬰兒期定義：兒童從出生到 1 歲的時期	
剛出生	1. 胎兒剛出生後主要依靠皮層下中樞實現非條件反射，保證其內部器官和外部條件的最初適應，此時重要的非條件反射有食物反射、防禦反射及定向反射。 2. 嬰兒期由於神經髓鞘的形成不全，神經興奮不能沿一定的通路迅速傳導，故興奮特別容易擴散，為嬰兒易激動的生理原因。 3. 隨著腦部不斷發育，皮質中的暫時性聯絡也日益發展起來，出現明顯的條件反射。
4～5 個月	1. 能區別各種氣味、分辨不同顏色的物體 2. 能分辨出親人和生人 3. 第 4 個月起開始分辨出成人的聲音，並開始發出一些回答的聲音。
5～6 個月	由於條件反射的建立和發展，嬰兒出現的短暫記憶，因此可以認出媽媽。
7～8 個月	由於多次感知某種物體或動作，並同時聽到成人說出有關於此的詞彙，大腦就在其間建立起暫時的聯絡；只要再聽到這個字詞的聲音，就能引起相應的反應。
10～11 個月	1. 嬰兒開始懂得字詞的意義，並對字詞的內容發生反應。 2. 兒童的語言或說出的字詞是從成人所發出的字詞或者語言的聲音模仿開始產生的。

✛知識補充站

以檢查棒由新生兒足跟劃至足趾，大腳趾會屈曲而其他腳趾頭會散開，這是新生兒的巴賓斯基反射（Babinski reflex）；摩洛反射（Moro reflex）：又稱擁抱反射，兩側對稱性的伸展和肢體外展，且大拇指呈現C之特徵，接著肢體內收，回到鬆弛的屈曲狀態；驚嚇反射（Startle reflex）：將新生兒突然移動或給予突然的巨響，新生兒會有外展及屈曲所有肢體，且可能開始哭泣；踏步反射（Stepping reflex）：檢查者支撐新生兒頭部及雙側腋下，呈現直立姿勢，身體微向前傾，並讓新生兒一腳接觸地面，新生兒一腳會向前移動，並有踏步的動作。

6-5新生兒保健及護理

（一）環境要求
1. 和母親同室居住，單睡小床。
2. 室溫維持在 22 ～ 28℃，相對濕度維持在 50 ～ 60%。
3. 面向陽光、通風、清潔、安靜。
4. 不鋪地毯。
5. 在接觸嬰兒之前要洗手。
6. 空氣消毒、禁止吸菸。

（二）衣著要求
1. 柔軟、吸濕、透氣、淺色的棉質布料。
2. 寬鬆且易於穿脫。
3. 衣服要使用帶子來繫束，避免使用扣子或鬆緊帶。
4. 不要將綑綁嬰兒成蠟燭包。

（三）日常觀察
1. 注意嬰兒精神、臉色、皮膚、哭聲、吸乳狀況、體溫、大小便、睡眠的情況。
2. 加強皮膚護理：每天沐浴、嬰兒撫觸。
3. 眼部護理：眼藥水滴眼、溫水擦拭。
4. 耳部護理：勿灌水、用乾棉籤來擦拭。
5. 鼻部護理：沾水輕擦鼻痂。
6. 口腔：不宜擦拭、不可以使用針挑馬牙。
7. 臍帶護理：（1）在臍帶脫落之前，不要沾濕和污染，洗澡時可用 75% 的酒精擦洗臍部。（2）與臍帶殘端接觸的衣物、尿布等都必須保持清潔、乾燥，及時更換，且應特別留意避免大小便污染。（3）臍帶脫落後，創面稍有濕紅，屬正常現象；若臍部紗布有鮮血或臍部周圍皮膚發紅，臍窩部有膿性分泌物或分泌物有異味時，都應及時送醫院診治。因為新生兒期，臍部是細菌侵入的主要門戶，如護理不當，細菌繁殖會造成臍部化膿，甚至引起敗血症。
8. 臀部護理：（1）及時以溫水清除肛門及皺摺處殘餘糞便。（2）女嬰應按照從會陰至肛門的順序擦洗。（3）不要使用毛巾擦洗會陰黏膜，以免造成黏膜損傷。
9. 哭聲：（1）正常哭聲——為生理性的，一般新生兒在飢餓、口渴、排便前後、黑暗都會哭。（2）異常哭聲——護理不當、患病。

小博士解說

鄭小姐G₁P₁產後第二天，採母嬰同室，剛剛餵過奶，鄭小姐上過廁所後臥床休息，新生兒睜著眼，爸爸微笑凝視緊抱著並小聲對他說話，此時，護理人員應表示，爸爸能夠共同參與新生兒的親密互動，是很好的開始。父子之間的互動日益受到重視，現代社會中對於父親角色的期待也有所調整。

患病嬰兒的異常哭聲

肺炎的嬰兒	1. 哭聲較低 2. 吸乳量少且易吐 3. 短促低弱的哭聲、汗多、臉色青灰，可能會心衰徵象
感染的嬰兒	1. 不哭不響 2. 精神委靡 3. 吸吮差
神經系統疾病的嬰兒	1. 躁動、反應激烈，突然高聲尖叫。 2. 有時伴隨抽搐

新生兒的沐浴

目的	1. 清潔皮膚，使嬰兒舒適。 2. 協助嬰兒皮膚的排泄和散熱，促進血液的循環。 3. 活動肌肉和肢體，可以觀察嬰兒的情況。
注意事項	1. 應在餵奶前或餵奶之後 1 小時進行，從而防止溢奶或嘔吐。 2. 在沐浴之前應洗手，避免交叉感染。 3. 勿使水或泡沫進入耳內與眼內、頭頂有皮脂結痂時，不可以用力清洗。 4. 透過語言與非語言的方式與嬰兒來做情感交流 5. 密切地觀察嬰兒反應及全身皮膚有無異常

✛知識補充站

　　王小弟4個月大，持續腹瀉，可以採取下列的護理措施：於臀部塗抹薄層之油劑（例如凡士林），避免糞便直接接觸皮膚；打開尿布，讓臀部及會陰直接暴露於空氣中，使其乾燥；以中性溫和肥皂和清水來清洗臀部之後擦乾。

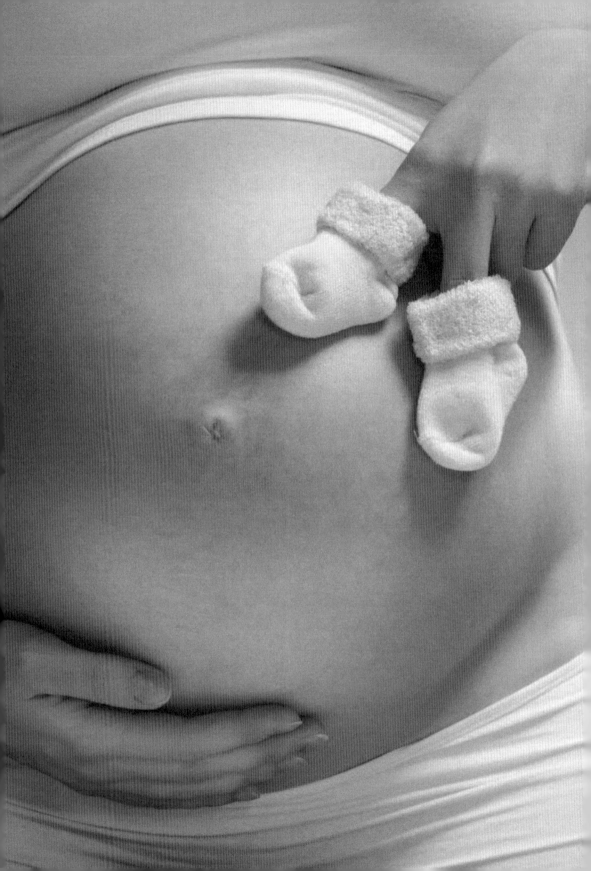

第四篇
新生兒的護理

第7章
新生兒護理之常規

本章學習目標（Objectives）

1.熟悉新生兒窒息的定義及護理重點

2.了解早產兒的臨床徵象及護理重點

3.掌握新生兒卡介苗及B型肝炎疫苗接種的目的、操作及護理。

7-1窒息

（一）概念及臨床特色

1. 概念：是指胎兒娩出後一分鐘，僅有心跳而而呼吸或未建立規律呼吸的缺氧狀態。窒息為新生兒死亡的主要原因之一，是出生後常見的一種緊急情況，必須積極搶救和正確處理，以降低新生兒死亡率及預防智商異常等後遺症。
2. 臨床特色：根據窒息程度可分為輕度和重度兩個階段，能相互轉化。評估常採用阿帕嘉評分（Apgar score），對新生兒的五項觀察指標，即出生 5 分鐘評分，有助於診斷及判斷預後。
3. 分類：
   （1）輕度窒息：又稱為青紫窒息，評分為 4 ~ 7 分鐘，全身皮膚青紫色，呼吸表淺或不規律，心跳規則、強而有力、心率常減慢（80 ～ 120 次 / 分鐘）；肌肉有強度，對外界刺激又反應，喉反射存在；若不及時治療，會轉變為重度窒息。
   （2）中度窒息：又稱為蒼白窒息，評分為 0 ～ 3 分鐘，皮膚蒼白冰冷，指（趾）端及口唇暗紫；無呼吸或僅有喘息樣微弱呼吸，心跳不規則、心音弱、心率少於 80 次 / 分鐘；喉反射消失，肌肉張力鬆弛，對外界刺激無反應，若不及時搶救會導致死亡。

（二）護理

1. 護理診斷：（1）新生兒—呼吸道中羊水黏液導致清理呼吸道無效、有效體液量喪失導致調節機制無效、新生兒抵抗力下降導致感染的危險、損傷的危險。（2）母親—孩子的生命受到威脅的恐懼、喪失新生兒及可能留有後遺症的預感性悲哀。
2. 護理措施：（1）胎兒出生後可能發生新生兒窒息者，在分娩前做好搶救準備的工作，搶救必須及時、迅速、輕巧、避免發生損傷。（2）胎頭娩出後及時用吸引管或手擠壓法清楚鼻咽部分泌物、羊水等；胎兒娩出後，取頭低位，繼續清楚呼吸道的羊水和分泌物。若效果不佳，可配合醫生採取氣管內插管吸取，注意避免負壓過大損傷咽喉部黏膜。（3）保暖，吸氧，必要時行人工呼吸或體外心臟按壓（新生兒採取仰臥，使用食指、中指有節奏的按壓胸骨中段，100 次 / 分鐘）。（4）臥位姿勢按具體情況而定，若無產傷，新生兒娩出後以右側臥位為主。（5）按醫囑糾正酸中毒。（6）適當延遲哺乳，在必要時，遵照醫囑給予靜脈補液以維持營養及抗生素預防感染。（7）產婦做好心理護理，在適當的時間告訴產婦新生兒情況，正確產婦合作。（8）高危險孕婦應加強產前檢查，及早發現並治療引起新生兒窒息的疾病。

小博士解說

胎兒一旦娩出，醫護人員立即將新生兒以阿帕嘉評分做評估，依據5個指標評估新生兒，包括心跳速率、呼吸速率、反射能力、肌肉張力和皮膚顏色；第1分鐘的阿帕嘉計分可以顯示新生兒是否需要實行心肺復甦術，藉由系統性的觀察完成阿帕嘉計分，各項記錄為0、1或2分，第5分鐘阿帕嘉評分7分以上，新生兒存活率較高。

預防新生兒窒息醫療目標

1. 提高產前檢查品質,加強對高危險妊娠胎兒宮內情況的監測,透過監測及時處理。
2. 產婦臨產後須嚴密觀察產程,經常聽胎心,觀察羊水顏色、性狀,發現異常積極處理。
3. 嚴格掌握產科手術指標,操作規程,避免發生胎兒損傷。
4. 在分娩之前做好新生兒復甦的準備工作。

新生兒窒息護理目標

1. 新生兒呼吸道分泌物能清理乾淨,恢復自主呼吸,搶救成功。
2. 母親恐懼消失,並能配合醫生、護理人員,護理好嬰兒。
3. 新生兒出院時體溫、血常規正常。
4. 母親沒有發生併發症

新生兒阿帕嘉評分法(Apger score)

徵象	應得分數		
	0 分	1 分	2 分
每分鐘心律	0	小於 100 次	100 次及以上
呼吸	0	淺漫且不規則	佳
肌張力	鬆弛	四肢稍屈	四肢活動
喉反射	並無反射	有些動作	咳嗽、噁心
皮膚顏色	蒼白	青紫	紅潤

➕知識補充站

　　黃小弟出生1分鐘時心跳速率每分鐘100次,呼吸慢不規則,四肢彎曲且有自發性運動,於抽吸口鼻黏液時出現咳嗽反應,抽吸後給氧,身體軀幹呈現現粉紅色,四肢肢體呈現現藍色,黃小弟此時的阿帕嘉評分的得分為8分。

7-2早產兒

（一）概念及臨床特色
1. 概念：早產兒是指出生時胎齡滿 28 週而未滿 37 週，體重在 2500g 以下身高小於 47cm 的活產新生兒。
2. 臨床特色：
   （1）呼吸淺快、節律不規則並出現間歇性呼吸暫停，易出現紫紺現象，尤其在吸奶後。
   （2）體溫調節作用差，常隨外界溫度變化而升降，體溫一般較低。
   （3）吸吮能力差，容易溢奶、嗆咳，生理性黃疸較重且持續時間較長，易出血，生理性體重下降幅度增大，皮下脂肪少，指甲未達指尖，易併發感染。

（二）護理
1. 護理診斷：
   （1）早產兒體溫調節中樞發育不全，導致體溫調節無效。
   （2）早產兒吸吮能力差，導致母乳餵養中斷。
   （3）早產兒來自母體的抵抗力，減少導致感染。
   （4）早產兒呼吸中樞發育不成熟，肺泡組織不健全，表面活性物質缺乏，呼吸肌發育差，使肺膨脹不全，導致低效型呼吸型態。
2. 護理措施：
   （1）保暖：室溫保持在 24-26℃、相對濕度保持在 55％～ 60％、凡是體重小於 2500g 的新生兒應放置溫箱內。
   （2）餵養；出生之後 6 小時起可以餵葡萄糖水，盡可能 12 小時餵奶，一般從 4ml 開始，缺乏吸吮能力的課用滴管或鼻飼餵奶。應補充維生素 K_1 和維生素 C，10 日之後補充維生素 A、D，2 個月補充鐵劑。
   （3）缺氧的護理：（a）呼吸暫停及窒息，做人工呼吸或彈足底刺激使啼哭恢復呼吸。（b）哺乳前後給氧數分鐘，在必要時，要間斷吸氧，氧氣濃度 30 ～ 40％。
   （4）預防感染：加強早產兒室和用具的消毒、隔離，嚴格執行無菌操作，工作人員定時檢查身體及做鼻咽部。

小博士解說

有關新生兒注射維生素K_1，出生6小時之內注射維生素K_1可以預防出血問題、維生素K_1可以增進凝血因子（I、VII、IX、X）的活性、最適宜的注射部位為大腿股外側肌。維生素K_1主要的作用在催化肝臟合成的凝血因子，由於新生兒腸胃道缺乏可以製造脂溶性維生素K_1的細菌，因此，為促進肝臟製造第2、7、9、10的凝血因子，新生兒出生後採肌肉注射維生素$K_1$0.5～1mg，以防新生兒出血性疾病。

醫療目標

1. 掌握新生兒的特色,加強對早產兒的處理,提高早產兒的存活率。
2. 注意保暖,預防感染。

護理目標

1. 早產兒呼吸道規則正常,吸奶後無紫紺現象。
2. 早產兒在暖箱體溫保持在 36.5 ～ 37℃,吸吮力較好,不發生感染。

暖箱的使用

入箱的條件	1. 出生體重在 2000g 以下 2. 孕週小於 37 週早產低體重兒 3. 異常新生兒,例如新生兒硬腫症,體溫不升者。
暖箱的溫度及 濕度的標準	1. 根據早產兒的體重、體溫、出生天數、胎齡大小來決定。 2. 相對濕度在 55%～ 60%
暖箱的護理	暖箱的護理 1. 水管內加蒸餾水 50ml 左右,使箱內保持一定濕度。 2. 預熱暖箱一般先調至 34℃,然後再根據上表按照早產兒的體重來調節所需要的溫度。 3. 嬰兒應穿單衣避免散熱,若室內溫度適宜且病情需要可以裸體。 4. 一切治療護理操作應儘早在暖箱內進行,盡可能集中一次進行操作,儘量避免打開暖箱,以免箱內溫度波動過大。 5. 及時巡視觀察溫度及新生兒一般情況,發現問題及時處理。 6. 因箱內溫度相對過高,應注意足夠的母乳餵養,在必要時飲水。
出暖箱的條件	1. 體重大於 2000g 以上,一般情況良好。 2. 箱內嬰兒體溫已屬於正常或偏高,吃奶狀況良好,體重持續上升者,可以出暖箱,但是出暖箱之後仍應密切觀察注意護理。

⊹ 知識補充站

妊娠28週出生之男嬰,因為母親胎盤早期剝離,以剖宮產方式娩出,出生後有呼吸困難、發紺現象,經診斷為呼吸道窘迫症候群(Respiratory distress syndrome)。造成此症候群之可能因素,因為28週出生之早產兒體內表面張力素不足。

7-3卡介苗接種

（一）概論

1. 卡介苗定義：是經過人工培植活的、減毒的牛型結核桿菌，是無毒牛型結核桿菌懸液，不加防腐劑的活菌苗，用於預防結核病。
2. 目的：預防結核，增強新生兒身體抵抗力。
3. 接種的對象：正常新生兒出生 24 小時以後，無禁忌症住院期間應全部接種。
4. 禁忌症：
   （1）體重小於 2500g 的早產兒、足月低體重兒。
   （2）發燒，體溫高於 37.5℃。
   （3）腹瀉、頑固性嘔吐或嚴重不良者。
   （4）化膿性皮膚病、膿包病或病理性黃疸。
   （5）新生兒窒息搶救未好轉者。
   （6）新生兒肺炎及顱內出血等合併症者，或有明顯的臨床分娩創傷者。
   （7）嚴重先天畸形或先天性疾病。

（二）接種的注意事項

1. 菌苗應保存在冷暗處，維持 2～8℃，不能冷凍，專人負責，不能與其他藥物同放，從冰箱取出後，室溫下不地超過 30 分鐘。
2. 接種操作應在室內，不宜在陽光直射下進行，在日光下曝露 40～120 分鐘菌苗會死亡。
3. 菌苗打開不超過 30 分鐘，若超時則廢棄不用。
4. 接種的部位正確，操作的方法正確，劑量準確，若操作中劑量不足，針頭滑出，應抽 0.05ml 按照原有的針眼來進針。
5. 注射前應注意失效時間及有無破裂，並將菌苗充分搖勻方可以注射。
6. 有特殊的情況，應暫緩接種卡介苗，並告知產婦或家屬在適當時間、地點補種，並註明「未種」及原因。

（三）卡介苗接種的反應

　　卡介苗接種後的反應與一般的預防注射不同。通常在接種之後 3 週左右，接種部位會出現紅腫，中間逐漸軟化，形成白色小膿皰，在膿皰破潰之後，膿汁會排出，在經過 1～2 週才結痂，癒合之後會留有圓形瘢痕。上述的過程一般要持續 2 個月左右。接種卡介苗後還會常引起接種部位附近的淋巴結腫大（多為腋下淋巴結腫大），這是正常的反應，隨著接種部位的癒合，腫大淋巴結也會自行消退。可以使用熱敷的方法促其消退，如果有膿瘍形成，可以請醫生使用注射器將膿液抽出，促進癒合，一般不會對孩子的健康有影響。在接種卡介苗之後局部有膿泡或潰爛時，不必擦藥或包紮。但是局部要保持清潔，衣服不要穿得太緊，若有膿液流出，可以使用無菌紗布或棉花來輕輕拭淨，不要擠壓，平均大約 2～3 個月自然會癒合結痂，痂皮要等它自然脫落，不可提早把它摳去。

　　小博士解說

　　有關卡介苗接種，此疫苗是由殺死的牛型結核桿菌製成，新生兒不管體重多寡均需於出生1週內接種，在左上臂三角肌的中央部位採皮下注射。

醫療的目標

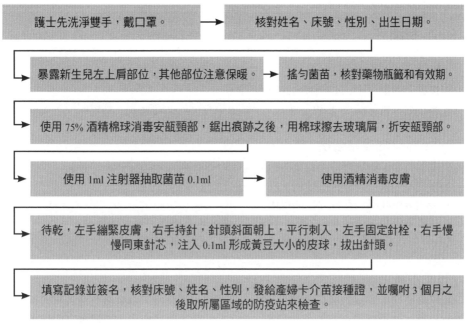

護士先洗淨雙手，戴口罩。 → 核對姓名、床號、性別、出生日期。

暴露新生兒左上肩部位，其他部位注意保暖。 搖勻菌苗，核對藥物瓶籤和有效期。

使用 75% 酒精棉球消毒安瓿頸部，鋸出痕跡之後，用棉球擦去玻璃屑，折安瓿頸部。

使用 1ml 注射器抽取菌苗 0.1ml → 使用酒精消毒皮膚

待乾，左手繃緊皮膚，右手持針，針頭斜面朝上，平行刺入，左手固定針栓，右手慢慢同東針芯，注入 0.1ml 形成黃豆大小的皮球，拔出針頭。

填寫記錄並簽名，核對床號、姓名、性別，發給產婦卡介苗接種證，並囑咐 3 個月之後取所屬區域的防疫站來檢查。

卡介苗接種的反應

反應一	1. 皮內接種卡介苗後 2～3 天內，在接種部位的皮膚上略有紅腫，為非特異性反應，會很快地消失。 2. 大約在 2 週後，局部有產生紅腫的丘疹狀硬塊，有時軟化為白色小膿包，以後自行潰破形成淺表潰瘍，一般不超過 0.5 釐米，有少量膿液，然後逐漸結痂，痂皮脫落後留有輕微疤痕。 3. 前後歷時 2～3 個月，是卡介苗的正常反應。
反應二	接種卡介苗後有極少數人會出現嚴重皮疹，紫癜，休克等異常反應要及時請醫生診治。 另外，接種中偶可發生下列反應： 1. 淋巴結炎症：（1）接種後 1～2 個月左右，頸部、腋下、鎖骨上下等淋巴結腫大（大於 1.0cm）。（2）反應過強者，淋巴結腫大明顯，可形成膿瘍或破潰，或在接種處有小膿疤。（3）皮內注射者反應往往較劃痕法者強，另外舊結核菌素（OT）實試驗呈現陽性者，接種後也會產生較強的反應。 2. 類狼瘡反應：與結核菌菌株剩餘毒力有關。 3. 疤痕：因為豐富的肉芽組織形成疤痕突起，有時呈疤痕瘤，大多見於不作 OT 實驗而直接皮上劃痕接種者。

✚ 知識補充站

新生兒在卡介苗接種之後的反應，1～2週在接種部位有紅色小結節，微癢，4～6週可變成膿泡或潰瘍，不可擠壓或包紮；經2～3個月自然癒合，有時出現腋下淋巴結腫大。

7-4 B型肝炎疫苗接種

（一）概論

1. B 型肝炎疫苗的定義：是由提純的 B 肝表面抗原經滅活後加入吸附劑製成的生物製品。

2. 接種的對象：出生 24 小時之內的新生兒。

3. 禁忌症：發燒體溫在 39℃ 以上、早產兒體重低於 2500g 者、嚴重畸形、過敏或嚴重皮膚病。

（二）接種的注意事項

1. 安瓶破裂，藥物變質，有搖不散的塊狀物不得使用。

2. 接種時一人一針一管，使用一次性注射器。

3. 接種後應觀察全身或局部的反應。

4. 將疫苗保存在 2 ～ 8℃ 之間，不需要冷凍，專人負責，專用冰箱。

5. B 肝疫苗接種登記卡填寫完整並使用鉛筆來標明第二劑與第三劑接種的時間、地點。

（三）主要的分類

　　B 肝疫苗是用於預防 B 肝的特殊藥物。疫苗在接種之後，會刺激免疫系統而產生保護性抗體，此種抗體存在於人的體液之中，B 肝病毒一旦出現，抗體會立即作用，將其清除，阻止感染，並不會傷害肝臟，從而使人體具有了預防 B 肝的免疫力，從而達到預防 B 肝感染的目的。接種 B 肝疫苗是預防 B 肝病毒感染的最有效方法。

　　B 肝疫苗分為血源 B 肝疫苗及基因重組（基因轉殖）B 肝疫苗兩種，其中基因重組（基因轉殖）B 肝疫苗又可以分為哺乳動物表達的疫苗和基因轉殖酵母疫苗，B 肝血源疫苗系統由無症狀 HBsAg 攜帶者血漿萃取的 HBsAg，經過純化，失活及添加佐劑氧化鋁所製成。目前國內大多採用基因重組（基因轉殖）B 肝疫苗。

　　基因重組 B 肝疫苗是利用基因轉殖技術，建構含有 B 肝病毒 HBsAg 基因的重組質粒，轉入酵母（啤酒酵母、畢赤酵母或漢遜酵母）或重組倉鼠卵巢細胞（CHO）表達的 B 型肝炎表面抗原，在繁殖過程中產生於未糖基化的 HBsAg 多肽，經過破碎酵母菌體，顆粒形未糖基化的 HBsAg 多肽釋放，經過純化，失活，加上氫氧化鋁之後所製成。

小博士解說

　　侯小弟，妊娠週數32又七分之四週，出生已滿48小時且進食狀況良好，需給予肌肉注射B型肝炎疫苗及扎足跟血，收集血液檢體，有關早產兒短暫疼痛的處理，應提供適合的減痛措施，例如非營養性吸吮、口服蔗糖溶液及擁握。

新生兒 B 型肝炎疫苗接種 操作步驟

洗淨雙手，戴口罩。

▼

核對床號、姓名、性別、出生日期、住院號等。

▼

暴露右上臂，其他部位注意保暖。

▼

搖勻菌苗，核對瓶簽和有效期。

▼

用一次性注射器注射

▼

注射部位為右上臂三角肌

▼

母親表面抗原陰性者注射 5ug，陽性者或雙陽性者先注射高效免疫球蛋白一支後一週左右再注射 B 肝疫苗。

▼

填寫各項記錄，發給產婦 B 肝疫苗接種卡，核對床號、姓名、性別等，並囑咐一個月、半年指定時間、地點做第二、三劑之接種。

✚ 知識補充站

　　新生兒B型肝炎疫苗接種適合時間，出生3～5天施打第一劑，出生滿1個月施打第二劑，出生滿6個月施打第三劑；關於接種後反應，接種部位可能沒有反應或出現紅腫、發燒、嘔吐反應。

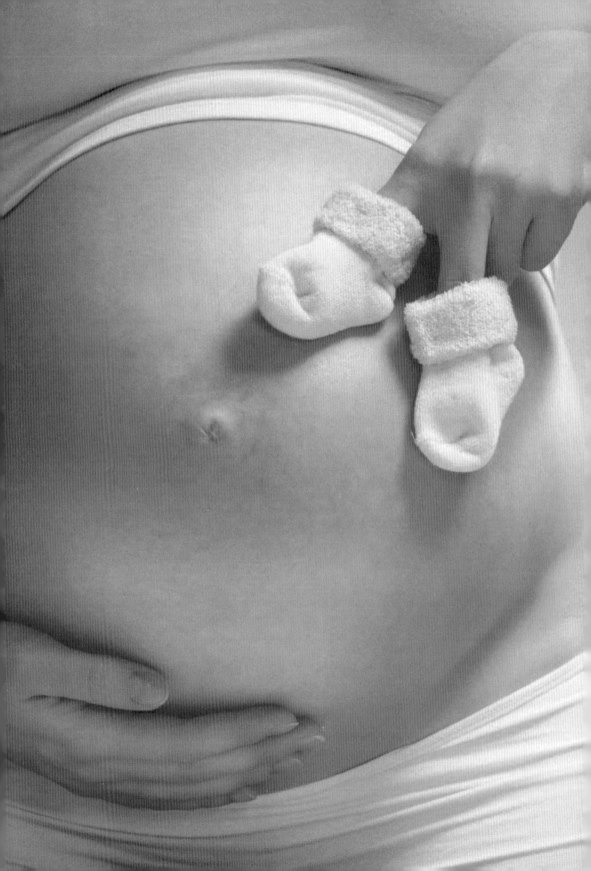

第五篇
高危險妊娠相關疾患及其護理

第8章
高危險妊娠管理

本章學習目標（Objectives）

1. 了解高危險妊娠監護的各種措施

2. 了解高危險妊娠評分、妊娠圖、胎兒生物物理的評分法。

3. 掌握胎盤作用檢查、胎兒成熟度檢查及胎兒生長發育檢測的常用方法、高危險妊娠的護理評估及判斷胎兒宮內安危的最常用方法、可能的護理診斷、胎兒窘迫和新生兒窒息的護理。

8-1高危險妊娠及監護管理

（一）高危險妊娠

1. 定義：在妊娠期有某種併發症或致病因素可能危害孕婦、胎兒與新生兒或導致難產者。
2. 範疇：社會經濟因素及個人條件、產科病史、妊娠合併症、產科情況、不良的生活方式。
3. 高危險孕婦：具有高危險妊娠因素的孕婦，稱為高危險孕婦。

（二）高危險兒

具有下列情況之一的圍生兒稱為高危險兒：

1. 胎齡不足 37 週或超過 42 週。2. 出生體重不足 2500g。3. 小於胎齡兒或大於胎齡兒。4. 出生後 1 分鐘 Apgar 評分 0 ～ 3 分。5. 產時感染。5. 高危險妊娠產婦的新生兒。6. 手術產兒。7. 兄弟姐妹有嚴重新生兒病史，或新生兒期死亡史的新生兒等。

（三）高危險妊娠及監護措施

1. 人工監護：（1）確定孕齡─以末次月經、早孕反應時間、胎動時間等推算。（2）宮底高度及腹圍─宮底高度是指恥骨聯合上緣到宮底的弧形長度，腹圍指下腹最膨隆處繞臍一周的周徑；公式為胎兒體重（g）＝子宮的高度（cm）× 腹圍（cm）＋ 200。（3）高危險妊娠評分。（4）胎動計數─每天早、中、晚固定時間各數 1 小時胎動，將 3 次胎動數相加，乘以 4，即得 12 小時的胎動數。若低於 10 次，或逐日下降 50% 而不能復原者，反映胎兒之子宮內窘迫，胎盤的功能低落。從胎動減少到胎動消失往往經歷數日至 1 週左右，從胎動消失到胎兒死亡一般在 12 ～ 24 小時之內。
2. 妊娠圖：瑞典學者 Westin 於 1977 年使用妊娠圖觀察母體子宮高度、腹圍、體重的變化，監護胎兒宮內生長情況。
3. 儀器監護：超音波、胎心聽診、電子胎心監護、胎兒心電圖檢測、羊膜鏡檢查。
4. 實驗室檢查：
   （1）胎盤功能的檢查：孕婦血尿、血清、陰道脫落細胞檢查。
   （2）羊水檢查：（a）羊水過多R波低；羊水過少、過期妊娠R波高達 50 ～ 60mV。（b）觀察羊水性狀、數量、顏色。正常羊水為清亮、無色透明，可以見到胎脂、毛髮；若胎兒窘迫，羊水呈現黃綠色、混濁不清，胎脂、毛髮看不清。
   （3）電子胎心監護─基線胎心律、週期性胎心律、無壓力測試（NST）、子宮收縮壓力實驗（CST）、催產素激惹實驗（OCT）。

小博士解說

李女士34歲，G_2P_1，懷孕36週，此胎是臀位，入院檢查發現每隔10分鐘子宮收縮2次，持續30秒，強度50mmHg，子宮頸開口4公分，70%變薄，她表示有很多水自陰道流出，此時最優先的護理措施為監測胎兒心跳速率；護理師從胎兒監視器得知，胎兒心跳80次/分鐘，持續50秒，其型態和子宮收縮並沒有一定的關係，最有可能是變異性減速的情況。

電子胎心（FhR）監護

	正常範圍	高危險妊娠
基線胎心律	在無子宮收縮或子宮收縮間歇期所記錄，波動範圍正常為 120 ～ 160bmp。	胎心率＞160bmp，歷時 10 分鐘，為胎兒心動過速，可能因為母體發燒、甲亢、絨毛膜羊膜炎、貧血，使胎兒處於輕度缺氧狀態及未成熟。
週期性胎心律	與子宮收縮有關的 FhR 變化，有加速和減速兩種情況。	加速：為子宮收縮後 FhR 增加 15 ～ 20bpm，可能是胎兒軀幹局部或臍靜脈暫時受壓。
		1. 早期減速：一般認為是子宮收縮時胎頭受壓，腦血流一時性減少，一般無傷害性。 2. 變異減速：胎心減慢與子宮收縮關係並不固定，可能因為子宮收縮時臍帶受壓興奮迷走神經所導致。 3. 晚期減速：子宮在收縮開始之後一段時間會出現胎心率減慢，可能是胎兒缺氧。
無壓力測試（NST）	有反應型胎心率：基線為 120 ～ 160bpm，20 分鐘內至少有 3 次以上的胎動。	無反應型胎心率：胎兒在宮內有相當程度的損害，胎兒宮內儲備能力較差，可以再作催產素激惹實驗以進一步了解胎兒的情況。
子宮收縮壓力實驗（CST）	在子宮收縮之後會出現早期的減速為正常	子宮收縮後出現晚期減速：胎心率下降幅度超過 70 次 / 分鐘，持續 60 秒以上表示情況嚴重。
催產素激惹實驗（OCT）	陰性反應：在子宮收縮時，後胎心變異正常或並無晚期的減速。	陽性反應：在多次子宮收縮之後重複出現晚期減速，變異減速、胎動之後並無胎心率增快者。

✛ 知識補充站

　　有關使用胎心音電子外監測器，若母親較為肥胖，傳導可能會較為困難。胎心音電子外監測器的檢查方式，是把兩個感應裝置用皮帶固定於腹部，一個置於胎心處、另一個置於子宮底部，雖然操作簡便，但由於是經由腹壁所感受，無法記錄子宮收縮的真正強度。若使用體內監測器，一條電流導線置於胎兒頭部，另一條則放入宮腔，因而容易導致子宮感染、具侵入性，大部分於破水或子宮頸已開時方可以裝置。

8-2高危險妊娠的處理原則及護理

（一）處理原則

1. 一般處理：增加營養、左側臥位臥床休息。
2. 病因處理：遺傳性疾病、妊娠高血壓症候群、妊娠合併腎病、妊娠合併心臟病、妊娠合併糖尿病。
3. 產科處理：（1）提高胎兒對缺氧的耐受力——葡萄糖＋維生素 C、間歇吸氧。（2）預防早產——硫酸鎂。（3）終止妊娠——腎上腺皮質激素。

（二）護理

1. 護理評估：
   （1）病史。
   （2）身心的狀況：（a）身高、體重、步態、宮高、胎兒大小、胎位、血壓。（b）胎膜、羊水。（c）描繪妊娠圖。（d）數胎動：3 ～ 5 次 / 小時，12 小時不少於 10 次、每小時不少於 3 次。
   （3）輔助性檢查：（a）實驗室檢查：胎盤作用、胎兒成熟度。（b）超音波檢查：在 22 週之後，雙頂徑每週會增加 0.22cm。（c）聽胎心：120 ～ 160 次 / 分鐘。（d）電子胎心監護。
2. 護理診斷：高危險妊娠對胎兒及其自身健康威脅的恐懼、分娩的願望及對胎兒、新生兒的期望得不到滿足的自尊紊亂、現實或預感失去胎兒的作用障礙性悲哀、高危險妊娠孕婦採取相應處理措施組織的完整性受損。
3. 護理措施：
   （1）心理護理。
   （2）一般性護理：營養、休息、個人衛生、環境。
   （3）健康諮詢：提供資訊、指導監護技巧。
   （4）檢查及治療配合：（a）母親的生命徵象、活動耐力、異常徵象。（b）新生兒的胎心、胎動、羊水。
4. 預期的目標：
   （1）孕婦能夠認識到自己的問題並遵從指導，胎心、胎動逐漸會恢復正常。
   （2）孕婦能夠正確評估自我的能力。
   （3）孕婦能夠面對自己的問題，接受現實。
   （4）母嬰不發生併發症。

小博士解說

　　王太太是高危險險妊娠孕婦，依照醫護人員指示，定期接受產前檢查，且遵守傳統的民俗保護措施不移動床鋪、不在床上剪東西、及保留一些與受孕有關之吉祥物，此為Rubin所提孕婦心理發展任務中，確保自己及胎兒在懷孕及分娩流程中安全順利的階段。

高度危險妊娠護理五大措施

1. 心理護理	動態地評估孕婦的心理狀態，鼓勵孕婦本人訴說出自己心裏不愉快的事；用語言或非語言的行為，指導正確的因應方式。
2. 一般性護理	增加營養，保證胎兒發育需要，與孕婦討論食譜及烹飪方法，尊重飲食嗜好，同時提出建議。
3. 加強健康諮詢	對高度危險的孕婦做高度危險妊娠有關知識的宣導，教會孕婦自我監測技能（自我監測胎動及自我識別胎動異常），按期做產前檢查，提高孕婦自我保健意識和技能。
4. 病情觀察	密切地觀察病情變化，觀察孕婦的生命徵象，觀察一般情況如孕婦的心率、脈搏、血壓、活動耐受力，有無陰道流血、高血壓、水腫、心力衰竭、腹痛、胎兒缺氧等症狀和徵象，及時地報告醫生並記錄處理的經過。
5. 檢查及治療配合	認真地執行醫囑並配合處理，協助正確留置檢查標本；依據醫囑及時、正確地給予藥物治療，並做好用藥觀察，防止不良反應的發生。

實驗室檢查	胎盤作用	1. 雌三醇測定 2. 尿雌三醇 / 肌酐（E/C 比值） 3. 血清胎盤泌乳素（hPL）測定
	胎兒成熟度	1. 羊水肌酐值：胎兒腎臟成熟度 2. 羊水膽紅素測定：胎兒肝臟成熟度 3. 羊水脂肪細胞：胎兒皮膚成熟度 4. 羊水卵磷脂 / 鞘磷脂（L/S）比值：胎兒肺臟成熟度 5. 羊水震盪實驗：胎兒肺臟成熟度

✛ 知識補充站

　　神經管缺損（*NTDs*）可能造成圍產兒、新生兒的腦部、脊神經嚴重破壞與損傷，甚至導致死亡；分為無腦兒、脊柱裂，一般伴隨腦積水；學者認為NTDs除了先天性畸形，亦可能因母體在妊娠期缺乏葉酸、體重過分下降或增重、孕早期吸菸、使用抗癲癇藥物、發燒、TORCh感染等高危險因素有關，可以透過血清甲胎蛋白檢測（*AFP*）、羊水AFP檢測、超音波加以篩查。

8-3胎兒窘迫的護理

（一）胎兒窘迫

1. 定義：胎兒在宮內有缺氧徵象危及其健康和生命者，是一種以胎兒胎盤系統的呼吸循環功能不全為主要特徵的綜合症狀，主要發生在臨產流程，也可以發生在妊娠晚期。
2. 病因：母體因素、胎兒因素、臍帶或胎盤因素。
3. 病理生理：
    （1）心血管系統：胎心律的變化。
    （2）中樞神經系統：腦水腫、壞死。
    （3）泌尿系統：腎的功能不全。
    （4）胃腸系統：糞便排出。
    （5）呼吸系統：呼吸窘迫症候群。
    （6）代謝系統、酸中毒。
4. 臨床表垷：胎心音改變、胎動異常、羊水胎糞污染。

（二）護理

1. 孕婦左側臥位、間接吸氧，並嚴密地觀察胎心變化。
2. 滴注催產素，儘快助產經由陰道娩出胎兒。
3. 準備好搶救新生兒的物品，如吸痰管、氣管插管、氧氣等，隨時配合新生兒的搶救工作。
4. 分析待產婦目前的實際情況，讓孕婦做好正確分娩方式，若遇胎兒不測，協助待產婦度過心理危機期。

小博士解說

陳太太懷孕41週，因破水入院，3～4小時之後，胎兒監測器呈現現子宮收縮每10分鐘1次，做催產素引產，此時護理人員應注意胎心律的變化，若有胎兒窘迫的情形應隨時停止藥物。催產素的藥理作用是經由血液中前列腺素代謝物（PGFM）的濃度，刺激子宮肌層的收縮，當出現胎兒窘迫、缺氧之情形，可能因為子宮過度收縮，或胎盤作用不佳造成胎盤血液供應不足，因此應停藥觀察。

胎兒缺氧檢查

胎兒缺氧檢查	→	取胎兒頭皮血做 PH 值測定	→	正常：7.25 ～ 7.35

胎兒缺氧護理	病因處理	1. 遺傳性疾病：儘早發現，及時處理，預防為主。 2. 妊娠併發症：及時發現，預防併發症和不良結局。 3. 妊娠合併症：及早處理，密切監護，適時地終止妊娠。
	產科處理	1. 妊娠合併糖尿病：血糖測定留標本 2. 妊娠合併心臟病：藥物指導 3. 間斷吸氧 4. 前置胎盤：輸血、輸液準備 5. 各項手術、檢查配合。 6. 新生兒搶救準備及配合

胎兒缺氧檢查及治療配合

1. 妊娠合併糖尿病：血糖測定留標本
2. 妊娠合併心臟病：藥物指導
3. 間斷吸氧
4. 前置胎盤：輸血、輸液準備。
5. 各項手術、檢查配合。
6. 新生兒搶救準備及配合

✚ 知識補充站

　　張女士待產時胎心律發生變異性減速，此時護理師應最先執行之措施，是協助張女士改變臥姿，例如採取膝胸臥的姿勢；胎心音的發生變異性減速主要反應胎兒心跳對循環改變的一種反射，例如胎兒臍帶受壓迫、臍帶繞頸等，產婦改變姿勢可以改善臍帶受壓，若仍有胎兒窘迫的情形，應立即考慮解剖子宮。

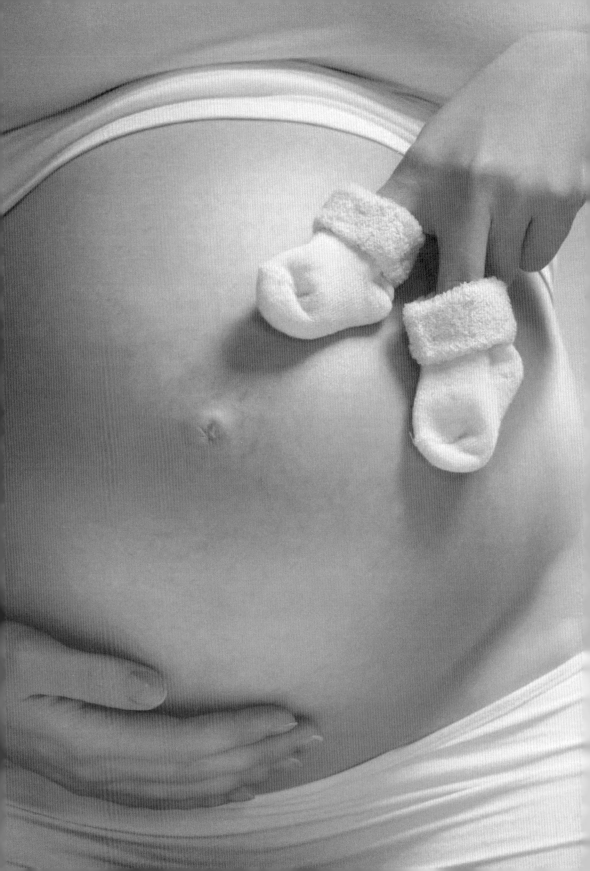

第五篇
高危險妊娠相關疾患及其護理

第9章
妊娠期併發症婦女的護理

本章學習目標（Objectives）

1. 掌握妊娠高血壓症候群的臨床表現、處理原則和護理措施
2. 熟悉異位妊娠、流產、前置胎盤、胎盤早剝、雙胞胎妊娠的定義、臨床表現及護理措施
3. 了解早產的定義、臨床表現、護理措施

9-1流產

（一）定義、病因及病理

1. 定義：凡是妊娠不足 28 週、胎兒體重不足 1000g 而終止者。（1）早期流產：流產發生於妊娠 12 週以前者。（2）晚期流產：流產發生在妊娠 12 週至不足 28 週者。（3）自然流產、人工流產。

2. 病因：遺傳基因缺陷、母體因素、胎盤因素、外界不良因素。

3. 病理：（1）妊娠小於 8 週：胎盤絨毛發育尚不成熟，與子宮蛻膜聯絡還不牢固，導致娠產物多數可以完全從子宮壁分離而排出。（2）妊娠 8 ～ 12 週：胎盤絨毛發育繁盛，與脫膜聯絡較為牢固會導致妊娠產物往往不易完整分離排出。（3）妊娠 12 周之後：胎盤已經完全形成，流產時先有腹痛後排出胎兒、胎盤。

（二）臨床表現及護理原則

主要臨床症狀包括停經、腹痛、陰道出血。

1. 徵象流產：在妊娠 28 週之前會出現，陰道少量流血，無腹痛或伴隨輕微的下腹痛；妊娠產物並未排出，子宮大小與停經月份相符。應臥床休息、減少刺激、保胎。

2. 難免流產：陰道流血量增多，陣發性腹痛加劇；子宮頸口已擴張，有時可以見到胚胎組織或胎囊堵塞於子宮頸口，子宮大小與停經月份相符或略小。一旦確診，應盡早排空子宮內的組織、防出血性休克或感染。

3. 不全全流產：妊娠物剩餘部分仍殘留於宮內，影響子宮收縮，致使陰道出血持續不止，嚴重時會引起出血性休克。一旦確診，應及時排空宮腔內容物。

4. 完全流產：陰道流血逐漸停止，腹痛消失；一般無需特殊處理。

5. 稽留性流產：胚胎或胎兒已經死亡，但是滯留於子宮腔內而未自然排出。孕婦早孕反應消失，子宮不再增大反而縮小。一旦確診要及時促使子宮內物質排出。

6. 習慣性流產（復發性流產）：指連續自然流產 3 次或者以上者；每次流產常發生於同一妊娠月份，其臨床表現與一般流產相同。應以預防為主、查明原因，保胎應超過發生流產的月份。

（三）護理

1. 護理評估：包括病史、身心狀況、診斷檢查。

2. 可能的護理診斷及合作性問題：（1）有感染的危險：與陰道出血時間過長有關。（2）潛在性併發症：出血性休克。

3. 護理措施：（1）徵象流產孕婦的護理：認真地執行醫囑、提供生活護理、穩定情緒。（2）妊娠不能再繼續者的護理：配合終止妊娠手術、監測生命徵象、防治感染。（3）健康教育。（4）心理護理。

小博士解說

張太太因為子宮內胎兒死亡，於產後回房休息，應採取的護理措施包括安排單人床，避免因其他產婦使張太太觸景傷情，注意張太太產後子宮收縮及惡露情況、鼓勵她將心情說出來，陪伴度過哀傷期。

胎兒缺氧檢查及治療配合

遺傳基因缺陷	1. 染色體異常是自然流產的主要原因 2. 尤其是早期流產
母體因素	1. 全身性疾病：妊娠期高熱、細菌毒素或病毒、嚴重貧血或心力衰竭、慢性腎炎或高血壓。 2. 生殖器官異常 3. 內分泌作用失調 4. 免疫因素 5.. 母兒血型不合是引起晚期流產的常見原因
外界不良因素	1. 有害化學物質：鎘、鉛、汞、苯、尼古丁、酒精等。 2. 物理因素：放射性物質、噪音、振動及高溫。 3. 生物因素：致病微生物所導致的宮內感染等

流產的類型

流產的類型	病史			婦科檢查	
	出血量	下腹痛	組織排出	子宮頸口	子宮大小
徵象流產	較少	無或輕	無	閉	與妊娠週數相符
難免流產 （不可避免流產、迫切性流產）	由中等至多	加劇	無	擴張	相符或略小
不全流產	由少至多	減輕	部分排出	1. 擴張 2. 堵塞	小於妊娠週數
完全流產	由少至無	無	全部排出	閉	相符或略大

> ### ✚ 知識補充站
> 　　丁太太G_1P_0，妊娠12週，早晨起床自覺下腹酸痛，陰道並有點狀出血，至門診檢查，醫師診察結果：丁太太的子宮頸未開，超音波檢查胎兒狀況正常，胎心音也在正常範圍，胎盤作用正常，因其情況有徵象性流產的情形，應給予Yutopar靜脈主要設施，並採取完全臥床，包括床上大小便。丁太太持續有點狀出血，但妊娠18週時，出血量增多，下腹部痙攣合併子宮頸擴張、羊膜破裂，胎兒已無法保留，此為迫切性流產（難免流產）。

9-2異位妊娠

（一）定義、病因及病理

1. 定義：受精卵在子宮體腔以外著床稱為異位妊娠，臨床以輸卵管妊娠最為常見，習稱子宮外孕。
2. 分類：輸卵管妊娠、卵巢妊娠、子宮頸妊娠、腹腔妊娠。
3. 病因：輸卵管炎、輸卵管手術、輸卵管發育不良、避孕失敗（節育器本身不增加機率，但是避孕失敗而受孕，發生機率增大）、受精卵遊走、盆底腫瘤壓迫、子宮內膜異位等。
4. 病理：（1）輸卵管妊娠轉歸：輸卵管妊娠流產、輸卵管妊娠破裂、繼發性腹腔妊娠、陳舊性子宮外孕。（2）子宮的變化：變軟、增大、蛻膜反應。

（二）臨床表現及護理原則

1. 症狀：（1）停經：大約70%婦女有6～8週停經史。（2）腹痛：未流產或破裂之前，表現為一側下腹隱痛或酸脹感；若流產破裂，突感下腹撕裂樣疼痛。（3）陰道出血：子宮內膜脫落，致陰道流血量不多，但是淋漓不淨；在病灶清除之後，流血停止。（4）昏厥與休克：嚴重程度不與陰道出血、腹腔內出血成正比。（5）腹部包塊：在疼痛一側會觸及不規則、較軟實質性腫物，有壓痛。
2. 徵象：（1）一般的情況：腹腔內出血較多時，患者呈現貧血貌，出現面色蒼白、脈搏細弱、血壓下降等休克表現。（2）腹部檢查：下腹會出現明顯壓痛、反跳痛；在出血較多時，叩診會有移動性濁音。（3）盆腔檢查：陰道之內有少許血液；輸卵管妊娠流產或破裂者，陰道後穹窿飽滿、觸痛，子宮頸舉痛、搖擺痛相當明顯。
3. 護理的原則：手術治療、非手術治療。

（三）護理

1. 護理評估：（1）病史：月經史、以往有無盆腔炎、有無放置宮內節育器、手術史有無輸卵管吻合術等。（2）身心的狀況：詳細地觀察徵象。（3）診斷檢查：腹部檢查、婦科檢查（陰道後穹窿飽滿，觸痛，子宮頸抬舉痛明顯；子宮有漂浮感，稍大、軟，有時會在子宮旁觸及不規則實性包塊）、腹腔鏡檢查（腹腔內大量出血或伴休克，禁作腹腔鏡）、妊娠實驗（β-hCG增高，但較正常妊娠低）、超音波檢查（子宮稍大，宮腔無物，子宮一側見孕囊；若在宮外見孕囊甚至原始心搏，可以協助診斷）、陰道後穹窿穿刺。
2. 護理診斷：（1）出血性休克為潛在併發症。（2）擔心手術失敗的恐懼。（3）即將失去胎兒的預感性悲哀。
3. 護理措施：提供情感的支援、配合執行治療的方案、提供抗休克的護理措施、預防感染、提供健康諮詢。

小博士解說

關於子宮外孕的臨床症狀，包括在懷孕早期會有噁心、嘔吐的現象，在血液滲入腹腔時，會出現寇倫氏徵象（Cullen's sign），以及經歷單側性的腹部痙攣及壓痛。

胎兒缺氧檢查及治療配合

	手術治療	保守性治療
處理原則	內出血併發休克的急症患者以手術治療為主。積極糾正休克的同時，迅速開腹或經腹腔鏡進行病變輸卵管切除術或保守性手術。	早期異位妊娠，要求保存生育能力的年輕患者可以在嚴密監護下做保守性治療。 ·甲氨嘌呤（*MTX*）：適於病情穩定，未破裂，未流產患者；透過超音波和血液 β-hCG 測定來判斷用藥的效果。
護理	1. 積極地抗休克並做好術前準備 2. 密切地觀察病情的變化 3. 給予心理上的支持	1. 臥床休息，避免增加腹壓的活動。 2. 密切觀察患者血壓的變化、腹痛的性質和程度、陰道流血的顏色、數量與性質，並將內容物送病理檢查。 3. 遵照醫囑使用抗生素預防感染，定時測定體溫。 4. 指導患者攝取足夠的營養物質，尤其是飽含鐵、蛋白的食物，飲食應清淡、易於消化。
出院指導	1. 輸卵管妊娠者之中大約有 10% 的再發生率和 50% ～ 60% 的不孕率，應囑患者保持良好的衛生習慣，勤換衣、勤洗浴。 2. 在下次妊娠時，要及時就醫，不要輕易地終止妊娠。	

✚ **知識補充站**

　　王女士，28歲，因為突然出現下腹部劇烈疼痛及陰道出血而至醫院就診，臉色蒼白，四肢冰冷，檢查發現TPR：36.5、106、26，BP：80/48mmHg，血中hcg 20000mIU/Ml，依此臨床症狀，王女士可能的問題應為子宮外孕（ectopic）。

9-3早產

（一）定義及原因

1. 定義：妊娠滿 28 週至不滿 37 足週間分娩者稱為早產。此時娩出的新生兒稱早產兒，出生的體重小於 2500g；圍生兒病死率高。
2. 原因：（1）孕婦因素——孕婦合併急性或慢性疾病、子宮畸形、妊娠期併發症。（2）胎兒、胎盤因素——多胎。

（二）臨床表現及處理原則

1. 臨床表現：
    （1）子宮收縮，最初為不規則的子宮收縮。
    （2）少許陰道流血或血性分泌。
    （3）胎膜早破。
    （4）子宮頸管逐漸消退至擴張。
2. 處理的原則：
    （1）若胎兒存活，並無胎兒窘迫、胎膜未破，應設法抑制子宮收縮，盡可能使妊娠繼續維持。
    （2）若胎膜已破，早產已不可避免時，應盡力設法提高早產兒的存活率。

（三）護理

1. 護理評估：病史、身心狀況、診斷檢查。
2. 護理措施：
    （1）預防早產。
    （2）根據醫囑來進行藥物子宮收縮抑制劑。
    （3）預防新生兒呼吸窘迫症候群。
    （4）預防感染：監測胎心、子宮收縮、脈搏、體溫、血液等有無感染的徵象，並注意會陰部護理及使用抗生素。
    （5）為分娩做準備：分娩流程中禁用鎮靜劑，且應縮短第二產程，做好早產兒復甦的準備。
    （6）為孕婦提供心理支援和保證。

小博士解說

1. 陳女士目前已懷孕34週，她開始計畫為新生兒添購玩具、衣服、用品等。她告訴護理師，很怕自己會生下早產兒，護理師較適當的回答應為「為什麼你會擔心這個呢？」在第三妊娠期，孕婦開始將關注重心放在自己和胎兒上，加上對於身體作用逐漸失去控制感，是充滿焦慮、恐慌的時期，護理人員應鼓勵孕婦說出內心感受，給予支持。
2. 有關早產兒的臨床徵象，包括女嬰陰蒂及小陰唇大而突出、男嬰陰囊小且無皺褶、早產兒皮膚薄且透明，腹部可見靜脈血管。

早產護理評估及措施

病史	識別誘因	· **預防早產** 　1. 定期做產檢並指導孕期衛生 　2. 識別早產徵象及雙胞胎、羊水過多等高危險因素，應積極治療併發症及合併症。 　3. 平日採左側臥，避免舉提重物、過多性生活或產前乳房護理、肛查等。 　4. 加強對高危險妊娠的管理、治療妊娠症候群、預防胎膜早破。 　5. 子宮頸內口鬆弛者應於妊娠 14 ～ 16 週做子宮頸內口環紮術。
身心狀況 診斷檢查	1. 子宮收縮較規則 　（1）間隔 5 ～ 6 分鐘 　（2）持續 30 秒以上 2. 子宮管消退≥ 75 3. 進行性宮口擴張 2cm 以上	· **根據醫囑來做藥物治療** 　1. β - 腎上腺素受體激動劑 　2. 硫酸鎂 　3. 前列腺素合成酶抑制劑 · **預防新生兒呼吸窘迫症候群** 　1. 給予孕婦地塞米鬆 　2. 執行胎兒成熟度檢查

✚ 知識補充站

　　李太太妊娠30週，G_1P_0，突感子宮收縮痛頻繁，到院診察評估後發現李太太約8分鐘規律收縮一次，收縮的時間大約為5～15秒，無壓力實驗呈現陽性反應，陰道無出血，陰道分泌物羊齒實驗呈現陰性反應，胎心律正常，胎膜完整，為早發性分娩。

9-4雙胞胎妊娠

（一）定義、原因及分類
1. 定義：一次妊娠有兩個胎兒時稱為雙胞胎妊娠。
2. 原因：遺傳、年齡和胎次、藥物。
3. 分類：
   （1）雙卵雙胎：兩個卵子分別受精，雙羊膜、雙胎盤。
   （2）單卵雙胎：個受精卵分裂而成。

（二）臨床表現及處理原則
1. 症狀：早孕反應重、子宮增大快、自訴會有多處胎動。
2. 徵象：宮底高度＞正常孕週、腹部會觸及兩個胎頭、可以聽到兩個胎心音。
3. 處理的原則：
   （1）妊娠期：及早診斷、加強產檢。
   （2）分娩期：注意觀察、及時處理。
   （3）產褥期：預防產後出血。

（三）護理的重點
1. 及時診斷，增加產檢的次數。
2. 多休息，加強營養。
3. 保持心理的愉悅。
4. 及時發現併發症並加以處理。
5. 針對症狀來提供緩解的措施。
6. 遵照醫囑做相關的治療。

小博士解說

1. 多胎妊娠時羊水穿刺或絨毛取樣技術上有相當程度的難度，需要穿過另一個胎兒的羊膜囊到達不同的胎兒取樣，其他羊膜囊的交叉沾染導致胎兒核型不正確，因此很難對胎兒精確定位以確定哪個胎兒正在取樣、是否有哪些胎兒是單絨毛膜雙胎，當診斷異倍體選擇終止時，難以定位並只減掉那個受影響的胎兒。
2. 胎兒生長不一致在多胎妊娠中很普遍，通常較小胎兒與最大的胎兒估計體重相差不超過12%～25%。生長不一致可能是結構上或先天性胎兒異常引起，不一致的感染、不適宜的胎盤植入或臍帶附著部位、胎盤剝離、單絨毛膜胎盤形成相關的併發症等；這些併發症在高數目多胎妊娠中發生更頻繁，因此，診斷檢查應該包括所有產前接觸的回顧、超音波檢查和根據孕齡的胎兒健康測試。

早產護理評估及措施

雙胞胎妊娠併發症	孕期併發症	1. 妊娠高血壓 2. ICP 3. 羊水過多 4. 胎膜早破 5. 子宮收縮乏力 6. 出血
	圍生兒併發症	1. 早產 2. FUGR 3. 雙胞胎輸血症候群 4. 胎兒畸形 5. 胎頭交鎖 6. 臍帶異常

雙胞胎妊娠的因素

發生率	1. 同卵雙胞胎的出生頻度相當穩定，地域之間、人種之間，以及不同時期的變化不大。 2. 而異卵雙胞胎的出生頻率的地域和人種差異較大，且近年來有逐年增長的趨勢。
遺傳	1. 母親本身為雙生者，其下一代為雙胞胎的比率為 1.7%。 2. 雙胞胎之決定因素，母親之基因比父親更為重要。
母親的年齡及產次	雙胞胎之發生率與母親年齡及產次之增加成正比，特別是年齡達到 40 歲，或產次達於七次以上，機會更大。
內生性性腺激素	自發性異卵雙生與高濃度的內生性卵泡刺激激素有關。

➕ 知識補充站

在雙胞胎的分類中，最易發生雙胞胎胎盤間血管有互通的情形，致使發生雙胞胎輸血症候群（*TTTs*）者，為雙羊膜、單絨毛膜雙胞胎。

9-5妊娠高血壓症候群

（一）定義及病理

1. 定義：是指妊娠 20 週以後出現高血壓、水腫、蛋白尿三大症候群，嚴重者會出現抽搐、昏迷、心腎作用衰竭，甚至發生母嬰死亡，是妊娠期特有的疾病；目前病因尚未闡明。

2. 病理：全身小動脈痙攣。

（二）臨床表現及護理原則

1. 臨床表現：（1）高血壓。（2）尿蛋白。（3）水腫。（4）徵象子癇：在高血壓及蛋白尿等基礎上，會出現頭痛眼花、噁心嘔吐等自覺症狀。（5）子癇：在徵象子癇基礎上有抽搐發作，或伴隨昏迷；少數病例病情進展迅速，徵象子癇症狀不明顯而驟然發生抽搐。不同時期發作分別被稱為產前子癇、產時子癇、產後子癇。

2. 護理原則：解痙、降壓、鎮靜、適度地擴充容量及利尿、適時地終止妊娠。

（三）護理

1. 護理評估：（1）病史：了解懷孕期的經過，以往及家族中高血壓病史等。（2）身心狀況：評估高血壓、蛋白尿、水腫症狀出現時的經過情況，尤其重視有關三大症狀基礎上自覺症狀的主訴；孕婦及其家屬會表現出不同程度焦慮、無助感。（3）診斷檢查：實驗室檢查（血尿常規檢查、血黏稠度、血小板、凝血功能、肝腎功能、血電解質及二氧化碳整合力等）、眼底檢查（動靜脈管徑之比，2：3→1：2→1：4）。

2. 護理診斷：（1）知識缺乏：缺乏妊高征的相關知識。（2）發生抽搐，有受傷的危險。（3）胎盤早剝、腎作用衰竭、凝血作用障礙、腦溢血、急性腎衰竭等潛在性併發症。

3. 護理措施：一般護理、心理護理、病情觀察、加強胎兒宮內監護、治療中注意藥物不良反應、分娩期護理、產褥期護理、作好搶救應急準備、健康教育（包括出院諮詢）。

4. 預期目標：（1）妊娠高血壓症候群孕婦能積極配合產前檢查及監測活動。（2）接受治療方案後，輕度妊娠高血壓症候群孕婦病情緩解，不發展為重度。（3）重度妊娠高血壓症候群孕婦透過處理病情控制良好，未發生子癇及併發症。

小博士解說

林太太妊娠32週因為重度子癇症住院安胎，以MgSO4藥物治療，護理師發現林太太深部肌腱反射為（0～+1）、呼吸速率12次/分、尿量減少且臉部潮紅，並主訴全身無力，應為鎂離子中毒，應給予解毒劑。$MgSO_4$可增加子宮血流量以保護胎兒，並使前列腺素濃度上升，預防子宮血管收縮，血中濃度升至4～8mg/dl可以抵抗痙攣，10～12mg/dl反射會消失；15～17mg/dl呼吸會變慢，藥物需立即停止，並給予拮抗劑為鈣離子。

妊娠高血壓症候群的臨床分類

分類	血壓	蛋白尿	水腫
輕度	1. ≥ 140/90mmHg 2.<150/100mmHg 3. 或增加 30/15mmHg	± 數量輕微 < 0.5g/24h	±
中度	1. ≥ 150/100mmHg 2.<160/110mmHg	+ ≥ 0.5g/24h	±
重度	自覺症狀、徵象子癇、子癇	2+ ～ 4+ ≥ 5g/24h	1+ ～ 4+

＊臨床上以「+」記錄並表示水腫程度。「+」水腫局限於踝部、小腿;「++」水腫延及大腿;「+++」水腫延及腹部、外陰;「++++」全身水腫或伴腹水。

護理措施

加強預防保健知識	1. 定期做產前的檢查 2. 指導適量飲食:蛋白質、鈣。 3. 開展預測性診斷:平均動脈壓、翻身實驗、血液流變學實驗。
輕度	1. 休息:8 ～ 10 小時,左側臥位 2. 飲食:蛋白質、不限鹽、免高鹽飲食。 3. 用藥指導 4. 加強監護:增加複診次數 5. 健康教育:引起重視,主動配合、識別危險信號、自我監測。
中度	1. 休息:臥床休息,保證環境的安靜。 2. 飲食:低鹽飲食 3. 加強監護:孕婦(包括血壓、體重、尿蛋白以外,按需測量肝、腎作用、心電圖、超音波);胎兒(聽胎心、測胎動,量宮高腹圍)。
重度	1. 制止抽搐:執行醫囑,使用 $MgSO_4$ 及鎮靜劑。 2. 防止受傷:專人守護 3. 減少刺激:診治措施要集中,避免光聲刺激。 4. 加強監護:包括母兒情況及產 5. 執行終止妊娠

✚ 知識補充站

　　林太太,妊娠36週,血壓160/110mmHg,若出現嚴重頭痛、視力模糊的症狀,可能會發展成嚴重型子癇前症之危險癥候。

9-6前置胎盤

（一）定義、病因及分類

1. 定義：妊娠28週後，胎盤附著於子宮下段，甚至胎盤下緣達到或覆蓋子宮頸內口，其位置低於胎先露部，稱為前置胎盤。
2. 病因：（1）內膜損傷。（2）胎盤面積過大。（3）胎盤異常。（4）受精卵發育遲緩。
3. 以胎盤邊緣與子宮頸內口的關係，分為４種類型：（1）完全性─胎盤組織完全覆蓋子宮頸內。（2）部分性─胎盤組織部分覆蓋子宮頸內口。（3）邊緣性─胎盤邊緣到達子宮頸內口，但未覆蓋子宮頸內口。（4）低位性─胎盤著床於子宮下段，但未達子宮頸口。

（二）臨床表現及護理原則

1. 症狀：出血、胎位不正、產後出血、貧血、感染；主要判別症狀為妊娠晚期無誘因突然發生的無痛性反覆陰道流血。
2. 徵象：貧血貌、胎位清、子宮收縮有間歇期、胎盤雜音。
3. 對母兒的影響：（1）對母體：失血、產後出血、產褥感染、植入性胎盤。（2）對胎兒：胎兒窒息、死亡；早產率高、新生兒死亡率高。
4. 護理原則：（1）抑制子宮收縮、止血、糾正貧血、預防感染。（2）期待療法（非手術治療）：妊娠<37週，胎兒體重<2300g，陰道流血不多，孕婦一般情況較好，胎兒成活率較高。（3）終止妊娠：（a）大出血休克或期待療法效果不佳，仍大出血或出血雖不多，已近足月或臨產者，主要以剖宮產迅速結束分娩。（b）陰道分娩適合於邊緣性前置胎盤、頭位、產程進展順利者。

（三）護理

1. 護理評估：（1）病史：孕產史、本次妊娠經過、產前檢查情況、個人習慣。（2）身心的狀況：與出血量多少有關。（3）產科檢查：（a）超音波檢查：輔助性診斷的主要方法。（b）陰道檢查：一般不做。（c）產後檢查：胎盤邊緣有紫黑色陳舊性血塊附著表明為胎盤前置部分，或胎膜破口距胎盤邊緣距離<7cm。
2. 護理診斷：（1）潛在性併發症：出血性休克。（2）感染：前置胎盤剝離面靠近子宮頸口，細菌易經陰道上行感染。（3）胎兒窒息的危險：與大出血所引起的胎兒缺血、缺氧有關。
3. 護理措施：配合醫師決定處理方案、接受終止妊娠孕婦的護理、接受期待療法孕婦的護理、健康教育。

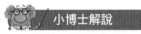

小博士解說

第三妊娠期常見的出血原因，包括前置胎盤、胎盤早期剝離以及早產。

前置胎盤產科診斷

1. 子宮大小與孕周相符合
2. 胎方位清楚
3. 胎先露高浮
4. 有時在恥骨聯合處上方可以聽到位於子宮下段前壁的胎盤血管雜音
5. 胎心音正常
6. 在臨產時檢查子宮收縮為陣發性,在間歇期子宮會完全地鬆弛。

前置胎盤詳細護理措施

接受終止妊娠孕婦的護理	1. 立即去枕側臥 2. 正面的抗休克治療與護理 3. 做好腹部手術術前準備及搶救新生兒準備 4. 嚴密監測母兒生命徵象 5. 解釋說明情況,取得孕婦及家屬的理解和配合。
接受期待療法孕婦的護理	1. 務必要臥床,採取左側臥位,間斷吸氧。 2. 禁作肛查、陰道檢查;腹部檢查動作輕柔。 3. 評估孕婦生命徵象、陰道出血量。 4. 評估胎兒情況 5. 糾正貧血
一般護理	1. 預防感染:遵照醫囑使用抗生素、保持會陰清潔。 2. 監測胎兒成熟度,協助醫生用藥(地塞米鬆)促進胎兒肺成熟。 3. 心理護理 4. 選擇最佳時機配合醫生終止妊娠
健康教育	1. 加強知識普及:計畫生育,推廣避孕,防止多產,避免多次刮宮、引產。 2. 指導識別危險徵象:對妊娠期出血無論多少、有無疼痛,都須就醫。

✛ 知識補充站

低位性前置胎盤孕婦,陰道生產仍為優先選擇之生產方式;若胎盤占據子宮頸內口的比例小於30%,可考慮在嚴密監測下進行陰道生產。

9-7 胎盤早期剝離

（一）定義、病因及病理

1. 定義：妊娠 20 週以後或分娩期正常位置的胎盤在胎兒娩出前，部分或全部從子宮壁剝離，稱為胎盤早剝。
2. 病因：（1）孕婦血管病變：重度妊娠高血壓症、慢性高血壓、慢性腎炎。（2）機械性因素：外傷、外倒轉術糾正胎位、雙胞胎第一胎娩出之後、羊水過多破膜、臍帶過短。（3）子宮腔內壓力驟減。（4）子宮靜脈壓突然升高 。（5）吸菸、吸毒等。
3. 病理：底蛻膜出血，形成血腫，胎盤自附著處剝離出血。
4. 類型：顯性剝離（外出血型）、隱性剝離（內出血型）、混合性剝離（出血）。

（二）臨床表現及護理原則

1. 臨床表現：（1）腹痛：突發性、劇烈腹痛。（2）陰道流血：為有痛性出血；休克程度與出血不成比例。（3）子宮強直性收縮：壓痛明顯、胎位不清。（4）皮膚、黏膜育出血的傾向：DIC 徵象。
2. 對母嬰的影響：（1）對母體：子宮胎盤中風、羊水栓塞、產後出血、DIC、急性腎衰竭。（2）對胎兒：胎兒窒息、死胎、死產等。
3. 護理的原則：糾正休克、及時終止妊娠、防出血。

（三）護理

1. 護理評估：（1）病史：（a）以往有無慢性高血壓、腎臟疾病。（b）本次妊娠經過，有無外傷、高血壓，產前檢查情況。（c）患病經過。（2）身心的狀況：（a）孕婦的生命徵象、面容、體位、出血情況、腹痛性質、胎心、胎動情況判斷病情輕重。（b）心理狀況。（3）診斷檢查：（a）產科檢查：了解子宮的高度、胎方位、胎心音，子宮有無壓痛、有無收縮、間歇有無放鬆。（b）超音波檢查。（c）實驗室檢查：血液常規檢查、凝血全套、尿液常規檢查、腎功能等。
2. 護理診斷：（1）身體活動受到限制：務必要臥床休息。（2）胎兒受傷：胎盤功能障礙。（3）潛在性併發症：出血性休克、瀰漫性血管內凝血、急性腎衰竭。
3. 護理措施：（1）加強產檢，預防相關因素和治療內科合併症。（2）配合抗休克治療與護理。（3）密切地觀察病情，及時發現併發症。（4）預防產後出血：按摩子宮，給予子宮收縮劑，在必要時配合切除子宮。（5）預防感染。（6）心理上的支持。

小博士解說

　　關於胎盤剝離，通常發生於第三產程，即新生兒出生後到胎盤娩出的這段期間，時間通常很短，約 5～30 分鐘；主要徵象為，當胎兒娩出後不久，子宮再度收縮，胎盤即與子宮壁分離而脫落，此時正常出血量為小於 500c.c，大部分血液來自胎盤剝離面。

前置胎盤詳細護理措施

		輕型	重型
出血類型		外出血	內出血型、混合性出血
剝離面積		小於 1/3	大於 1/3
時間		大多見於分娩期	妊娠期、重度妊娠高血壓症候群
主要症狀	陰道流血	數量多、顏色暗紅	少
	腹痛	較輕或無	較重、突發持續性，疼痛程度與胎盤後積血量成正比。
	貧血	並不顯著	貧血與外出血量不等
	腹部檢查	1. 子宮較軟 2. 子宮收縮間歇 3. 子宮大小與妊娠週數相符 4. 胎位清、胎心律正常。	1. 子宮較硬、明顯的壓痛。 2. 子宮收縮間歇不能放鬆 3. 子宮大於妊娠的週數 4. 胎位、胎心不清。

胎盤早剝與前置胎盤之辨別

	前置胎盤	胎盤早期剝離
相關病史	無特殊病史	高血壓、腹部外傷
出血時間	間歇	持續
出血量	多少不等	多少不等
腹部症狀	無	常會有不適
凝血的功能	比較少見	彌散性血管內凝血（ *DIC* ）
胎心律	正常	過快、過慢，甚至消失

✚ 知識補充站

　　張女士，懷孕31週，在晨起上廁所時，突然發現陰道流血，由於沒有任何疼痛現象，因此沒有立即就診，而以電話諮詢醫院護理師。張女士較有可能是前置胎盤的問題。

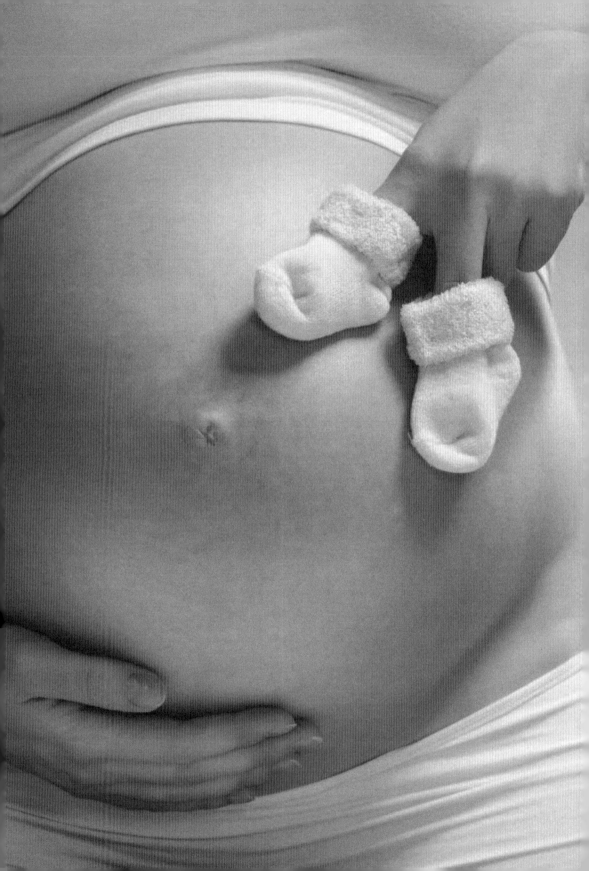

第五篇
高危險妊娠相關疾患及其護理

第10章
妊娠期合併症婦女的護理

本章學習目標（Objectives）

1. 掌握妊娠合併心臟病、病毒性肝炎、貧血及糖尿病婦女的護理措施
2. 熟悉心臟病、病毒性肝炎、貧血及糖尿病對母兒的影響
3. 熟悉妊娠合併心臟病、病毒性肝炎、貧血及糖尿病的臨床表現及處理原則
4. 了解妊娠、分娩對心臟病、病毒性肝炎及糖尿病的影響

10-1心臟病

（一）妊娠、分娩對心臟病的影響

妊娠期、分娩期、產後期心臟負擔加重，正常心臟具有一定代償作用，患病的心臟隨時出現代償失調，出現心力衰竭。妊娠 32 ～ 34 週、分娩期及產褥期的最初 3 日之內，均是心臟病孕產婦發生心力衰竭的最危險時期。

1. 妊娠期：（1）血液容量會增加，在 32 ～ 34 週達到高峰，增加 30% ～ 45%。（2）心率會上升，平均每分鐘大約增加 10 次。（3）心排出量會增加。（4）心臟輕度移位及血管扭曲，出現雜音。
2. 分娩期：（1）第一產程：200 ～ 250ml 血液 / 子宮收縮，進入體循環、周圍循環阻力會增加、導向靜脈壓會增加。（2）第二產程：周圍循環阻力和肺循環阻力會增加、內臟血液湧向心臟。（3）第三產程：子宮內竇血液突然大量進入全身的循環、腹壓驟減，回心血量會急遽減少。
3. 產褥期：產後 3 日內心臟負擔較重。（1）子子宮收縮腹使部分血液進入體循環。（2）孕期組織間瀦留的液體也開始回到體循環。（3）子宮收縮痛影響休息。

（二）心臟病對妊娠、分娩的影響

1. 可以妊娠：心臟病較輕、心作用 I ～ II 級、無心力衰竭史、無其他併發症者。
2. 不宜妊娠：心臟病較重、心作用 III 級 IV 級、以往有心力衰竭史、肺動脈高壓、法洛四聯症、嚴重心律失常、活動性風濕熱、併發細菌性心內膜炎者。
3. 對胎兒的影響：（1）流產、早產、死胎、胎兒宮內發育遲緩、胎兒窘迫及新生兒窒息的發生率較高。（2）部分先天性心臟病孕婦其後代先心病及其它畸形的發生率增高。

（三）護理

1. 護理診斷：（1）活動無耐力：與心功能較差有關。（2）潛在性併發症：心力衰竭。（3）知識缺乏：缺乏妊娠合併心臟病保健相關知識。
2. 護理措施：
   （1）加強孕前的諮詢：對不宜妊娠者，應指導避孕。
   （2）妊娠期：產前檢查、預防心衰、飲食衛生、提供心理上的支持、自我意識保護。
   （3）分娩期：在必要時剖宮產。（a）第一產程：專人嚴密觀察產程進展情況，提供心理支援，並執行醫囑（吸氧、抗生素、強心劑）。（b）第二產程：縮短第二產程，避免屏氣用力，並識別心衰徵象及時配合處理。（c）第三產程：腹部壓沙袋、按醫囑用藥（嗎啡、催產素、抗生素）、注意輸液速度。
   （4）產褥期：在 2 小時內繼續監測，及時識別心衰及感染等症象，並保證休息、睡眠。

小博士解說

葉女士G$_1$P$_0$，30歲，懷孕14週，主訴平日休息狀態下無不適，但身體一胡動就有心悸、疲倦甚至呼吸困難的情形，醫師發現葉女士患有風濕性心臟病，應告知懷孕28～32週、陣痛時及產後48小時之內是心臟負荷最大時期，需接受細心觀察與照護，為此時最適宜的護理指導。

心功能代償作用的分級

I 級	一般體力活動不受到限制（並無症狀）
II 級	一般體力活動稍微受到限制，在休息時並無症狀。
III 級	一般體力活動顯著地受到限制，在休息之後並無不適；或過去有心力衰竭史者。
IV 級	不能做任何的活動，在休息時仍有心悸，呼吸困難等心力衰竭表現。

心功能代償作用的分級

1. 早期心衰	（1）在輕微活動之後即會出現胸悶、心悸、氣促。 （2）休息時心率 >110 次 / 分鐘 （3）夜間常會因為胸悶需要坐起來呼吸，或到窗口呼吸新鮮空氣。 （4）肺底會出現少量持續性濕囉音，咳嗽不會消失。
2. 左心衰	（1）以肺淤血及心排出量降低為主 （2）症狀：不同程度呼吸困難；咳嗽、咳痰、咯血；疲倦、乏力、頭暈、心慌；腎作用損害症狀等。 （3）徵象：肺底部濕囉音；心臟擴大，肺動脈瓣第二心音亢進及舒張期奔馬律。
3. 右心衰	（1）以體靜脈淤血為主 （2）症狀：消化道症狀；勞力性呼吸困難。 （3）徵象：水腫；肝脾腫大；頸靜脈徵；心臟體徵等。

➕ 知識補充站

　　張太太在婚前因二尖瓣脫垂嚴重，而接受置換機械瓣膜，術後無身體活動上的限制，但須長期服用抗凝血劑Warfarin（Coumadin）；現在張太太因為月經過期2週，而至門診驗孕，結果證實張太太懷孕；有關張太太後續可能之醫療處置應為：妊娠初期3個月改用皮下注射heparin Sodium（heparin），以防止胎兒畸形。

10-2糖尿病

（一）妊娠、分娩對糖尿病的影響

1. 低血糖及腎糖閾值下降：（1）妊娠期：對葡萄糖需求量增加。（2）分娩期：消耗糖原，進食少。（3）產褥期：抗胰島素物質減少，激素恢復正常，身體對胰島素需要量減少，未及時調整胰島素用量。
2. 胰島素的需要量增加，糖耐量減低。
3. 酮症酸中毒：由於激素水準變化，脂解作用增強，酮體生成增加；低血糖使脂解作用增強。

（二）糖尿病對妊娠的影響

1. 對孕婦的影響：不孕率、流產率、妊娠其併發症、感染、羊水過多發生率皆增加。
2. 對胎兒的影響：巨大兒、胎兒畸形、早產、胎兒生長受限、死胎及死產發生率增高。
3. 對新生兒的影響：新生兒呼吸窘迫症候群、新生兒低血糖。

（三）類型

1. 顯性糖尿病：在妊娠之前已經確診為糖尿病，是在原有糖尿病基礎上合併妊娠或者妊娠前為隱性糖尿病，在妊娠之後發展為糖尿病。
2. 妊娠期糖尿病：妊娠流程中初次發生的糖耐量異常或明顯的糖尿病，不論是否需要用胰島素治療，也不論分娩後這一情況是否持續，均可診斷為妊娠期糖尿病。

（四）護理

1. 護理原則：內科糖尿病的強化治療＋產科監護，盡可能將血糖控制正常範圍內。
2. 護理評估：
   （1）病史。
   （2）身心的狀況：（a）多飲、多食、多尿。（b）皮膚或外陰搔癢難耐。（c）視力模糊。（d）低血糖、高血糖、妊高症、酮症酸中毒、感染等併發症。（e）子宮增大快、胎兒大或胎兒生長受限。
   （3）診斷檢查：產科檢查、尿糖、空腹血糖（FPG）、糖耐量實驗（OGTT）等。
3. 護理診斷：（1）缺乏妊娠合併糖尿病的知識。（2）胎盤作用低落，胎兒受傷。（3）糖尿病患者細胞多種作用缺陷，有感染的危險。
4. 護理措施：（1）提供懷孕之前的諮詢服務。（2）指導正確地使用胰島素。（3）維持母兒健康（監測血糖、胎心監護）。（4）促進孕產婦心理敵舒適感。（5）傳授自我照顧技巧（識別症狀、適度的飲食及運動、產褥期護理）。

小博士解說

　　李女士G$_1$P$_0$，32歲，懷孕25週，因產前檢查尿糖（＋），故進一步安排接受口服葡萄糖忍耐實驗（*OGTT*），OGTT的檢測通常是在口服50公克葡萄糖1小時之後血糖值超過140mg%時才進行。經檢查確認為妊娠糖尿病，她詢問護理師接受糖尿病治療是否對胎兒有影響，護理師回答「接受胰島素治療不會影響胎兒畸形，血糖控制不良反而容易導致母體與胎兒健康問題。」較為合宜。

糖尿病合併妊娠診斷

實驗	GDM 診斷
血糖測定	兩次或以上空腹血糖（FPG）$\geqq$ 5.8mmol/l
糖篩查	1. 在懷孕 24 ～ 28 週之間進行 2. 方法：葡萄糖 50g 溶於 200ml 水中，5 分鐘內服完，服後 1 小時測血糖值≥ 7.8mmol/L 為異常；若血糖值≥ 11.2mmol/L，則 GDM 的可能性較大。 3. 糖篩查異常者檢查空腹血糖，異常可以確診；正常者要作 OGTT 實驗。
糖耐量實驗（OGTT）	1. 方法：空腹 12 小時之後，口服葡萄糖 75g。 2. 診斷標準：空腹，5.6mmol/L。 　　　　　　1 小時，10.3mmol/L。 　　　　　　2 小時，8.6mmol/L。 　　　　　　3 小時，6.7mmol/L。 兩項或以上達到或超過，診斷為 GDM ；一項異常診斷為糖耐量異常。

妊娠糖尿病治療五大原則

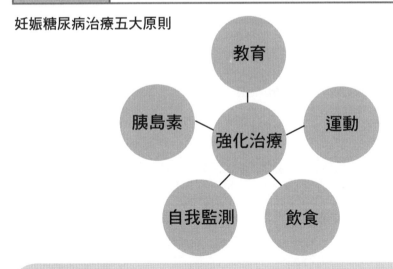

✚ 知識補充站

　　有關妊娠糖尿病之正確醫療照護建議，應先飲食控制病配合運動，若無法有效控制血糖，則予以注射胰島素。每天攝取熱量為30～35kcal、40%～50%碳水化合物（多醣類）、20%～25%的蛋白質、30%～55%的脂肪；運動會消耗葡萄糖及減少胰島素的需要量，對兩者的平衡極有助益。

10-3病毒性肝炎

（一）妊娠、分娩對病毒性肝炎的影響

易感染、病情加重、重症發生率明顯增加。

1. 孕婦新陳代謝增加，營養消耗增加，肝糖原儲備下降，抗病能力下降。
2. 體內雌激素在肝內滅活影響肝對脂肪轉運及膽汁排泄。
3. 胎兒代謝產物需在母體肝臟解毒。
4. 分娩疲勞、手術、出血、麻醉加重肝臟負擔。

（二）病毒性肝炎對妊娠、分娩的影響

1. 對孕婦的影響：（1）加重早孕反應。（2）中晚期易併發妊娠高血壓症候群，發展為重症肝炎或 DIC。（3）凝血因子合成減退，產後出血率增加。（4）孕產婦死亡率增加。
2. 對胎兒及新生兒的影響：（1）流產、早產、死胎、死產和新生兒死亡率明顯增加。（2）母嬰傳播，其傳播情況因病毒類型不同而有所不同。

（三）護理

1. 護理原則：原則上不宜妊娠，妊娠要早期積極地治療，在好轉之後執行人工流產；中、晚期以護肝治療為主。分娩期備新鮮血，嚴密地觀察產程的進展，縮短第二產程，防止產後大出血。（1）妊娠期輕型肝炎：注意休息、加強營養、保肝治療、預防感染。（2）妊娠期重症肝炎：預防和治療肝昏迷及 DIC。（3）產時產後：陰道助產、使用肝損小的廣譜抗生素、防止產後出血。
2. 護理評估：（1）病史：輸血史、潛伏期。（2）身心的狀況：全身症狀、消化系統症狀、肝腫大，肝區叩擊痛。（3）輔助性檢查：檢查肝炎病毒抗原抗系統統。
3. 護理診斷：
   （1）肝炎致食慾不振，營養失調。
   （2）治療性隔離導致社交障礙。
   （3）肝昏迷、產後出血等潛在性併發症。
4. 護理措施：
   （1）妊娠期：自我保護、預防隔離、圍生保健、定期複檢。
   （2）分娩期：（a）隔離分娩，避免產道損傷，預防產後出血。（b）縮短第二產程。（c）抗生素、新生兒 B 肝免疫預防。
   （3）產褥期：（a）禁用雌激素回乳。（b）保肝治療。（c）營養與休息。（d）嚴格消毒、隔離。（e）胎盤不可使用於生物製劑。

小博士解說

母親具有C型肝炎帶原，仍然可以哺餵母乳；下列的狀況則不可以哺餵母乳，包括具有傳染性的結核病、愛滋病（*AIDS*）、使用抗癌症藥物等。

母嬰病毒性肝炎傳播情況

肝炎類型	傳播途徑	母嬰傳播
A 型肝炎（*hAV*）	以糞至口間傳播	
B 型肝炎（*hBV*）	1. 經胎盤傳播 2. 接觸母血及羊水傳播 3. 母親唾液或母乳傳播 圍生期感染的嬰兒，**85%～90% 轉為慢性病毒攜帶者**	V
C 型肝炎（*hCV*）	傳播與 B 肝同，40~50% 轉為慢性，最後發展為肝硬化和肝癌。	V
D 型肝炎（*hDV*）	伴隨 hBV 感染，傳播與 hBV 同。	少見
E 型肝炎（*hEV*）	類似 A 肝傳播	

病毒性肝炎非孕期護理措施

1. 提倡生殖健康
2. 講解肝炎與母嬰相互影響
3. 已經罹患肝炎者應避孕
4. 患急性肝炎痊癒後，至少半年～2 年再考慮妊娠。

✚ 知識補充站

巫太太為B型肝炎帶原者，其表面（hbsAg）及核心（hbeAg）抗原均為陽性反應，為避免巫太太的新生兒垂直感染B型肝炎，應採母乳餵哺，並於出生後立即注射一劑B型肝炎免疫球蛋白。B型肝炎傳染主要發生於週產期由母親傳給胎兒（垂直感染），或是與兒童間的親密接觸（水平感染），並沒有哺餵母乳會增加母親與兒童之間感染性的證據，預防接種可以避免B型肝炎所有其他方式的感染。

10-4貧血

（一）概論

1. 定義：在妊娠之後，當孕婦血紅蛋白低於 110g/l、紅血球的數目低於 350 萬 / mm3，或血液細胞容量比低於 0.30 時視為貧血。
2. 病因：妊娠早期，孕婦常因為胃腸功能失調，導致噁心、嘔吐、食慾缺乏或腹瀉而影響鐵的攝取。

（二）貧血對分娩的影響

1. 對孕婦的影響：（1）抵抗力下降。（2）對分娩、出血、手術和麻醉的忍耐力差。（3）產後容易發生產後出血和產褥感染。（4）重度貧血病人還可發生貧血性心臟病，導致孕婦風險增加。
2. 對胎兒的影響：
   （1）輕、中度貧血對胎兒的影響不大。
   （2）重度貧血可能造成胎兒生長受限、胎兒窘迫、早產或死胎。

（三）護理

1. 護理評估：
   （1）病史─孕婦以往月經情況、社會文化背景、以往飲食習慣或禁忌、妊娠早期噁心或嘔吐等反映情況、以往有無胃腸道作用紊亂病史、了解孕婦的年齡、身高和孕前體重，貧血的治療經過及使用藥物等情況。
   （2）身心的狀況。
   （3）輔助性檢查：血紅蛋白小於 110g/dl、紅血球小於 3.5×1012/dl、血液細胞的容量比小於 0.33。
2. 護理措施：
   （1）妊娠期：（a）加強產前檢查，評估貧血程度。（b）調整飲食，第 4 個月開始口服補鐵。（c）有形成分輸血。（d）適當休息。
   （2）分娩期：（a）觀察產程進度。（b）用 Vit K 等藥物，配血備用。（c）縮短第二產程，減少體力消耗。（d）預防產後出血。（e）使用抗生素來預防感染。
   （3）產褥期：（a）及時發現產後出血、感染跡象。（b）嚴重貧血者不宜哺餵母乳，指導回奶。（c）計畫生育諮詢及出院的健康教育。

小博士解說

有關妊娠期血液組成之變化，孕期時，血漿增加的比例超過紅血球的增加量，因而稀釋了紅血球在血液中的濃度，紅血素濃度會降至10～14 g/dl，稱為妊娠生理性貧血；其他增加的包括MCV、MCh、白血球、淋巴球、第7、8、9、10凝血因子及纖維蛋白。因纖維蛋白原增加，處於高度凝集狀態，會導致孕婦易有血栓靜脈炎；16週時，胎兒體內開始累積蛋白質，導致母體血中蛋白質總量減少。

妊娠期貧血

貧血程度	範圍	治療原則：主要採用鐵劑治療
輕度	RBC：（3.0～3.5）×10¹²/dl hb：91～100g/dl	輕度貧血者口服鐵製劑，如硫酸亞鐵 0.3mg，3次/天。
中度	RBC：（2.0～3.0）×10¹²/dl hb：61～91g/dl	
重度	RBC：（1.0～2.0）×10¹²/dl hb：31～61g/dl	1. 重度貧血或嚴重胃腸道反應不能口服者，可以改用右旋糖酐鐵或山梨醇鐵深部肌內注射。
極重度	RBC：1.0×10¹²/dl hb≤30g/dl	2. 若血紅蛋白<60g/l應少量多次輸血或輸注濃縮紅血球。

✛ 知識補充站

　　正常孕婦的一般常規檢查，包括梅毒血清實驗（*VDRL*）、全血球計數（*CBC*）、ABO及Rh因子之辨認。全血球計數（*CBC*）是可測出胎兒血液循環中紅血球、白血球和血小板的數量，是診斷白血病的第一項測試；ABO及Rh因子之辨認即判斷A型、B型、O型和AB型、另一種是Rh血型，即Rh陽性反應和Rh陰性反應；若孕婦ABO血型是O型，而丈夫不是，那麼小部分胎兒可能會發生ABO溶血性疾病，表現為溶血性黃疸或溶血性貧血。

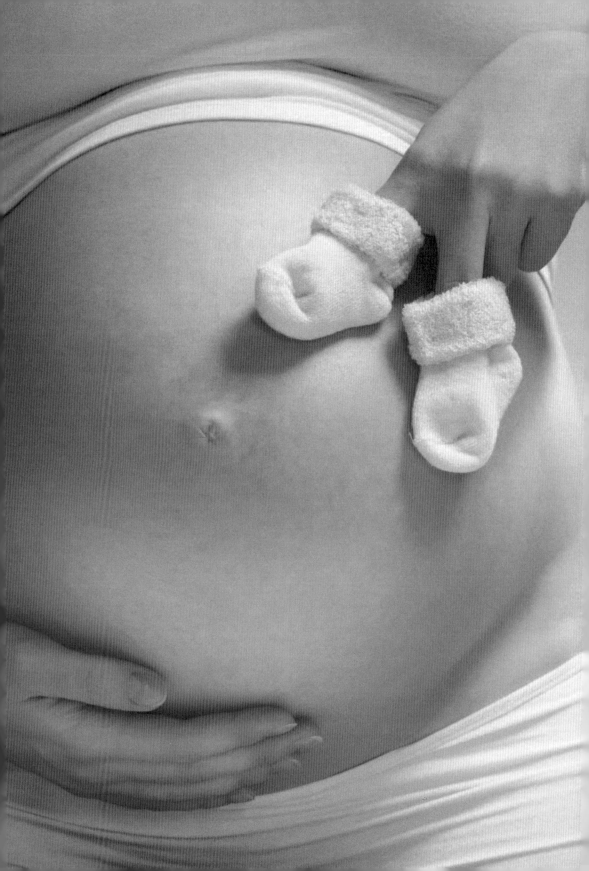

第五篇
高危險妊娠相關疾患及其護理

第11章
異常分娩婦女的護理

本章學習目標（Objectives）

1. 了解異常分娩、產力異常、急產、子宮痙攣性狹窄環、產道異常、持續性枕後（橫）位，胎位異常的常見類型、臀先露類型及對母兒危害。
2. 了解產力異常、產道異常、胎位異常的原因。
3. 掌握異常分娩的護理評估和護理診斷
4. 掌握異常分娩婦女的護理措施

11-1產力異常

（一）異常分娩

1. 影響分娩的主要因素：產力、產道、胎兒、孕婦精神心理狀態；這些因素在任何一個或一個以上的因素發生異常以及四個因素之間相互不能適應，而使分娩進展受到阻礙，稱為異常分娩或難產（dystocia）。
2. 產力：子宮收縮力、腹肌和膈肌力、肛提肌力。產道：骨產道、軟產道。胎兒：胎兒大小。

（二）分類

1. 子宮收縮乏力：（1）病因：頭盆不稱或胎位異常（CPD）、子宮因素、精神因素、內分泌失調、藥物影響、其他。
2. 分類：（1）協調性（低張性）子宮收縮乏力：收縮力弱、持續時間短、間隙時間長，分為（a）原發性子宮收縮乏力：產程開始就出現子宮收縮乏力。（b）繼發性子宮收縮乏力：產程開始子宮收縮正常，只是在產程較晚階段（多在活躍期後期或第二產程）出現，子宮口不能如期擴張、先露不能如期下降，導致產程延長。
3. 不協調性（高張性）子宮收縮乏力：子宮底部不強而是中段或下段強，子宮收縮間歇不完全；鬆弛，無效子宮收縮；產婦自覺子宮收縮加強，易導致胎兒宮內窘迫。

（三）產程曲線異常

1. 潛伏期延長：從有規律子宮收縮到宮口開大 3cm。正常為 8 小時，若超過 16 小時為潛伏期延長。
2. 活躍期延長：宮口開大 3cm 到子宮口開全。正常為 4 小時，若超過 8 小時為活躍期延長。
3. 活躍期停滯：進入活躍期後，子宮口不擴張達 2 小時以上。
4. 第二產程延長：初產婦超過 2 小時，經由產婦超過 1 小時。
5. 第二產程停滯：胎頭下降無進展達 1 小時。
6. 胎頭下降延緩：活躍晚期至宮口擴張 9～10cm，胎頭下降速度 <1cm/1h。
7. 胎頭下降停滯：活躍晚期胎頭在原處不降達 1 小時。
8. 滯產：總產程超過 24 小時。

（四）處理與護理

1. 協調性子宮收縮乏力：（1）首先判斷有無 CPD。（2）第一產程：改善身心的狀況、加強子宮收縮（針灸、刺激乳頭、人工破膜、靜滴催產素）、剖宮產術前準備。（3）第二產程：陰道助產準備、靜滴催產素加強子宮收縮。（4）第三產程：預防產後感染。
2. 不協調性子宮收縮乏力：鎮靜休息、加強子宮收縮、剖剖子宮產術和搶救新生兒準備、提供心理上的支持。

小博士解說

　　若待產婦出現子宮收縮時間超過90秒，且10分鐘內子宮收縮壓力小於10mmHg，為異常的症狀與徵象；一般不收縮時的子宮壓力約是10mmHg，此症狀可能是子宮收縮和縮腹能力欠佳，因此子宮無力，主要原因為生產時間過長，使子宮筋疲力竭或多胎懷孕等。

妊娠期貧血

子宮收縮力異常	子宮收縮乏力	協調性（低張）	原發性
			繼發性
		不協調性（高張）	
	子宮收縮過強	協調性	1. 急產（無阻力時） 2. 病理縮腹環（有阻力時）
		不協調性	1. 強直性子宮收縮（全部子宮肌收縮） 2. 子宮痙攣性狹窄環（局部子宮肌收縮）

病因	對母兒之影響	護理措施
產力異常	· 子宮收縮乏力 1. 產婦：疲乏無力、腸脹氣、排尿困難等，在嚴重時會引起脫水、酸中毒、低血鉀症、生殖道瘺、產後出血與感染。 2. 胎兒：胎兒宮內窘迫 · 子宮收縮過強 1. 產婦：感染、產後出血、軟產道損傷。 2. 胎兒及新生兒：胎兒窘迫、新生兒窒息或死亡、新生兒產傷。	1. 預防異常分娩的發生 2. 提供減輕疼痛的支援性措施。 3. 提供心理上的支援、資訊支援，減少焦慮。 4. 加強產時監護 5. 催產素的使用注意重點。 6. 對產程延長及急產的產婦特別留意有無感染的徵象。

✚ **知識補充站**

　當產婦於產後發生子宮收縮弛緩時，護理師應採取協助按摩子宮的護理措施；子宮底環型按摩會有效促進產後子宮收縮，也可預防產後出血，護理人員應隨時提醒產婦注意子宮收縮情形，如觸診時發現未能觸到子宮底或子宮位能收縮成球型，即是無力的狀況，應給予子宮底環型按摩。

11-2產道異常

（一）骨產道異常

1. 狹窄骨盆：骨盆徑線過短或形態異常，致使骨盆腔小於胎先露部可透過的限度，阻礙胎先露部下降，影響產程順利進展。

2. 分類：

   （1）骨盆入口平面狹窄：橫扁圓形，骶恥外徑 18cm，入口前後徑小於 10cm；分為單純扁平骨盆（simple flat pelvis）、佝僂病性扁平骨盆。

   （2）中骨盆及骨盆出口：平面狹窄坐骨棘間徑小於 10cm，坐骨結節間徑小於 8cm；分為漏斗骨盆（funnel shaped pelvis）、橫徑狹窄骨盆（transversely contracted pelvis）。

   （3）骨盆三個平面狹窄（均小骨盆）：骨盆入口、中骨盆及骨盆出口平面均狹窄，每個平面徑線均小於 2cm 或更多。

3. 狹窄骨盆對妊娠及分娩的影響：胎先露不能銜接、胎先露下降受阻、胎兒極度變形、產後出血及感染、生殖道損傷。

4. 處理與護理：

   （1）骨盆入口平面狹窄：（a）明顯頭盆不稱（絕對性骨盆狹窄）採剖子宮生產。（b）輕度頭盆不稱（相對性骨盆狹窄）在嚴密監護下試產。

   （2）中骨盆平面狹窄：（a）若宮口開全，胎頭雙頂徑達坐骨棘水準或更低，可經陰道助產。（b）若胎頭雙頂徑未達坐骨棘水準，或出現胎兒窘迫徵象，應行剖宮產術結束分娩。

   （3）骨盆三個平面狹窄：（a）若估計胎兒不大，頭盆相稱，則可以試產。（b）若胎兒較大，有絕對性頭盆不稱，胎兒不能透過產道，應儘早執行解剖子宮產術。

（二）軟產道異常

軟產道包括子宮下段、子宮頸、陰道、外陰部、盆底等。

1. 先天畸形：陰道縱隔、陰道橫隔、殘角子宮。

2. 產道軟組織瘢痕：子宮下段瘢痕、子宮頸瘢痕、陰道和外陰瘢痕。

3. 骨盆腫瘤：子宮肌瘤、卵巢腫瘤、子宮頸癌。

（三）護理措施

1. 密切地觀察產婦及胎兒的情況。

2. 有頭盆不相稱、胎頭無法入盆而胎膜破裂時，易於造成臍帶脫垂及胎兒宮內窘迫，需要密切地觀察胎心率。

3. 改變體位。

4. 提供心理上與資訊支援。

小博士解說

關於胎頭變形，是生產時，胎頭受壓致使頭骨出現重疊不對稱的現象；胎頭經過產到受到壓迫之後，胎頭變形以順利透過產道，屬於正常現象，通常橫徑與枕下前囟徑（OB）各能縮小 4～5mm，最多不超過 8～9mm。

骨盆入口 平面狹窄	單純扁平骨盆	a. 入口呈現橫扁圓形 b. 骶岬向前下突出
	佝僂病性扁平骨盆	a. 骶岬被壓向前 b. 入口呈現橫的腎形 c. 骶骨下段向後移，變直向後翹。 d. 尾骨呈現鉤狀，突向骨盆出口平面。 e. 髂棘間徑≥髂脊間徑，恥骨弓角度增大，出口橫徑變寬。

中骨盆及骨盆 出口平面狹窄	漏斗骨盆 又稱為男性骨盆	a. 骨盆入口各經線正常，兩側盆壁向內傾斜。 b. 恥骨弓角度 <90° c. 坐骨結節間徑與出口後箭狀徑之和 <15cm
	橫徑狹窄骨盆	·即類人猿型骨盆 　a. 骨盆入口、中骨盆及骨盆出口橫徑均縮短、前後徑稍長。 　b. 中骨盆及骨盆出口平面狹窄。

骨盆入口平面狹窄的臨床表現	1. 胎頭銜接受阻：a. 預產期前 1～2 周或臨產前、已經臨產胎頭未入盆 b. 胎位異常。 2. 繼發性子宮收縮乏力 3. 胎膜早破 4. 梗阻性難產
中骨盆及骨盆出口平面狹窄的臨床表現	1. 胎頭能正常銜接 2. 繼發性子宮收縮乏力，活躍期後期及第二產程延長甚至第二產程停滯。 3. 常出現持續性枕橫位或枕後位 4. 胎頭變形，顱骨重疊；胎頭有產瘤。 5. 胎兒宮內窘迫 6. 梗塞性難產
骨盆三個平面狹窄的臨床表現	1. 第一產程進展順利 2. 第二產程停滯，繼發性子宮收縮乏力。

✛ 知識補充站

　　產瘤即胎頭水腫塊，會越過頭骨縫合線，是胎頭出生時受壓，致使頭骨軟組織腫起，發生表淺部位的出血性水腫，腫脹區域跨過骨縫合線，不一定侷限在頭骨縫以內，觸診時柔軟、有凹陷壓痕，三天內會消失。

11-3胎兒及胎位異常

（一）胎位異常及臨床表現

除枕前位以外，其他胎位均為異常胎位，會導致難產。

1. 持續性枕後位（*POP*）：如胎頭枕骨持續不能轉向前方，直至分娩後期仍然位於母體骨盆的後方或側方，致使分娩發生困難者，稱為持續性枕後位或持續性枕橫位。（1）臀先露—最常見的異常胎位，易造成胎膜早破、臍帶脫垂、後出胎頭；圍生兒死亡率高，是枕先露的 3～8 倍。（2）肩先露。（3）面先露。

2. 病因：骨產道異常、胎頭俯屈不良、子宮收縮乏力、頭盆不稱、前置胎盤等。

3. 臨床表現：

   （1）臨產後胎頭銜接較晚及俯屈不良。

   （2）在宮底部觸及胎臀，胎背偏向母體的後方或側方，在對側可以至於明顯觸及胎兒肢體；若胎頭已銜接，可以在胎兒肢體側恥骨聯合上方摸到胎兒頦部。胎兒在臍下偏外側最為響亮，在枕後位時，因為胎背伸直，前胸貼近母體腹壁，胎兒也可以在胎兒肢體側的胎胸部位聽到。

4. 對母兒的影響：（1）母親：子宮收縮乏力，使產程延長；軟產道損傷、產後出血及感染、生殖道瘺。（2）胎兒：胎兒窘迫和新生兒窒息，使圍生兒死亡率增高。

（二）臀先露

1. 臨床表現：（1）孕婦常感肋下有圓而硬的胎頭，臨產後常導致子宮收縮乏力，子宮頸擴張緩慢，致使產程延長。（2）子宮呈現縱式橢圓形，胎位縱軸與母體縱軸一致。在子宮底部會觸到圓而硬、按壓時有浮球感的胎頭；在恥骨聯合處上方可觸到不規則、軟而寬的胎臀，胎心在臍左（或右）上方聽得最清楚。（3）肛門檢查時，可觸及軟而不規則的胎臀或觸到胎足、胎膝；陰道檢查時，若胎膜已破可直接觸到胎臀、外生殖器及肛門。手指放入肛門內有環狀括約肌收縮感，取出手指可見有胎糞。（4）超音波檢查能準確探清臀先露類以及胎兒大小、胎頭姿勢等。

2. 處理的原則：（1）妊娠期：糾正胎位，使其變為頭先露；例如胸膝臥位。（2）分娩期：決定分娩敵方式。

（三）胎兒異常及臨床表現

1. 巨大的胎兒：胎兒體重 ≧ 4000g。

2. 胎兒畸形：腦積水及其他。

3. 對母兒的影響：（1）母親：產程延長、手術產機會增加、軟產道損傷、形成生殖道瘺、子宮頸撕裂。（2）胎兒：胎膜早破、臍帶脫垂、胎兒窘迫、胎兒死亡、新生兒窒息、外傷，甚至死亡、臂叢神經損傷及顱內出血。3. 護理措施：（1）有明顯頭盆不稱、胎位異常或確診為巨大兒的產婦，做好剖宮產準備。（2）選擇陰道分娩者，保持良好的營養狀況，不要過早用力、防止胎膜早破（少活動、少做肛門檢查、禁灌腸）、陰道助產及新生兒搶救準備、心理護理。

小博士解說

梁女士妊娠24週，胎兒為臀位，發現已破水，此時護理措施為評估胎心律、使用胎兒監測器及通知醫師，不包括立即進行剖宮產準備。

胎兒及胎位異常的處理原則

第一產程	1. 嚴密地觀察產程及胎心 2. 若產程無明顯進展，或出現胎兒窘迫現象，應考慮行剖宮產結束分娩。
第二產程	1. 當胎頭雙頂徑已達坐骨棘平面或更低時，可以先執行徒手將胎頭枕轉向前方，執行助道助產術。 2. 若轉成枕前位有困難，也可向後轉成正枕後位，再以產鉗助產。
第三產程	1. 一般使用子宮收縮劑，以防止發生之後出血，使用抗生素預防感染。 2. 有軟產道損傷者，要及時修補。

臀先露種類

1. 單臀先露
2. 完全臀先露或混合臀先露
3. 不完全臀先露，包括足先露與膝先露。

護理評估（四觸診）

1. 子宮底是否會觸及硬而圓的胎頭
2. 子宮下段是否為軟而不規則的臀部
3. 胎心聽診的部位是否位於臍周
4. 陰道檢查是否會觸及不規則的臀部或足部

✛ 知識補充站

張女士懷孕30週，因為子宮規則收縮而住院，超音波掃描發現胎兒為臀位，今日張女士主訴下面有大量液體流出，胎心律監測器發現有變異性減速現象，最適當應的護理措施為改換姿勢並預備立即生產。胎心音有變異減速現象，表示胎兒缺氧、臍帶拖垂、胎頭受壓迫或胎盤作用不全，恐危及胎兒生命，需立即處置。

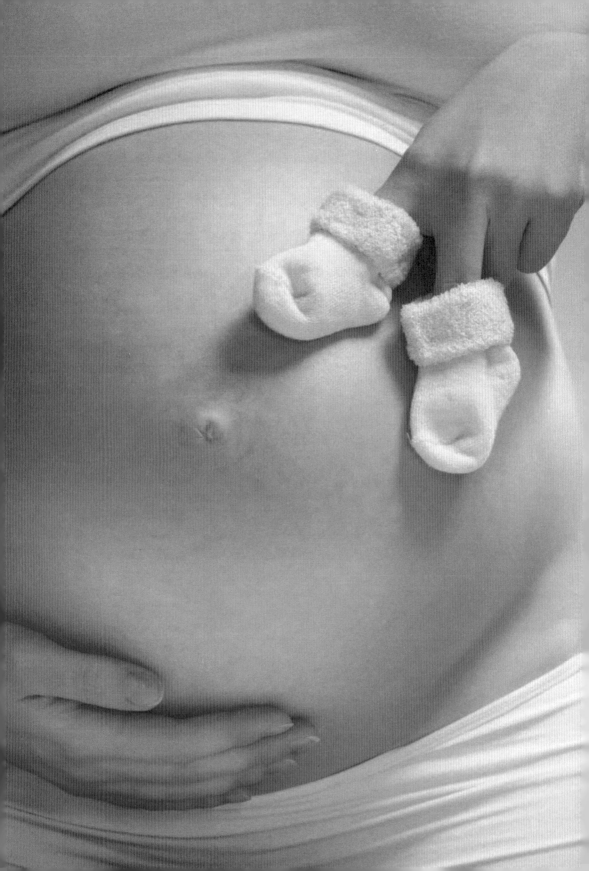

第五篇
高危險妊娠相關疾患及其護理

第12章
分娩期併發症婦女的護理

本章學習目標（Objectives）

1. 了解產後出血、胎膜早破、子宮破裂、羊水栓塞、臍帶脫垂的定義。
2. 熟悉產後出血、子宮破裂的原因、臨床表現及防治原則
3. 掌握產後出血、胎膜早破、子宮破裂、羊水栓塞臍帶脫垂的護理措施。

12-1胎膜早破

（一）定義及病因

1. 定義：產前胎膜破裂稱胎膜早破。（1）足月胎膜破裂：妊娠滿 37 週。（2）足月前胎膜破裂：妊娠不滿 37 週。
2. 病因：生殖道病原性微生物上行性感染、羊膜腔內壓力升高、胎兒先露部高浮、營養因素，例如 Vc、銅等缺乏會導致胎膜發育不良、子宮頸內口鬆弛、創傷、妊娠後期性交。

（二）臨床表現及處理原則

1. 症狀：突發較多的液體自陰道流出，無腹痛，繼而少量間斷流出。
2. 徵象：（1）腹壓增加羊水即流出。（2）上推胎兒先露可見液體自陰道流（肛診）。
3. 對母兒之影響：（1）母體：宮內感染、產褥感染、早產、胎盤早剝。（2）胎兒—早產兒、圍生兒死亡率會增加、肺炎、敗血症、顱內感染、臍帶脫垂導致胎兒宮內窘迫。
4. 處理原則：（1）期待療法： 適用於孕齡不足 37 週、不伴隨感染、羊水池深度 ≥ 2cm 的胎膜早破孕婦。（2）終止妊娠：孕齡已經達到 37 週者。

（三）護理

1. 護理評估：（1）病史。（2）身心狀況。（3）診斷檢查：（a）陰道窺探器檢查：見到液體自子宮頸流出。（b）陰道液酸鹼度檢查：PH 值大於 6.5。（c）陰道液塗片檢查：羊齒狀結晶、胎兒上皮。（d）羊膜鏡檢查：可以直視胎兒先露的部位，看不到前羊膜囊。
2. 可行的護理診斷：（1）胎膜破裂後下生殖道內病原體上行感染。（2）臍帶脫垂和早產兒肺部不成熟，有胎兒受傷的危險。（3）妊娠結果未知的焦慮。
3. 護理措施：
   - （1）嚴密地觀察胎兒的情況：（a）胎心率。（b）胎先露未銜接者，務必要臥床休息，採取側臥位。（c）觀察羊水的性狀、顏色、氣味等。（d）儘快結束分娩。
   - （2）積極地預防感染：（a）保持外陰部的清潔。（b）勤換會陰墊。（c）嚴密地觀察產婦的生命徵象、白血球的數目。（d）遵照醫囑給予抗生素。
   - （3）臍帶脫垂的預防：（a）預防：側臥位或平臥位，墊高臀部。（b）監測胎心 NST，陰道檢查確定有無隱性臍帶脫垂。

小博士解說

　　林女士第一胎，目前懷孕38週，她告訴護理師說：「睡覺到半夜，突然發現褲子濕了，因此趕到醫院來」，此時護理師應以石蕊試紙測試陰道流出物以確定原因。羊水的PH值大約為7.0～7.5，若試紙顏色變化為黃色、橄欖綠、橄欖黃，則可假設胎膜仍完整；若試紙呈現藍色，則表示有羊水滲出，胎膜已經破裂，其準確度達95%以上。

胎膜早破臨床表現	症狀	1. 突發較多液體自陰道流出 2. 無腹痛 3. 繼而少量間斷流出液體
	徵象	1. 腹壓增加羊水即流出 2. 在肛診時，上推胎兒先露可見液體自陰道流出。
	明顯羊膜腔感染 IAIS	1. 陰道流出液體有臭味 2. 體溫會上升 3. 母兒心率會上升 4. 子宮會有壓痛 5. 白血球（WBC）會上升 6. C- 反應蛋白會上升

胎膜早破健康教育

1. 預防治療下生殖道感染
2. 妊娠後期禁止性交
3. 避免負重及腹部撞擊
4. 子宮頸內口鬆弛執行環紮術

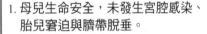

護理目標

1. 母兒生命安全，未發生宮腔感染、胎兒窘迫與臍帶脫垂。
2. 孕婦積極參與護理的流程，對胎膜早破的處理感到滿意。

✚知識補充站

　　孕婦早期破水時，預防感染是很重要的護理措施，應教導衛生棉時常更換、觀察陰道分泌物的色與味、注意白血球數目有無異常升高，不可為了解產程進展而增加陰道內診的次數，容易引起感染。

12-2產後出血

（一）定義及病因
1. 定義：胎兒在娩出之後 24 小時之內陰道流血量超過 500ml 者。
2. 病因：（1）子宮收縮乏力（最主要的原因）。（2）軟產道裂傷。（3）胎盤因素。（4）凝血功能障礙。

（二）臨床表現及處理原則
1. 臨床表現：（1）子宮收縮乏力性：（a）產程延長。（b）胎盤剝離延緩。（c）間歇性出血、色暗紅，有凝血塊；子宮鬆軟。（d）輪廓不清。（2）胎盤的因素：胎盤未娩出而出血多、胎盤嵌頓時子宮下段出現狹窄環。（3）軟產道裂傷性：（a）出血表現發生在胎兒娩出後，持續、鮮紅。（b）會陰部、陰道、子宮頸、陰道穹窿、子宮下段、盆壁。（4）凝血功能障礙性：出血暗紅、無凝血塊（出血不凝固、出血不止）。
2. 處理的原則：止血、擴充容量、抵抗感染、抵抗休克。

（三）護理
1. 護理評估：（1）病史。（2）身心的狀況：休克的表現、產道裂傷血腫表現、心理反應。（3）診斷檢查：評估產後出血量（目測、面積、稱重、盆接）、腹部檢查（排除子宮收縮乏力）、軟產道損傷（子宮頸、陰道、會陰）、胎盤檢查（胎盤胎膜的完整性）、實驗室檢查。
2. 可能的護理診斷：出血性休克的潛在併發症、手術操作及大量失血之後抵抗力較低，易於感染。
3. 護理措施：
   （1）重視預防：（a）孕期保健，定期產前檢查。（b）正確處理產程，預防產後出血的因素。
   （2）積極地止血並糾正血液容量不足：（a）子宮收縮乏力：按摩子宮、子宮收縮劑（催產素 Oxytocin、麥角新鹼、前列腺素）、壓迫止血、血管結紮術。（b）軟產道裂傷：逐層縫合、不留死腔、切開血腫。（c）胎盤因素：若胎盤已剝離未排出，應導尿；胎盤剝離不全或沾黏，以人工徒手剝離胎盤；胎盤胎膜殘留，清宮；胎盤嵌頓，麻醉後取出胎盤；胎盤植入，切除子宮。（d）凝血機制障礙：針對病因治療、補充凝血因子、積極地止血。（e）防治出血性休克、輸血。
   （3）積極地防治感染。
   （4）心理上的支持。

小博士解說

使用催產素Oxytocin時，若發生胎心率變異性減速，應立即停止使用；使用Oxytocin常見子宮過度刺激伴隨胎心音減慢，其他還可能發生子宮體破裂、陰道或子宮頸撕裂傷、胎盤早剝、胎兒窘迫需要緊急剖宮產等，也可能會產生輕微的抗利尿功能，在高劑量使用時可能會發生水中毒。

產後出血臨床特色

	子宮收縮乏力	胎盤因素	產道裂傷
時間	胎盤剝離後	胎盤娩出前	胎兒娩出後
特色	陣發性		持續性
顏色	暗紅		鮮紅
子宮	軟、輪廓不清	胎盤胎膜異常	軟產道裂傷
其他	第一產程子宮乏力	子宮損傷史	產兒或胎兒異常等

產後出血量測量方法

1. 目測法：實際出血量≒目測量 ×2
2. 面積法：10cm×10cm ≈ 10ml 出血量
3. 稱重法：（分娩後敷料濕重—分娩前敷料乾重）÷1.05= 出血的毫升數。
4. 容積法：使用專用產後接血容器來收集血液之後，用量杯來測定失血量。

預防產後出血

產前預防	1. 對於合併凝血功能障礙、重症肝炎等不宜妊娠。 2. 積極地治療各種血液系統疾病及各種併發症，及時處理產程。	
產時預防	1. 第一產程	防止產程延長
	2. 第二產程	（1）嚴格地做無菌技術 （2）指導產婦正確使用腹壓 （3）適時地執行會陰側切 （4）產後及時給予縮宮素
	3. 第三產程	（1）嚴密地觀察產後出血量 （2）如胎兒娩出後 30 分鐘胎盤仍未娩出或出血較多，要及時做子宮腔檢查。
產後預防	1. 80% 發生在產後 2 小時 2. 失血過多要及時補充血液容量 3. 及時排空膀胱 4. 早期哺乳	

➕知識補充站

　　產後凝血因子、纖維蛋白、纖維蛋白原在產後恢復期濃度較高，其增加的功能主要是為防止產後的出血，這些變化在產後2週內會恢復平衡。

12-3子宮破裂

（一）概念、分類及病因

1. 概念：子宮體部或子宮下段，在妊娠期或分娩期發生破裂發生率近幾年顯著降低。
2. 分類：（1）原因：自然性、創傷性。（2）時間：妊娠期、分娩期。（3）程度：完全性、不完全性。（4）部位：子宮體部、子宮下段。
3. 病因：胎先露下降受阻、子宮疤痕、子宮病變、肛提肌的收縮力、子宮收縮劑使用不當、手術損傷。

（二）臨床表現及處理原則

1. 臨床表現：（1）徵象子宮破裂：（a）症狀：下腹劇痛難忍、煩躁不安、呼叫不已。（b）徵象：病理縮腹環、子宮下段膨隆，壓痛相當明顯、會觸及子宮圓韌帶，有壓痛、膀胱脹滿，排尿困難，導尿有血尿、胎心率改變或聽不清、產婦脈搏會加快。（2）子宮破裂：（a）症狀：突感撕裂狀腹部劇痛、腹痛驟減，稍後全腹呈現持續性疼痛，休克。（b）徵象：休克表現、全腹有壓痛及反跳痛、在腹壁下可以捫及胎體，胎心消失、縮小宮體位於胎兒側方、陰道可能有鮮血流出，量可多可少。
2. 處理的原則：（1）徵象子宮破裂：抑制子宮收縮（靜脈全麻）、儘快行剖宮產術準備。（2）子宮破裂：搶救休克，解剖子宮產準備（子宮次全切術或子宮全切術）。

（三）護理

1. 護理評估：（1）病史：主要是誘發破裂的以往史和現病史。（2）身心的狀況：注重評估不同階段子宮破裂的不同臨床表現。（3）診斷檢查：腹部檢查及肛門檢查、實驗室檢查（血尿常規檢查）。
2. 可能的護理診斷：出血性休克的潛在併發症、子宮破裂之後胎兒死亡的預感性悲哀。
3. 護理措施：（1）加強孕期保健。（2）臨產階段：發現徵象、破裂徵象、執行醫囑、術前準備。（3）協助醫師來處理病情。（4）提供術後的諮詢。（5）心理上的支持。

小博士解說

　　孕婦在待產時，突然感覺腹部一陣劇烈陣痛，接著子宮收縮停止，而且無法測到胎心音，此情況可能是發生子宮破裂的情形。

子宮破裂分類

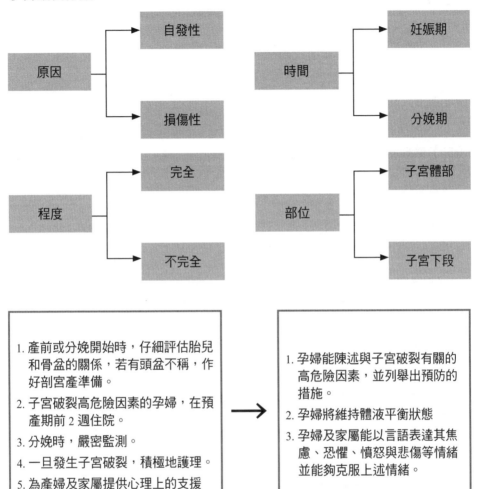

1. 產前或分娩開始時，仔細評估胎兒和骨盆的關係，若有頭盆不稱，作好剖宮產準備。
2. 子宮破裂高危險因素的孕婦，在預產期前 2 週住院。
3. 分娩時，嚴密監測。
4. 一旦發生子宮破裂，積極地護理。
5. 為產婦及家屬提供心理上的支援

1. 孕婦能陳述與子宮破裂有關的高危險因素，並列舉出預防的措施。
2. 孕婦將維持體液平衡狀態
3. 孕婦及家屬能以言語表達其焦慮、恐懼、憤怒與悲傷等情緒並能夠克服上述情緒。

✚知識補充站

　　完全性子宮破裂：指宮壁全層破裂，使子宮腔與腹腔相通，子宮破裂時，產婦突感腹部如撕裂樣劇痛，破裂後腹痛驟減、子宮收縮停止，但是不久之後腹痛又呈現持續性，很快地會引發休克。不完全性子宮破裂：子宮肌層全部或部分破裂，漿膜層尚未穿破，宮腔與腹腔未相通，胎兒及其附屬物仍在子宮腔內；腹部檢查在子宮不完全破裂處有明顯壓痛，胎心律大多不規則。

12-4羊水栓塞

（一）定義及病因

1. 定義：分娩流程中羊水進入母體血液循環會引起突發肺栓塞、休克、DIC 及多重內臟器官功能衰竭等一系列嚴重症狀的症候群。
2. 病因：（1）羊水進入正常子宮頸內靜脈：子宮收縮過強、經由產婦、急產、縮宮素加強子宮收縮時。（2）羊水進入損傷之血管：前置胎盤、子宮破裂、剖宮產術、胎盤邊緣血竇破裂、胎盤早剝、羊水穿刺。

（二）臨床表現及處理原則

1. 臨床表現：（1）發病的時期：90% 以上的病例發生於分娩流程中，尤其是胎兒娩出的前後、濫用縮宮素、子宮收縮過強。（2）前驅症狀：寒顫、煩躁不安、噁心、嘔吐、氣急等。（3）典型臨床經過可以分為三個階段：休克期、出血期、腎衰期。（a）心肺功能衰竭和休克。（b）彌散性血管內凝血（DIC）所引起的出血。（c）急性腎功衰竭。
2. 處理原則：（1）糾止缺氧：氣管插管、正壓給氧。（2）抗休克：多巴胺；抗過敏：地塞米鬆、氫化考的鬆。（3）解痙：阿托品、罌粟鹼、氨茶鹼。（4）抗高凝：肝素。（5）糾正心衰、酸中毒、抗感染。（6）產科處理：儘快地結束分娩。

（三）護理

1. 護理評估：（1）病史。（2）身心的狀況。（3）診斷檢查：（a）下腔靜脈、末梢靜脈血，查羊水有形物質。（b）胸部 X 光檢查：雙肺瀰漫性點片狀影，沿著肺門分佈、輕度肺不張、右心擴大。（c）心功能檢查：心電圖；彩色都普勒：右房、右室擴大、心排除量會減少、心肌勞損。（d）DIC 檢查。
2. 可能的護理診斷：（1）氣體交換受損：與肺血管阻力增加即肺動脈高壓、肺水腫有關。（2）組織灌注量的改變：與彌散性血管內凝血及失血有關。（3）有胎兒窘迫的危險：與羊水栓塞，母體循環受阻有關。
3. 護理措施：（1）預防：催產素合理使用、人工破膜（間歇期）、抑制子宮收縮、在解 剖子宮產時要注意吸羊水、引產羊膜腔穿刺（不超過 3 次）。（2）改善低氧血症、抗過敏、解除肺動脈高壓、抗休克、糾正心衰、防治 DIC、防治腎功能衰竭、預防感染。

小博士解說

　　王太太在待產流程中發現羊水呈現淺綠色，在生產時，護理師應注意若是胎頭娩出但是身體未娩出時，開始抽吸；若胎便太濃時，會放置氣管內管協助抽吸；使用較大號抽吸管，以避免胎便吸入症候群。大多數健康寶寶都是在出生後才會解胎便，若胎兒在母體內有胎盤、臍帶功能不佳等情形，或母體有疾病，導致胎兒缺氧或窘迫，受到自主神經的刺激會令胎兒肛門肌肉鬆弛，提早排出胎便，與羊水混在一起後呈現淺綠色、墨綠色或淡橘黃色，胎兒的臨床症狀端視缺氧的嚴重程度及吸入胎便之量、黏稠度而定。

羊水栓塞誘因

1. 高齡初產	子宮頸硬、擴張慢、動脈硬化→易於子宮頸損傷
2. 多胎、經產	子宮頸、宮壁易於損傷
3. 子宮收縮過強	導致胎兒阻塞→羊水擠入靜脈中 正常子宮腔內壓 0～15mmHg、子宮壁系統 20mmHg。 產程子宮腔 40～75mmHg、第二產程 100～175mmHg。
4. 胎膜早破	羊水進入破口周圍子宮靜脈中
5. 子宮破裂	羊水進入破口周圍子宮靜脈中
6. 前置胎盤	羊水進入下段創面靜脈中
7. 解剖子宮產	羊水進入切口靜脈

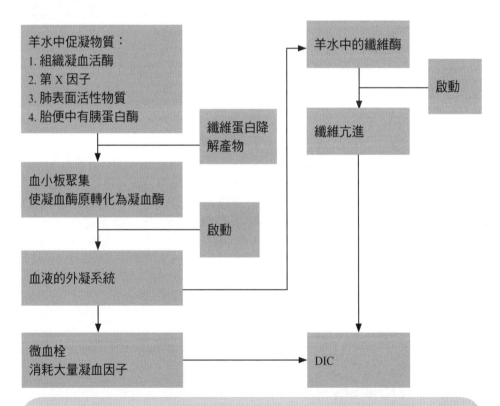

羊水中促凝物質：
1. 組織凝血活酶
2. 第 X 因子
3. 肺表面活性物質
4. 胎便中有胰蛋白酶

纖維蛋白降解產物

血小板聚集
使凝血酶原轉化為凝血酶

啟動

血液的外凝系統

微血栓
消耗大量凝血因子

羊水中的纖維酶

啟動

纖維亢進

DIC

✚ 知識補充站

　破水待產的曾女士突然出現呼吸困難、尖銳的胸痛且無法呼吸，此時應懷疑她最有可能發生羊水栓塞的問題。

12-5臍帶脫垂

（一）概論

1. 定義：臍帶脫垂是指胎膜已破，臍帶脫出於子宮頸口外、陰道內或陰道口外，常見於胎位不正，臍帶過長，或先露與骨盆入口銜接不緊。

2. 病因：
   （1）臨產前有影響先露銜接，導致胎先露與骨盆入口之間存在較多空隙的因素，均會引起臍帶脫垂，若臀位、橫位、骨盆狹窄、頭盆不勻稱以及胎兒較小等。
   （2）臍帶長度超過 75cm，發生臍帶脫垂的機會為正常胎兒的 10 倍。
   （3）在羊水過多時，羊膜腔內壓力較高，破膜時臍帶易被衝出。

3. 臨床表現：（1）子宮收縮時胎心率減慢，間歇時恢復緩慢或不規則，改變體位之後，胎心率明顯好轉，應可疑為隱性臍帶脫垂，可以做超音波檢查及都普勒檢測，若在胎頭旁側或先露部找到臍血流聲象圖，診斷可以確定。（2）在破膜之後，若胎心率突然變慢，臍帶脫垂的可能性很大，應立即作肛指或陰道檢查，例如發現宮口內有搏動的粗如手指的索狀物即為臍帶先露。（3）若臍帶脫出於子宮頸口之外，臍帶脫垂即可以確診；檢查者的手觸摸臍帶搏動，可以監測胎兒在子宮內的情況。

（二）護理

1. 按待產一般的護理常規。

2. 胎兒存活者：
   （1）孕婦要臥床休息，採左側臥位。
   （2）立即給氧氣吸入，抬高臀部。
   （3）嚴密地監測胎心或用胎心監護儀持續監護。
   （4）若子宮口開全或接近開全，會陰部消毒鋪巾之後執行臍帶還納術；由於臍帶受到擠壓，血流阻斷會導致胎兒死亡，應儘快結束分娩。
   （5）若子宮口未開全，不能迅速從陰道分娩者，應向家屬交待病情的嚴重性；若估計胎兒還存活，應儘快剖子宮生產結束分娩，並做好新生兒復甦搶救的準備。

3. 胎兒死亡者：
   （1）做好產婦心理疏導。
   （2）採取正面而有效的措施促進分娩。
   （3）會陰部置消毒治療巾，使用抗生素預防感染。
   （4）儘量自然分娩，有骨盆狹窄、胎位異常或胎兒畸形時，可以等待子宮口開全之後執行毀胎術來結束分娩，原則上不做會陰切開。

小博士解說

骨盆狹窄或胎兒過度發育，胎頭與骨盆入口不相適應（頭盆不稱），或經產婦腹壁鬆弛常在臨產開始後胎頭仍高浮，胎膜破裂，羊水流出之衝力可使臍帶脫出。尤其扁平骨盆，在先露部和骨盆入口之間常有空隙，且胎頭入盆困難，胎膜早破，容易誘發臍帶脫垂。

產後出血臨床特色

	胎膜是否破裂	臍帶下垂的程度
臍帶脫垂	破裂	臍帶在先露部位之前滑出子宮口、降至陰道甚至外陰部。
隱性臍帶脫垂	未破裂或破裂	臍帶旁置於先露部位一側，夾在先露部位和子宮下段軟組織之間；一般檢查不能觸及。
臍帶先露	在破裂之前	臍帶已滑至先露部位前方，如前羊水囊突出，則臍帶可能已脫出子宮口。

臍帶脫垂預防措施

1. 做好產前檢查，正確估計先露與骨盆之比例，及時發現及糾正異常胎位。
2. 加強產程觀察及胎心音監測，備齊急救器材及藥物。
3. 臨產胎頭浮動及臀位產婦，應臥床休息，避免灌腸；檢查要輕柔，避免早破膜。
4. 胎頭未入盆而需人工破膜者，應在子宮收縮間歇時行高位羊膜囊穿刺，緩慢放出羊水以防臍帶被羊水衝出。
5. 破膜後要立即聽胎心音
6. 若胎頭稍浮動又必須引產時，應排除頭盆不稱，刺破胎膜後將胎頭推進骨盆入口，包紮腹部，注意臥勢，經常聽取胎心音。

✚ 知識補充站

　　臍帶脫垂本身對產婦無影響，但由於情況緊急須迅速娩出胎兒，手術產率明顯增高，可能導致母體損傷，例如子宮頸、陰道裂傷，感染機會也會增加。胎兒生命則受到嚴重威脅，病死率極高，其預後與脫垂發生到分娩的時間有明顯的關係；從胎心率開始下降到娩出胎兒的時間在20分鐘之內者，預後較好；否則，病死率很高，存活者也可以存在神經系統後遺症。

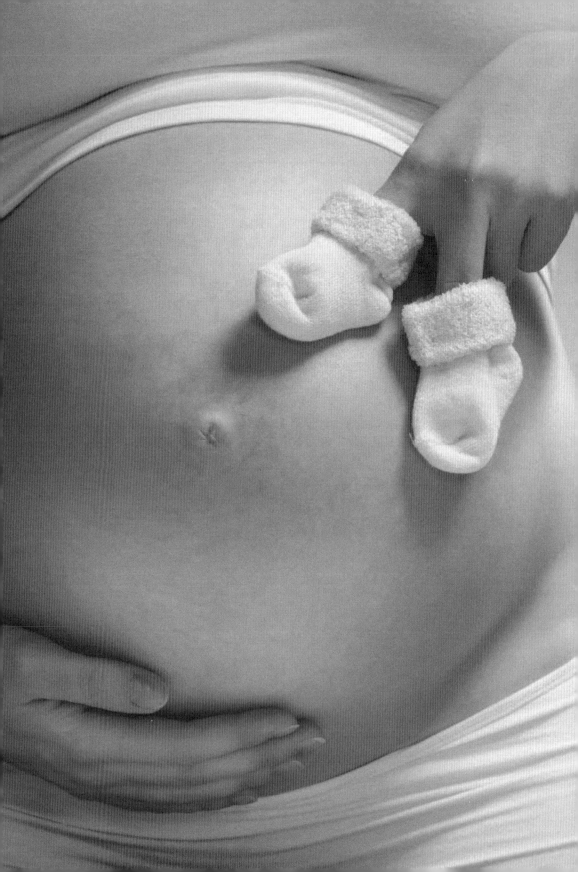

第五篇
高危險妊娠相關疾患及其護理

第13章
產後併發症婦女的護理

本章學習目標（Objectives）

1. 了解產褥感染、泌尿道感染和產後憂鬱症、產後精神病的概念和分類。

2. 熟悉產褥感染的病因及症狀、徵象。

3. 掌握產褥感染、產後憂鬱症病人的護理評估、護理診斷，以及熟練護理措施。

13-1 產褥感染

13-2 泌尿道感染

13-3 產後心理障礙

13-1產褥感染

（一）定義及病因

1. 定義：分娩及產褥期生殖道受病原體感染，引起局部和全身的發炎性變化。
2. 產褥病率：指分娩 24 小時以後的 10 日之內，用口表每天測量體溫 4 次，有 2 次大於或等於 38℃。
3. 病因：
   （1）誘因：（a）分娩降低或破壞生殖道的防禦功能和自淨功能，增加病原體侵入生殖道的機會。（b）產婦體質虛弱、孕期貧血、胎膜早破、產科手術操作、產程延長、產後出血過多等。
   （2）病原體的種類：以厭氧菌為主，包括需氧性鏈球菌、厭氧性鏈球菌、大腸桿菌屬、葡萄球菌、厭氧類桿菌屬等。
   （3）感染的來源：內源性感染（條件致病細菌）、外源性感染（污染的來源）。

（二）臨床表現及處理原則

1. 病理：（1）全身中毒症狀：發燒、血象升高。（2）局部徵象：惡露增多、膿性分泌物、包塊。
2. 臨床表現：（1）急性外陰、陰道、子宮頸炎。（2）急性子宮內膜炎。（3）急性盆腔結締組織炎、輸卵管炎。（4）急性盆腔腹膜炎、瀰漫性腹膜炎。（5）血栓性靜脈炎。（6）膿毒血症及敗血症。
3. 處理原則：（1）支援式療法，糾正貧血及電解質紊亂。（2）清除宮腔殘留物，膿腫切開引流。（3）抗生素的使用。（4）血栓性靜脈炎者加用抗凝治療，例如肝素。（5）積極搶救中毒性休克、腎衰竭等。

（三）護理

1. 護理評估：（1）病史：了解病因、誘因及判斷病原體的可能性。（2）身心的狀況。（3）診斷檢查：確定病變部位。
2. 可能的護理診斷：（1）產褥感染的疼痛。（2）因為產褥感染、親子活動減少的焦慮。
3. 護理措施：（1）半臥位或抬高床頭。（2）做好病情觀察與記錄：生命徵象、惡露、子宮底、腹部徵象及會陰傷口。（3）充足的營養與休息。（4）鼓勵和協助產婦做好會陰部護理。（5）正確地執行醫囑：使用抗生素，並配合做好膿腫引流術、清宮術、後穹窿穿刺術的準備及護理。（6）發高燒、疼痛、嘔吐依據症狀來處理。（7）心理護理，提供母嬰接觸機會。（8）健康教育與出院的諮詢。

小博士解說

　　產後評估深層靜脈血栓，進行伸直腿且足板背側彎曲的實驗，稱為「霍曼氏實驗」（homan's test）；將產婦的腿拉直，腳板向背側彎曲，使拉長的腓腸肌壓迫深部靜脈，如有疼痛感則表示出現霍曼氏徵象（homan's sign）。深層靜脈血栓其他症狀包括患肢僵硬疼痛、疼痛出現之後大約24小時患肢會腫脹、發燒等。

產褥感染病因及發病機制

1.誘因	自然防禦能力在妊娠期、分娩期降低	抵抗力降低 → 易受病原感染
	產婦伴隨病理情況	
2.病原體	（1）厭氧類桿菌：有加速血凝功能，血栓性靜脈炎。 （2）大腸桿菌：是菌血症和感染性休克最常見病原菌。 （3）需氧性鏈球菌：溶血性鏈球菌產生外毒素與溶組織酶，播散力較強，與產褥感染關係密切，會引起嚴重感染。 　　　臨床特色：發燒較早、寒顫、心率較快、腹脹、菌血症。 （4）厭氧性鏈球菌：有加速血凝功能，血栓性靜脈炎。 （5）葡萄球菌：金黃色葡萄和表皮葡菌，外源性感染，嚴重傷口感染。	
3.感染來源	外來	
	自身	

指導的方法

1. 疼痛：與產褥感染有關（傷口疼痛，腹痛，頭痛）。
2. 體溫過高：與產褥感染有關
3. 焦慮：與自身疾病及母嬰分離有關
4. 自我料理能力的缺陷：與高燒、臥床休息有關。
5. 活動無耐力：與分娩體力消耗過大、發燒有關。
6. 潛在的併發症：中毒性休克、產後出血。
7. 母乳餵養中斷：與母嬰分離有關

✚ 知識補充站

李太太自然分娩之後第3天，口溫38.5℃，下腹部有壓痛現象，子宮底尚未下降，惡露色紅，這些症狀可能為子宮內膜感染的徵象。

13-2泌尿道感染

（一）病因

1. 病原體：絕大部分為革蘭陰性桿菌；感染途徑：主要為上行感染。
2. 病因：
   （1）女性尿道較短、較直，尿道口與肛門靠近，產後身體的抵抗力較低。
   （2）分娩流程中，膀胱受壓引起黏膜充血、水腫、挫傷，易發生膀胱炎。
   （3）分娩流程中插尿管或過多的陰道檢查、無菌技術執行不嚴格。
   （4）分娩時膀胱受壓迫導致膀胱肌失去收縮力，不能將膀胱內的尿液完全排出。
   （5）產後尿道和膀胱張力降低，對充盈不敏感，或因會陰部傷口疼痛使產婦不敢排尿。
   （6）尿瀦留引起膀胱炎或細菌感染。

（二）臨床表現及處理原則

1. 臨床表現：
   （1）膀胱炎：症狀多在產後 2 ～ 3 天出現，患者表現有頻尿、尿急、尿痛，在排尿時會有灼燒感或排尿困難；也有表現為尿瀦留或膀胱部位壓痛或下腹部脹痛不適；也可能伴隨低發燒，但是通常沒有全身的症狀。
   （2）腎盂腎炎：患者症狀通常發生在產後第 2、3 天，也會發生在產後 3 週。表現為單側或雙側腰部疼痛、發高燒、寒顫、噁心、周身酸痛等，同時伴隨頻尿、尿急、尿痛、排尿未盡感及膀胱刺激症狀。
2. 處理的原則：及時而有效地抵抗感染並保證液體的輸入量。

（三）護理

1. 護理評估：
   （1）病史：以往泌尿系統感染史、產後排尿情況。
   （2）身心的狀況。
   （3）診斷檢查：體溫、局部（叩）痛、尿液常規檢查、中段尿液培養（細菌的數目大於或等於 105/ml、血尿素氮）。
2. 護理診斷：泌尿道系統感染的排尿障礙、缺乏預防感染的相關知識。
3. 護理措施：
   （1）一般性治療：（a）評估產後的子宮高度、惡露量以及識別尿瀦留的臨床表現。（b）指導清洗外陰部。（c）多臥床休息，多攝取易於消化、營養豐富的食物，多喝水。
   （2）執行醫囑：（a）給予抗生素。（b）使用抗痙攣藥、止痛藥。（c）對發燒及其他症狀給予適當治療。
   （3）健康諮詢：定時排空膀胱、多補充液量、減少泌尿道感染之出院資諮詢。

小博士解說

　　黃女士，25歲，結婚5年，每年有2～3次泌尿道感染的症狀，令黃女士十分困擾，最合宜的護理指導為鼓勵每天喝6～8杯開水，且不要憋尿。

產後膀胱炎及腎盂腎炎護理

避免膀胱過度脹滿 妊娠後期，注意宮底高度、惡露量、尿瀦留徵象。	1. 子宮底上升且位移至右側
	2. 陰道出血量增加
	3. 觸診恥骨上方有一腫塊（膀胱脹滿）
	4. 叩診脹大的膀胱會出現過度回響聲
	5. 餘尿量大於 60ml

採取使產婦自解尿之方法

| 1. 使用鎮痛劑 | 2. 聆聽流水聲 | 3. 溫水沖洗會陰部 | 4. 加壓恥骨聯合 | 5. 用開塞露 |

產婦無法自行排尿或持續性遺尿大於 50ml

1. 導尿管並留置尿管

2. 當膀胱及陰唇水腫減輕後（大約為 1 ～ 2 天），可以考慮拔除尿管。

✚ **知識補充站**

　　護理師為待產婦做腹部觸診時，發現子宮之位置偏向個案之右側，最合宜的護理處置為檢查有無漲尿現象，否則可能影響子宮復舊，除了使用促進子宮收縮藥物協助子宮收縮以外，需協助給予子宮按摩；另一因素為膀胱排空的情形，因子宮韌帶鬆弛，故受漲的膀胱推擠而偏向右側，也會影響子宮復舊的能力。

13-3產後心理障礙

（一）定義及病因
1. 定義：產後心理障礙是指產婦產後所發生的產後沮喪及產後憂鬱；根據國外報導，發生率高達30%。
2. 病因：
   - （1）分娩因素：難產的緊張與恐懼。
   - （2）心理因素：個性與角色不適應。
   - （3）社會因素：懷孕期的負面事件。
   - （4）內分泌因素：各項激素急遽下降。
   - （5）遺傳因素：家族病史。

（二）臨床表現及處理原則
1. 臨床表現：主要表現為抑鬱，主要出現在產褥期，大多在產後2週發病，4～6週症狀明顯。
   - （1）產後沮喪：短暫的抑鬱，可能持續數小時或2～3週，發病早、持續較短、症狀較輕；表現為情緒低落、易哭、健忘、失眠、焦慮。
   - （2）產後憂鬱症：非精神性疾病的憂鬱症候群，在產後2週出現，可能持續幾週或以年計，發病較晚、持續較長、症狀嚴重；表現為失眠、缺乏興趣、行為退縮、失去自理和照顧能力、自責心理、擔心母子受傷害、重者出現自殘或傷害嬰兒的舉動。
2. 處理的原則：評估病情，識別誘因，緩解壓力，對症處理。

（三）護理
1. 護理評估：
   - （1）病史：家族史、以往史、精神創傷史、高危險妊娠因素、難產、對嬰兒的期望、嬰兒狀況、婚姻關係、社會支持系統。
   - （2）身心的狀況：觀察生活自理、餵養嬰兒的能力、夫妻關係、家庭成員態度、傾聽對嬰兒的評估及對分娩的感受。
2. 護理措施：
   - （1）引導產婦述說妊娠和分娩的感受。
   - （2）教導產婦及家屬抱球式坐位或側臥哺乳，每次由家屬輔助哺乳，直到產婦願意獨立哺乳。
   - （3）依照產婦體力恢復表現，逐漸要求產婦參與護理嬰兒的活動，從中培養對嬰兒的情感。
   - （4）及時請心理醫生會診，給予正確的心理治療。

小博士解說

關於產後憂鬱症，常會發生於產後4週～5個月之間，可能是產後雌性素和黃體素突然下降所導致，也可能因為產後必須面臨經濟與孩子照顧問題所導致；最常見的症狀包括食慾異常及睡眠困擾。

美國精神協會「精神疾病的診斷與統計手冊」
產褥期憂鬱症診斷標準

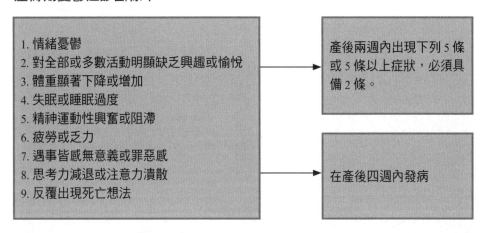

| 1. 情緒憂鬱
2. 對全部或多數活動明顯缺乏興趣或愉悅
3. 體重顯著下降或增加
4. 失眠或睡眠過度
5. 精神運動性興奮或阻滯
6. 疲勞或乏力
7. 遇事皆感無意義或罪惡感
8. 思考力減退或注意力潰散
9. 反覆出現死亡想法 | 產後兩週內出現下列 5 條或 5 條以上症狀，必須具備 2 條。 |
| | 在產後四週內發病 |

| 病因 | 生理 | 1. 分娩疼痛與不適使腎上腺皮質激素、皮質醇、兒茶酚胺釋放過多，導致產婦身體與心理的應激增強；產婦疾病（尤其是感染與發燒）亦可能促發產後憂鬱。
2. 經前症候群發病的機率相對地較高 |
| | 心理 | 分娩前後準備不足，造成產婦心理緊張焦慮，因此延長產程，導致胎盤娩出時出血量過多。 |

✚ 知識補充站

黃女士G₂P₂，自然生產後42天回門診檢查，主訴除了情緒低落、食慾睡眠變差、容易疲勞外，也覺得自己無用、無價值。此表示產婦最有可能產生產後憂鬱症（postpartum depression）的情緒障礙。

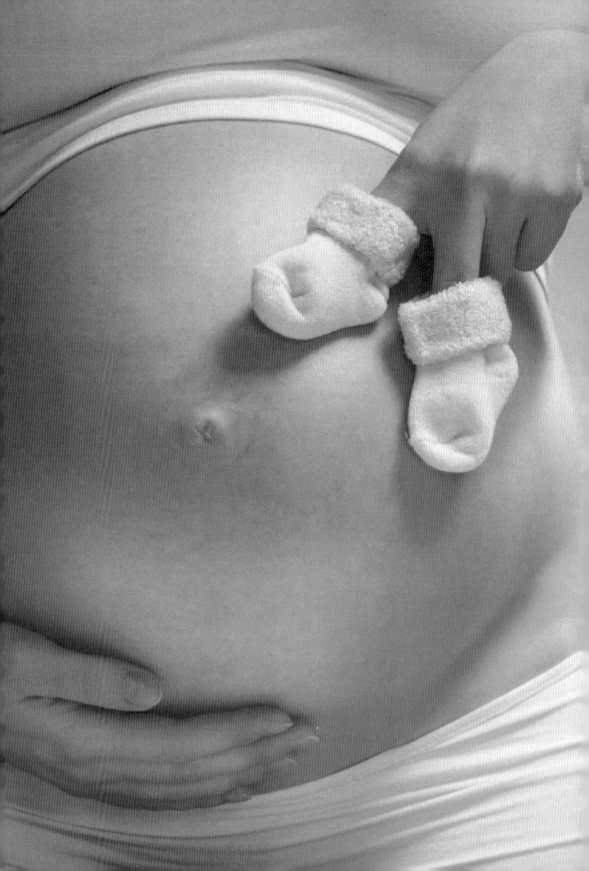

第六篇
婦女常見之護理

第14章
婦科護理病歷

本章學習目標（Objectives）

1.掌握護理程序在婦科護理中的使用
2.熟悉婦科病人常見的問題、婦科護理人員的角色與功能

14-1護理評估、護理診斷、護理目標、護理措施、護理評估

（一）護理評估

1. 病史採集內容：（1）一般的項目：姓名、年齡、婚姻、籍貫、職業、族群、教育程度等。（2）主訴：婦科常見主訴包括陰道流血、外陰搔癢、白帶異常、停經、下腹痛、下腹包塊、不孕。（3）現病史—發病的時間、發病的原因及可能的誘因、病情發展經過、就醫經過、採取的護理措施及效果。（4）月經史。（5）婚育史：表示的方式「孕次（G），產次（P），流產（A）」。（6）以往史、個人史、家族史。

2. 生理評估內容：（1）全身檢查。（2）腹部檢查。（3）盆腔檢查：為婦科特有的檢查，又稱為婦科檢查，包括外陰部檢查、陰道窺探器檢查、雙合診及三合診。（4）直腸—腹部診。

3. 心理評估內容：病人對健康問題及醫院環境的感知、病人對疾病的反應、病人的精神心理狀態。

（二）護理診斷

1. 現存的護理診斷。2. 潛在的護理診斷。3. 自我護理的能力。4. 婦女族群健康改變的趨勢。

（三）護理目標

1. 長期目標：數月、數週達到的目標，常用於婦科出院病人、慢性炎症病人和手術康復病人。

2. 短期目標：1週、1天，或更短的時間內，常用於病情變化較快或短期住院的婦科病人。

（四）護理措施

1. 依賴性護理措施：護理師執行醫囑完成的護理活動。

2. 協作性護理措施：護理師與其他醫護人員共同完成的護理活動。

3. 獨立性護理措施：護理師運用自身護理知識與技能，獨立提出或採取的措施。

（五）護理評估

1. 停止：若目標完全實現，相關的護理目標可停止。

2. 修訂：對護理目標部分實現或未實現的情形進行分析，再修改護理診斷、護理目標、護理措施中不恰當之處。

3. 排除：經過分析，排除已不存在的護理診斷。

4. 增加：對於評估流程中新發現的護理診斷，應納入護理計畫中。

小博士解說

王女士，懷孕5次，足月生產2次，人工流產2次，自然流產1次，其孕產史應紀錄為$G_5P_2A_3$。妊娠的次數（Gravida）即懷孕的次數，簡稱為「孕次」；產次（Para）指懷孕20週後的生產次數，無論活產或死產；流產（Abortion）指懷孕20週前的分娩，包括自然流產和人工流產。

腹部檢查

1. 視診	觀察腹部有無隆起、疤痕、妊娠紋、靜脈曲張等
2. 觸診	有無壓痛和包快、反跳痛、肌緊張；肝、脾、腎有無增大和壓痛
3. 叩診	有無移動性濁音
4. 聽診	聽腸鳴音；妊娠高達 5 個月者，應聽胎心音

盆腔檢查順序與目的

1. 外陰部檢查	由外陰部表面至陰道前庭再至有無陰道前後壁膨出、子宮脫垂、尿失禁。
2. 陰道窺探器	若觀察子宮頸則可以觀察陰道
3. 雙合診	腹部檢查加上陰道檢查可以檢查出查清陰道、子宮頸、子宮體、輸卵管、卵巢、子宮旁結締組織、子宮韌帶、盆腔內壁的情況。
4. 三合診	腹部檢查＋陰道檢查，及直腸檢查，可以檢查出查清盆腔後部的情況。
5. 直腸—腹部診	適用於未婚、陰道閉鎖、經期不宜陰道檢查者

✚知識補充站

· 雙合診檢查手法：檢查者一手食指和中指伸入陰道內，另一手放在腹部配合檢查。
· 三合診檢查手法：將雙合診時的中指退出，進入直腸，即一手食指在陰道內、中指在直腸內，另一手在腹部配合，可彌補雙合診的不足。

14-2護理配合、心理─社會狀況評估

（一）護理配合

1. 全面評估病人的身體狀況，並耐心向病人解釋檢查的目的、意義和方法，以取得病人配合。
2. 協助病人按照各項檢查要求及根據月經週期，選擇最適當的檢查時間。
3. 充分地做好術前的準備，嚴格消毒檢查用具，備齊各項檢查用物。
4. 術中陪伴病人並給予心理支持，配合醫師確保手術順利進行，並密切地觀察病人生命徵象，若發現異常及時告知醫師並協助處理。
5. 術後整理、消毒所用物品，安置病人休息，並觀察有無陰道異常出血、內臟器官損傷或內出血等其他異常情況。
6. 將吸取物、鉗取或刮取組織分別放進標本瓶內固定，貼上寫有病人病名、取樣部位的標籤，及時送檢。
7. 基礎體溫檢查時應指導患者持續測量，且能於體溫單上正確標記，隨時記錄性生活、月經期、失眠、感冒、藥物治療等影響體溫之因素，以便分析病情時參考。
8. 囑病人按時複診，術後 2 週～1 個月禁止盆浴及性生活，保持外陰部的清潔，按照醫囑服用抗生素預防感染。
9. 提醒病人有腹痛或出血過多時，應及時就診。

（二）心理─社會狀況評估

1. 評估病人對於健康問題及醫院環境的感知：了解病人對健康問題的感受，對自己所患疾病的認識與態度，對住院、治療及護理的感受與期望。
2. 評估病人對疾病的反應：評估病人患病前後的反應、面對壓力時的解決方式、處理問題流程中所遭遇的困難。
3. 觀察病人的精神心理狀態：注意病人的定位力、注意力、認知力、情緒、言行舉止、溝通能力等有無變化。

小博士解說

1. 護理剛接受剖宮產返室的產婦，採取的護理措施包括測量血壓、觀察尿中有無血色、檢查傷口情形，做產後完整衛教則不適宜。
2. 李太太主訴：「我自從懷孕後都不敢拿剪刀，因為怕小孩會有兔唇顎裂。」此時護理師的反應，應告訴李太太：「這是你保護胎兒的一種方法。」較為適宜。護理人員對於產婦的想法應在「不傷害原則」的情況下，採取了解、接受的態度，並協助解決有關的健康問題。

婦科檢查注意事項

檢查項目	注意事項
陰道檢查 生殖道細胞學檢查	檢查前 2 天禁止性交
陰道檢查 陰道內放藥 輸卵管暢通檢查	術前、檢查前 3 天禁止性交
診斷性刮宮	術前 5 天禁止性交
卵巢功能檢查	術前至少 1 個月停用激素

婦科檢查時間

檢查項目	檢查時間
判斷排卵及黃體功能是否健全	月經來潮之前或之後 12 小時
判斷黃體萎縮不全	月經來潮第 5 天
輸卵管暢通檢查	月經乾淨之後 3 ～ 7 天
宮腔鏡檢查	月經乾淨之後 1 週之內

✛知識補充站

　　陰道內診可以獲得子宮頸變薄程度、子宮頸擴張程度、胎兒下降高度，無法獲得胎兒頭臀長度。陰道檢查室待產流程中不可避免的檢查方式，藉此可以知道子宮頸變薄和擴張的情形，作為產程進展的判斷，同時也可以提供關於羊膜狀況、胎兒胎位和先露部位的高度等資料，以了解是否有利於生產的進行。

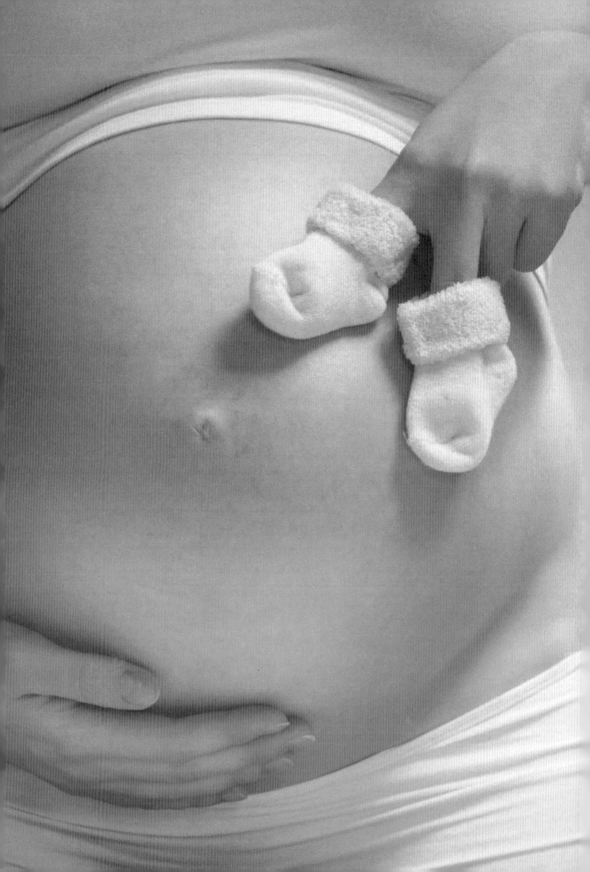

第六篇
婦女常見之護理

第15章
女性生殖系統炎症病人的護理

本章學習目標（Objectives）

1. 掌握陰道炎、子宮頸炎症、盆腔炎症、前庭大腺炎的概念及病因，症狀及徵象。
2. 掌握尖銳濕疣、淋病、梅毒、HIV的症狀、徵象、傳播方式及特殊檢查。
3. 熟悉上述生殖系統炎症的護理評估、護理診斷，並熟練掌握護理措施。

15-1婦科發炎症概論

（一）女性生殖器官的自然防禦功能

1. 解剖層面：（1）兩側大陰唇自然合攏，遮蓋陰道口、尿道口。（2）陰道前、後壁緊貼，陰道口閉合。（3）子宮頸內口平時緊閉。（4）輸卵管黏膜上皮的纖毛向子宮腔方向擺動。
2. 生理層面：（1）陰道的自淨功能：陰道上皮在雌激素功能下增生變厚；上皮細胞分泌糖原，在陰道桿菌功能下分解為乳酸，維持陰道酸性環境（PH 值為 4 ～ 5）。（2）子宮頸內膜分泌鹼性黏液形成黏液栓堵塞子宮頸管。（3）子宮內膜週期性剝脫。（4）輸卵管單向蠕動。

（二）病原體及傳染途徑

1. 病原體：（1）細菌：葡萄球菌、鏈球菌。（2）原蟲：陰道毛滴蟲。（3）真菌：白色念珠菌。（4）病毒：皰疹病毒、濕疣病毒。（5）螺旋體：梅毒螺旋體。（6）衣原體：沙眼衣原體。（7）支原體。
2. 傳染途徑：（1）黏膜上行蔓延。（2）血液循環。（3）淋巴系統。（4）直接蔓延。

（三）發炎症的發展、轉歸及護理

1. 發炎症的發展與轉歸：痊癒、轉為慢性、擴散與蔓延。
2. 處理原則：
   （1）病因治療：針對病原體選用敏感的抗生素，在使用中要注意及時、足量、規範、徹底、有效。
   （2）其他治療：局部治療，物理或手術、中藥治療。
3. 護理評估：
   （1）收集病史。
   （2）身心的狀況：常見的臨床表現與心理反應包括白帶異常、陰道出血、不孕、局部及全身表現、害羞或恐懼。
   （3）診斷性檢查：（a）婦科檢查：觀察生殖系統局部發炎性反應。（b）實驗室檢查：陰道分泌物檢查、子宮頸抹片、分段診刮術等。（c）其他：超音波檢查、陰道鏡檢查、子宮腔鏡檢查等。
4. 可能的護理診斷：
   （1）發炎性分泌物刺激，使組織完整性受損。
   （2）局部瘙癢不適使睡眠型態紊亂。
   （3）治療效果不佳的焦慮。
   （4）局部發炎性刺激的疼痛。
5. 護理措施：加強預防、緩解症狀，促進舒適、心理護理、執行醫囑、加強健康教育。

小博士解說

正常陰道壁生態環境的維持，受到動情激素（estrogen）、陰道上皮正常菌叢（Doderlein's bacilli）、陰道內正常菌叢（Lactobacillus acidophilus）的影響。

詳細的護理措施

加強預防	1. 注意個人衛生，經常清洗外陰，更換內褲。 2. 增加營養，增強身體抵抗力。 3. 定期婦科檢查，提高維護女性的健康意識。 4. 注意經期、流產後、分娩後的衛生保健。
緩解症狀	1. 保持外陰清潔：及時更換會陰墊，便後沖洗及會陰擦洗持續由前向後的原則。 2. 避免搔抓、摩擦及熱水燙洗。遵照醫囑給予止痛、止癢。 3. 發炎症急性期，病人宜採用半臥位，以利分泌物的引流和局限。 4. 發燒病人用物理降溫，及時更換衣物、床單。
心理護理	1. 詢問的態度要和藹可親，注意保護隱私，減少病人的困窘和羞澀。 2. 告知持續正規治療的重要性，並鼓勵持續治療和及時追蹤。
執行醫囑	1. 做好檢查、治療的配合工作。 2. 及時、準確收集送檢各種標本。
健康教育	1. 積極地開展普查普治的工作，定期做婦科檢查

健康教育	2. 用藥諮詢	（1）治療期：用具消毒、避免性生活、勿去游泳池。 （2）普查普治：定期做婦科檢查。 （3）用藥諮詢：局部用藥的方法及注意重點。 （4）加強預防：提高抵抗力、注意個人衛生、保持外陰部的清潔乾燥、穿純棉內褲。

✛ 知識補充站

為了維持婦女正常陰道生態環境，應避免攝取過多的碳水化合物，已減少重複性黴菌感染，此外，平常應保持正常生活作息，避免熬夜、便秘等，應穿著棉質透氣內褲，禁止使用衛生棉條及陰道灌洗，否則可能因此加重感染，陰道灌洗甚至可能因為灌入空氣造成空氣栓塞。

15-2陰道發炎症

（一）滴蟲陰道炎

1. 病因：病原體為陰道毛滴蟲，生長於 PH 值為 5.2 ～ 6.6 的潮濕環境，會消耗或吞噬糖原，阻礙乳酸生成，破壞陰道自淨功能；寄生部位包括女性陰道、尿道、尿道旁腺、膀胱、腎盂及男性的包皮褶皺、尿道或前列腺中。

2. 傳播的途徑：（1）直接傳染，例如性交 。（2）間接傳染，包括公共浴池、游泳池、坐式便器、污染的醫用敷料、儀器等。

3. 臨床表現：（1）稀薄泡沫狀白帶增多。（2）外陰瘙癢伴灼熱、疼痛、性交痛。（3）合併細菌感染，白帶膿性，有臭味。（4）尿道口感染，頻尿、尿痛，偶而有血尿。（5）不孕。

4. 處理的原則：（1）切斷傳染途徑，殺滅陰道毛滴蟲，恢復陰道正常的 PH 值，保持陰道的自淨功能。（2）甲硝唑（滅滴靈）或甲硝唑栓用藥，需要注意副作用，懷孕早期和哺乳期的婦女要謹慎使用。（3）使用乳酸或醋酸來沖洗陰道。

5. 診斷檢查：（1）婦科檢查：外陰部充血，陰道黏膜允血，嚴重者子宮頸有出血的斑點，後穹窿有稀薄泡沫狀分泌物。（2）白帶檢查：溫鹽水懸滴法、培養法。

（二）念珠菌陰道炎

1. 病因：病原體為白色念珠菌，感染後的陰道 PH 值為 4.0 ～ 5.0 左右；當陰道內糖原增多、酸度增高時，最適宜念珠菌的繁殖，在臨床上見於孕婦、糖尿病、大量雌激素治療及長期使用抗生素者。

2. 傳播的途徑：內源性感染，或透過性交、間接傳播。

3. 臨床表現：（1）白色濃稠豆腐渣狀白帶會增多。（2）外陰部劇烈瘙癢。（3）頻尿、尿痛、性交痛。

4. 處理的原則：（1）消除誘因：治療糖尿病；及時停用廣譜抗生素、雌激素、類固醇激素；勤換內褲，並與洗浴用具開水燙洗、曝曬。（2）碳酸氫鈉液沖洗、使用殺菌劑。（3）若是頑固性病例，應積極地治療糖尿病，考慮是否同時合併滴蟲感染。

5. 診斷檢查：（1）產婦檢查：（a）外陰、陰道充血紅腫，常伴隨抓痕。（b）分泌物稠厚豆渣狀。（c）小陰唇內側及陰道黏膜上附有白色膜狀物，不易擦除；其下黏膜紅腫，有糜爛面和表淺潰瘍。（2）實驗室檢查：氫氧化鉀溶液懸滴法、培養法。（3）尿糖、血糖、糖耐量實驗。

　　　小博士解說

　　鄭女士產檢時向護理師表示陰道有白色分泌物且會陰有搔癢的情形，此時護理師應告知此為異常現象，可請醫師再詳細檢查；懷孕婦女有懷疑感染細菌性陰道炎時，即使沒有症狀也應積極地給予藥物治療，以預防陰道炎引起之羊膜破裂，造成早產、生產之後可能會造成傷口感染等。

老年性陰道炎

病因	婦女在停經之後，或是手術切除卵巢或盆腔放射治療之後： 1. 雌激素會減少 2. 陰道上皮萎縮黏膜變薄 3. 若上皮細胞糖原減少，則陰道 PH 值會增高，自淨功能會減弱
症狀及徵象	症狀： 1. 主要症狀為陰道分泌物增多、稀薄及外陰瘙癢灼 2. 呈現淡黃色水狀，若嚴重者會呈現膿血性白帶。 徵象：陰道皺襞消失，上皮菲薄，黏膜出血。

陰道發炎症護理

自我防護	1. 保持外陰清潔乾燥，避免搔抓。 2. 治療期間禁止性生活或性生活時使用避孕套 3. 勤換內褲，與所有洗滌用具一併煮沸消毒 5～10 分鐘。 4. 已婚者應檢查對方是否有生殖器、前列腺液滴蟲存在。
配合檢查 與治療	1. 分泌物檢查：在取樣前之前 24～48 小時應避免性交、局部用藥、陰道灌洗。 2. 不作雙合診，窺探器不塗潤滑劑，增加滴蟲的陽性檢出率。 3. 在分泌物取出之後立即送檢，注意保暖。
指導正確 用藥	1. 指導病人掌握用藥的方法，注意藥物的副作用。 2. 經期暫停局部用藥，全身用藥不用停。
健康教育	1. 遵醫囑複查 2. 治癒標準：每次月經乾淨後複查白帶，連續 3 次陰性反應。 3. 杜絕傳染的來源，增強道德的意識。

✚ 知識補充站

　　某婦女目前服用口服避孕藥，因罹患念珠球菌陰道炎，外陰部搔癢，有白色乳酪狀分泌物，護理師應採取教導陰道塞劑使用方法、外陰部塗抹類固醇藥膏，並暫停口服避孕藥，不可以口服抗生素，可能會促進黴菌生成菌絲的功能；而陰道炎治療以陰道塞劑和外用藥為主，若無法改善才考慮口服藥使用。

15-3 子宮頸發炎症

（一）急性子宮頸炎

1. 病因：（1）分娩、流產或手術損傷子宮頸，病原體侵入。（2）內源性病原體，包括葡萄球菌、鏈球菌、腸球菌、淋病奈氏菌、沙眼衣原體。（3）子宮頸黏膜上皮薄、皺襞多，病原體易於隱藏。
2. 臨床表現：（1）白帶增多。（2）腰酸、下腹墜痛。（3）泌尿道症狀。（4）其他例如經量增多、經間期出血、性交後出血。（5）PV：子宮頸充血、水腫、糜爛、白帶。
3. 治療原則：病原體治療。（1）淋病奈氏菌：頭孢曲鬆鈉、氧氟沙星、大觀黴素等。（2）沙眼衣原體：四環素、紅黴素、阿齊黴素、環丙沙星。

（二）慢性子宮頸炎

1. 病因：（1）直接發生、衛生不良、缺乏雌激素、局部抗感染能力差。（2）急性子宮頸炎轉變。
2. 病理：子宮頸糜爛（單純型糜爛、顆粒型糜爛、乳突型糜爛）、子宮頸肥大、子宮頸息肉、子宮頸腺囊腫、子宮頸黏膜炎。
3. 臨床表現：（1）白帶增多（白色黏液狀、淡黃色膿性、血性白帶）。（2）腰骶部疼痛、盆腔部下墜痛。（3）不孕。（4）PV：子宮頸糜爛、肥大、息肉、囊腫。
4. 處理的原則：（1）排除早期子宮頸癌。（2）局部治療：破壞糜爛面的柱狀上皮，由新生的鱗狀上皮重新覆蓋。（3）物理治療：雷射、冷凍、微波、紅外線凝結療法；藥物治療：陰道給藥、康婦特栓劑、全身給藥、取子宮頸分泌物作藥敏。（4）手術治療：息肉摘除術，子宮頸錐切術等。
5. 護理診斷：
   （1）發炎症、血性白帶、接觸性出血及藥物療效不佳的焦慮。
   （2）治療後可能會有大出血或傷口流血流水的恐懼。
   （3）子宮頸物理治療之後需要長時間禁止性生活，性生活形態的改變。
6. 護理措施：
   （1）物理治療術前術後護理：（a）治療前常規子宮頸抹片細胞學檢查。（b）急性生殖器發炎症時禁忌。（c）在月經乾淨之後 3 ～ 7 天之間進行。（d）術後水狀分泌物增多。（e）術後 1 ～ 2 週脫痂會有少許出血。（f）術後 4 ～ 8 週創面未癒合禁忌性交、盆浴、陰道沖洗。（g）有術後出血、子宮頸管狹窄、不孕、感染的可能。
   （2）健康教育。
   （3）預防措施：積極地治療急性子宮頸炎、定期婦科檢查、在分娩時避免損傷、在產後及時縫合子宮頸裂傷。

小博士解說

可做子宮頸抹片檢查，急性子宮頸炎不適合，因可能會影響子宮頸抹片檢查結果，應待完整治療後再行抹片檢查。

子宮頸糜爛：子宮頸陰道部外觀呈現細顆粒狀的紅色區。

依糜爛深度分為三型	1. 單純型糜爛：糜爛面平坦，呈現鮮紅色。 2. 顆粒型糜爛：糜爛面呈現凹凸不平的顆粒狀。 3. 乳突型糜爛：糜爛面高低不平更明顯，呈現乳頭狀突起。
依糜爛面積分為三度	1. 輕度（Ⅰ）：糜爛面小於 1/3 的子宮頸面積。 2. 中度（Ⅱ）：糜爛面占 1/3 ～ 2/3 的子宮頸面積。 3. 重度（Ⅲ）：糜爛面大於 2/3 的子宮頸面積。

健康諮詢

1. 加強知識的宣導，增強其自我的保健意識	（1）滴蟲寄生部位陰道、尿道、男性陰莖、包皮、尿道或前列腺，因此已婚者還應檢查其配偶是否患有生殖器滴蟲病，必要時應同時接受治療。 （2）病人在治療期間應避免性交
2. 指導檢查與追蹤	（1）取分泌物前 24 ～ 48 小時避免性交、陰道灌洗或局部用藥。 （2）於每次月經淨後複查白帶，連續 3 次蒐尋滴蟲為陰性反應才為治癒。

➕ 知識補充站

會引起婦女月經期大量出血的可能原因，包括子宮纖維肌瘤、子宮內膜過度增生或子宮內膜癌，不包括子宮內膜異位、子宮頸炎。

15-4盆腔發炎症

（一）急性盆腔炎

1. 盆腔發炎症定義：女性內生殖器及其周圍組織的發炎症，主要包括子宮內膜炎、輸卵管炎、輸卵管卵巢膿腫、盆腔腹膜炎；分為慢性與急性盆腔炎。

2. 病因：產後或流產後感染、宮腔內手術操作後感染、經期衛生不良、臨近器官發炎症蔓延、慢性盆腔炎急性發作。

3. 臨床表現：
   （1）下腹痛伴發燒，重者有寒顫、高燒、頭痛、食慾不振、陰道分泌物增多；月經期發病。
   （2）體溫升高、心率加快，腹脹痛，反跳痛及肌緊張，腸鳴音減弱或消失。
   （3）陰道充血，並有大量膿性臭味分泌物；穹窿有明顯觸痛，子宮頸充血、水腫、舉痛明顯；宮體增大，有壓痛，活動受限；宮旁結締組織炎時可捫及增厚。

4. 處理原則：採用中西醫整合的綜合性治療方案。

（二）慢性盆腔炎

1. 病因：急性盆腔炎未徹底治療、體質差。

2. 臨床表現：
   （1）症狀：
   （a）發炎性黏連和盆腔充血症狀（下腹部墜脹、隱痛及腰　部酸痛），常在勞累、月經前後、性交之後加重。
   （b）經量增多、月經失調、不孕、異位妊娠。
   （2）徵象：
   （a）子宮後傾、後屈，活動受限或黏連固定。
   （b）輸卵管發炎症伴隨輕度壓痛，輸卵管積水或輸卵管卵巢囊腫，盆腔一側或兩側會觸及囊性腫物。

3. 護理：心理護理、健康教育、減輕不適、手術護理。

小博士解說

　　急性骨盆腔炎之高危險群婦女，包括最近放置使用子宮內避孕器、同時具有多位性伴侶、持續進行陰道灌洗的女性，近期開始服用口服避孕藥則不屬於急性骨盆腔炎之高危險群婦女。

急性盆腔炎輔助性檢查

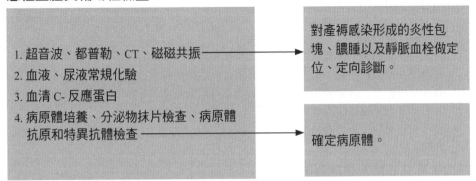

1. 超音波、都普勒、CT、磁磁共振 ———→ 對產褥感染形成的炎性包塊、膿腫以及靜脈血栓做定位、定向診斷。
2. 血液、尿液常規化驗
3. 血清 C- 反應蛋白
4. 病原體培養、分泌物抹片檢查、病原體抗原和特異抗體檢查 ———→ 確定病原體。

盆腔炎的護理

一般性護理	1. 臥床休息，半坐臥位。 2. 高燒量、高蛋白、高維生素流質 / 半流質飲食。 3. 補液，糾正電解質紊亂、酸鹼失衡。 4. 胃腸減壓，避免腹脹。 5. 減少不必要的婦科檢查
抗生素淨滴	1. 體溫 >38.5℃，抽血做細菌培養、藥物敏感測試。 2. 觀察輸液反應 3. 觀察藥物副作用、病情變化。 4. 在症狀消失之後，持續給藥 2 週。
盆腔膿腫手術	1. 盆腔膿腫形成：切開排膿 2. 疑有膿腫破裂：剖宮探查
血栓性靜脈炎	1. 使用抗生素的同時，加用肝素、尿激酶、阿斯匹林等。 2. 介入溶栓 3. 觀察徵象

✚ 知識補充站

　　有關骨盆腔炎，85%是經由性病感染，上行感染占50%；結核菌大多經由血液循環進入骨盆腔，引發結核性輸卵管炎或骨盆腔炎；診斷骨盆腔炎並不容易，最直接的辦法為取得肚子裡的分泌物做細菌檢查，但不易進行，所以多半仍是由血液檢查、各種症狀加上醫師的經驗加以判斷，例如腹痛（95%）、白帶增加、發燒、月經混亂或功能不良性出血等。

15-5前庭大腺炎

（一）病因及分類

1. 病因：病原體侵入前庭大腺所引起的外陰部發炎症，包括前庭大腺膿腫和前庭大腺囊腫，多發於一側；大多見於育齡婦女，幼女及停經後婦女比較少見。
2. 前庭大腺膿腫：又稱為巴氏腺膿腫，指急性發炎症發作時，細菌侵犯管腺，腺管口因為發炎症腫脹而阻塞，滲出物不能外流、積存而成的膿腫。
3. 前庭大腺囊腫：急性發炎症消退後，腺管口黏連閉塞，分泌物不能排出，膿液逐清而形成。

（二）臨床表現及處理原則

1. 臨床表現：
   （1）局部的症狀：紅腫熱痛。
   （2）全身的症狀：體溫升高、腹股溝淋巴結增大。
2. 處理原則：保持局部清潔，選擇使用敏感抗生素，在必要時要做手術。

（三）護理

1. 急性期臥床休息，半臥位；注意發燒的護理。
2. 可以使用中藥煎湯薰洗及坐浴。
3. 正確地使用抗生素和止痛劑。
4. 膿腫、囊腫切開引流術後處理：
   （1）引流條每天更換。
   （2）會陰部護理：以 1：5000 洗必泰棉球來做會陰擦洗。
   （3）切口癒合之後的護理：以 1：8000 呋喃西林來做坐浴。
5. 緩解症狀，促進舒適。
6. 保持會陰清潔，止癢止痛：會陰擦洗順序為由前向後、從尿道→陰道→肛門。

小博士解說

　　前庭大腺位於陰道口兩側，開口在陰道前庭，在性交、分娩或其他情況污染外陰部時，病原體易於侵入而引起發炎症；病原體大多為葡萄球菌、大腸桿菌、鏈球菌及腸球菌，大多發生在生育期。若膿腫沒有及時處理，可能會向後側方向播散，形成直腸周圍膿腫，有時甚至向直腸潰破。而前庭大腺炎多不影響婦女生育，執行切開引流術後通常無後遺症，若治療徹底也不易復發，但是在分娩時，仍要注意有無復發的跡象，而加以排除。

前庭大腺膿腫症狀

1. 雞蛋大小腫塊，波動感。
2. 周圍組織水腫
3. 前庭大腺開口處有白色小點

前庭大腺囊腫症狀

1. 囊腫一般小於 6cm
2. 大陰唇外側明顯隆起
3. 有墜脹感
4. 症狀並不十分明顯，可以持續數年不增加。

前庭大腺炎的處理原則

1. 細菌培養＋藥敏，口服或肌注抗生素。
2. 局部熱敷或坐浴
3. 膿腫切開引流並造口
   ◎若是引流不當，切口癒合後可能形成囊腫或反覆感染。
4. 囊腫造口術（適用於小於 3cm 的囊腫）
   ◎ CO_2 雷射光造口術：碳化創面小、出血少、無需縫合，無瘢痕形成，保持腺體功能、復發率極低。

✛ 知識補充站

膿腫在切開排膿之後，多數膿腔會完全閉合而痊癒，但是偶亦會形成瘺管，不斷有少量分泌物排出，觸診時可摸到小而硬的硬結，有輕微壓痛，擠壓時有時可從瘺口流出膿液。有時瘺口自行封閉或狹窄，又可蓄積膿液而再次形成膿腫，亦可能反覆發作，經久不癒。

15-6尖銳濕疣

（一）病原體及感染途徑

1. 病原體：尖銳濕疣又稱生殖器疣或性病疣，是由人乳頭狀病毒（*hPV*）感染所引起的性傳播疾病。
2. 感染的途徑：
   （1）尖銳濕疣的發病與身體免疫狀態有關，有多位性伴侶、不清潔的性生活者最易於感染。
   （2）性交是直接傳播途徑，偶而會有透過污染衣物或儀器間接傳播。
   （3）孕婦患尖銳濕疣有垂直傳播的危險。

（二）臨床表現及處理原則

1. 臨床表現：疾病部位為外陰部、大陰唇、陰道、子宮頸、尿道口、肛門的周圍，表現為局部搔癢、燒灼痛，可以見到微小散落的乳頭狀疣，質軟，呈現粉紅色或污灰色；疣逐漸增大增多，互相融合為雞冠狀，頂端有角化和感染潰爛，觸之易出血，有腥臭膿性分泌物。
2. 處理原則：
   （1）以局部用藥為，常用的藥物包括三氯醋酸、氟尿嘧啶；也可以使用冷凍治療、CO_2 雷射光治療，大的尖銳濕疣執行手術切除。
   （2）妊娠期尖銳濕疣可以持續局部治療或手術，若病灶位於外陰部、陰道、子宮頸，陰道分娩時容易造成產道裂傷或出血，應執行剖子宮產來結束分娩。

（三）護理措施

1. 做性知識的教育，提高防病的意識。
2. 治療期間禁止性生活。
3. 已污染的衣褲、生活用品應及時消毒。
4. 保持外陰清潔，避免不潔的性交。
5. 注意消毒隔離，治療用物和儀器應嚴格消毒，避免交叉感染。
6. 妊娠婦女為避免傳染給胎兒，應考慮剖子宮產。
7. 尖銳濕疣預後較好、治癒率高，但易於復發，應鼓勵病人持續治療。

小博士解說

生殖器疱疹（genital herpes）亦是常見性的傳播疾病，其病因為單純疱疹病毒第二型（hSV-2）感染，臨床表現與尖銳濕疣近似，可見成群小囊、易破裂成小潰瘍燒灼痛及局部搔癢；尖銳濕疣為最常見的病毒所導致性病，生殖器疱疹則是引起生殖器潰瘍之最常見性病。

尖銳濕疣孕婦對胎兒的影響

| 1. 垂直傳播 | 2. 軟產道感染 | 3. 喉乳頭瘤 |

尖銳濕疣的陰道鏡檢查

1. 指狀型	塗酸醋後顯示多指狀突起，基質呈現透明黃色可見非常清晰的血管袢。
2. 地毯型	呈現白色片狀，略突出於正常皮膚黏膜表面散在點狀血管或螺旋狀血管。
3. 菜花型	會明顯地突起，基底較寬或有細蒂，表面布滿毛刺或珊瑚樣突起，在3%～5% 的醋酸塗布之後，表面組織水腫會變白如同雪塑狀。

➕知識補充站

尖銳濕疣在局部治療之後，細菌感染是療程中最常見的併發症之一，繼發細菌感染的臨床表現主要在治療的局部發生，輕微者為局部紅腫、少量分泌物、稍疼痛；嚴重者局部紅腫、化膿、疼痛明顯，甚至發生局部淋巴結腫大、疼痛以及發燒等全身不適，因此在尖銳濕疣治療前須清潔局部皮膚，雷射和手術治療前則必須做好局部消毒，而做冷凍、雷射和手術治療尖銳濕疣之後患者要注意局部清潔衛生，保持乾燥，可以使用1：8000～1：10000高錳酸鉀溶液來清洗局部。另一個常見的併發症是瘡面出血、糜爛，好發於腐蝕藥物療法、冷凍療法和雷射療法等去除尖銳濕疣後，創面可能發生輕重不等的糜爛和出血。

15-7淋病

（一）病原體及傳染途徑

1. 病因：淋病雙球菌（奈氏菌）侵襲生殖、泌尿系統黏膜的柱狀上皮與移行上皮，例如副尿道腺、前庭大腺、子宮頸管、輸卵管，是發病率極高的性傳播疾病（STD）；潛伏期平均 3 ～ 7 天，60 ～ 70% 病人無症狀。
2. 傳染途徑：
   （1）性行為直接傳播。
   （2）污染衣物、便器、公共浴池等間接傳播。
   （3）母嬰垂直傳播。
   （4）血液和醫源性傳播。

（二）臨床表現及處理原則

1. 臨床表現：
   （1）急性淋病：急性尿道發炎症狀、白帶呈現黃色膿性、外陰部紅腫灼痛、前庭大腺炎、急性子宮頸炎、子宮內膜炎、輸卵管炎、盆腔膿腫甚至中毒性休克、發燒、寒顫、噁心、嘔吐、下腹兩側劇痛。
   （2）慢性淋病：慢性尿道炎、前庭大腺炎、慢性子宮頸炎、慢性輸卵管炎、長期潛伏引起急性發作。
2. 處理原則：
   （1）急性淋病：藥物治療（頭孢曲鬆鈉＋紅黴素）為主，夫妻同治。
   （2）慢性淋病：整合性治療。

（三）護理措施

1. 急性期：注意休息，嚴格消毒隔離，預防交叉感染。
2. 心理上的支持，追蹤治療。
3. 健康教育：治療期間禁止性生活。
4. 孕婦護理：產前篩查，盡早確診，徹底治療。
5. 新生兒護理：使用 1% 硝酸銀液滴眼，預防淋菌性眼炎。

小博士解說

　　男性感染淋病，潛伏期2～14日，初期症狀通常為尿道輕度不適，數小時之後出現尿痛和膿性分泌物，當病變擴展至後尿道時會出現頻尿、尿急，檢查可以見到膿性黃綠色尿道分泌物、尿道口紅腫。在女性，通常在感染後7～12天開始出現症，雖然症 一般較為輕微，可能有尿痛、頻尿和陰道分泌物。子宮頸和較深部位的生殖器官是最常被感染的部位，其次依次為尿道、直腸、尿道旁腺管和前庭大腺；子宮頸可發紅變脆，伴隨黏液膿性或膿性分泌物，壓迫恥骨聯合時，可從尿道、尿道旁腺管或前庭大腺擠出膿液，常見併發症為輸卵管炎。女性嬰兒和青春前期少女，可能導致外陰部刺激、紅斑、水腫伴膿性陰道分泌物及直腸炎，主訴尿痛或排尿困難，家長可發現其內褲有污染。

淋病檢查及護理

對母嬰之影響	**·母親** 1. 感染之後的流產 2. 人工流產之後的感染 3. 胎膜早破 4. 滯產（羊膜腔感染症候群） 5. 產褥感染 6. 子宮內感染 **·胎兒、新生兒** 1. 子宮內窘迫、發育遲緩 2. 早產 3. 死胎、死產 4. 淋菌結膜炎或肺炎 5. 淋菌敗血症
診斷檢查	**·婦科檢查：** 1. 外陰部、陰道口、尿道口充血紅腫。 2. 若為尿道旁腺炎，以手指從陰道前壁向上擠壓尿道，可以見到尿道旁腺開口處有膿性分泌物外溢。 **·實驗室檢查：**在分泌物塗片尋找革蘭氏陰性雙球菌。
孕婦護理	1. 孕婦產前常規篩檢淋菌 2. 在妊娠早、中、晚期各做一次子宮頸分泌物抹片。 3. 孕期禁用喹諾酮類藥物 4. 新生兒預防性用藥

✚ 知識補充站

淋病治癒標準為治療結束後2週內，在無性接觸史的情況下，符合下列的標準：

（1）臨床症狀和徵象會全部消失。

（2）在治療結束之後4～7天，取出子宮頸管分泌物，抹片及培養複查淋菌連續3次均為陽性反應。

15-8梅毒

（一）病原體、傳染途徑及分期

1. 病因：蒼白密螺旋體引起的慢性全身性性傳播疾病。

2. 傳播的方式：

（1）主要為性傳播，未經治療的病人在 1 年內最具有傳染性。

（2）病期超過 4 年基本上並無傳染性，但是可以透過胎盤來傳染給胎兒。

3. 分類與分期：

（1）根據傳播的途徑分為獲得性梅毒（後天梅毒）、胎傳梅毒（先天梅毒）。

（2）根據病程分為早期梅毒、晚期梅毒。

（二）臨床表現及處理原則

1. 臨床表現：

（1）一期梅毒：主要表現為硬下疳，經過 6 ～ 8 週會自行消失，而進入無症狀
潛伏期。

（2）二期梅毒：主要表現為皮膚梅毒疹，病毒由淋巴系統進入血液循環，出現
各種皮疹、蟲蝕性脫髮等。

（3）三期梅毒：出現永久性皮膚黏膜傷害，可能侵犯多種組織器官，危及生命；
基本損害為慢性肉芽腫。

2. 處理原則：

（1）早診斷，早治療，足量地規範用藥。

（2）同時治療性伴侶，治療期間禁止性生活。

（三）護理措施

1. 心理護理。

2. 健康教育：

（1）充分治療後應追蹤 2 ～ 3 年；第 1 年每 3 個月一次，以後每半年一次。

（2）治癒標準為臨床治癒及血清治癒。

（3）再治療之後至少 2 年不妊娠。

3. 孕婦護理：梅毒血清篩檢。

小博士解說

妊娠期間感染TORCh症候群，分別代表5種常見於懷孕流程中的感染，包括弓漿蟲感染
（Toxoplasmosis）、其他感染（Other）、德國麻疹感染（Rubella）、巨細胞病毒感染
（Cytomegalovirus）及皰疹病毒感染（Herpes Simplex Virs）；其他感染即包括梅毒、B型
鏈球菌、B型肝炎，孕期18週以內，胎盤內滋養細胞對胎兒有保護功能，故感染梅毒螺旋
體不會影響胎兒健康，因此，懷孕初期應檢驗梅毒。

早期的梅毒與晚期的梅毒的區別

早期的梅毒	1. 一期梅毒 2. 二期梅毒 3. 早期潛伏梅毒	病程少於 2 年
晚期的梅毒	1. 三期梅毒 2. 晚期潛伏梅毒	病程超過 2 年

梅毒對母體之影響

1. 流產、早產　　　　2. 死胎　　　　3. 死產

梅毒對胎兒、嬰幼兒之影響

1. 一、二期梅毒 100% 傳染性
2. 先天梅毒兒（胎傳梅毒兒）：若倖存，病死率和致殘率也很高，表現為楔狀齒、鞍鼻、角膜炎、神經性耳聾等。

✛ 知識補充站

　　晚期皮膚黏膜梅毒分為「結節型梅毒疹」和「梅毒瘤」兩種，大多發於頭部、前臂、肩胛等處；梅毒瘤又稱樹膠狀腫，結節大而圓、數量少、突出皮膚，導向逐漸軟化破潰，形成圓形或多環形有鑿緣的潰瘍，有濃稠的樹膠狀分泌物，上顎和鼻部的樹膠狀腫則可導致硬顎、鼻中膈穿孔，形成鞍鼻。梅毒感染10～20年後可能發生內臟損害，主要是梅毒性心臟病、主動脈瘤、脊髓癆、麻痹性痴呆等。

15-9後天性免疫缺乏症候群

（一）病因及傳染途徑

1. 病因：（1）又稱為愛滋病（AIDS），是由人類免疫缺乏病毒（HIV）所引起、以人類免疫系統功能嚴重損害為臨床特徵的性傳播疾病。（2）身體 T 淋細胞損害，導致持續性免疫缺乏，病人身體完全失去抵禦能力，極易受到各種機會性感染極多種罕見的腫瘤，死亡率較高。
2. 傳播的途徑：（1）HIV 主要存在於感染者的體液，如血液、精液、陰道分泌物、眼液、尿液、乳汁、腦脊液中。（2）主要的傳播途徑：性接觸直接傳播、血液傳播、母嬰傳播。

（二）臨床表現及處理原則

1. 臨床表現：（1）發病緩慢，早期常無明顯異常，發病後表現為全身性、進行性病變。（2）機會性感染：卡氏肺囊腫、弓型體、隱球菌、假絲酵母菌、巨細胞病毒、皰疹病毒等。（3）惡性腫瘤：卡氏肉瘤最多，呈現多重灶性，除皮膚廣泛損害之外，常波及口腔、直腸與淋巴。（4）皮膚的表現：口腔、咽喉、食道、腹股溝、肛門周圍等部位感染。
2. 處理原則：（1）目前無治癒方法，大多採用抗病毒藥物攻擊、破壞HIV，對症治療，改善宿主免疫缺陷。（2）抗病毒藥物包括干擾素、免疫刺激劑、對感染的特異性治療。（3）HIV 疫苗及免疫蛋白正在研製中。

（三）護理

1. 健康性行為的宣導教育，是目前愛滋病防治的最有效方法；包括杜絕三大傳染途徑、針對高危險族群展開宣傳教育及行為干預、做 HIV 抗體檢測及陽性反應者追蹤。
2. 正確地看待愛滋病，創造非歧視的社會環境。
3. 謹慎使用血製品，高危險險群不能捐血，對供血、捐血者做 HIV 抗體檢測，呈現陽性者要嚴禁供血。
4. 相關人士採取自我保護的措施，例如 1：10 ～ 100 的次氯酸鈉溶液擦拭物體表面，醫護人員要避免銳器的傷害。
5. 積極治療 HIV 感染的孕產婦。
6. 指導新生兒哺乳，以動物奶製品、奶粉和天然牛奶來餵養。

小博士解說

針對HIV食慾不振患者的護理措施，包括患者若因口腔潰瘍疼痛而無法由口進食，則進食前可以依照醫囑先給予止痛藥物；依據醫囑給予患者促進食慾的藥物，如黃體素製劑（Megestrol acetate），並監測其副作用；建議食用布丁、奶昔及人造乳酪，以增加蛋白質及熱量。

後天性免疫缺乏症候群對母兒之危害

母體	HIV 感染對妊娠無直接影響 （是指嬰兒出生體重、分娩孕齡、流產率方面）
胎兒及新生兒	1. 宮內感染：HIV 垂直傳播的主要方式，感染率高達 85%。 2. 終止妊娠：鑑於 HIV 感染對胎兒、新生兒高度的妊娠危害，對 HIV 感染合併妊娠者會終止妊娠。

機會性感染臨床症狀

1. 全身表現	原因不明的發燒、乏力、不適、削瘦。
2. 呼吸系統	發燒、咳嗽、胸痛、呼吸困難。
3. 中樞神經系統	頭痛、人格改變、意識障礙、侷限性感覺障礙、運動性神經障礙。
4. 消化系統	慢性腹瀉、體重下降、嚴重者電解質紊亂導致酸中毒。
5. 淋巴系統	部分病人有原因不明的淋巴結腫大，以頸部、腋窩最為明顯。

✚知識補充站

免疫缺乏分為先天性和繼發性兩類，前者主要見於嬰兒和兒童；若兒童出生後出現反覆感染，應到醫院檢查免疫功能，有免疫缺陷的兒童不可接種各種活疫苗。先天性免疫缺乏病因缺陷發生部位不同導致免疫功能低落程度各有所異，根據所波及的免疫細胞和組分的不同，分為特異性、非特異性免疫缺乏。特異性免疫缺乏主要表現為B細胞缺乏性疾病，發生在B淋巴細胞祖細胞階段，因不能成熟而無法生成抗體，致使免疫球蛋白水平降低或缺失。繼發性免疫缺陷病是指發生在其他疾病基礎上、放射線照射、免疫抑制劑長期使用及營養障礙所引起的免疫系統暫時或持久的損害，所導致的免疫功能低落，可能會引發感染、惡性腫瘤、蛋白質喪失、消耗過量或合成不足。

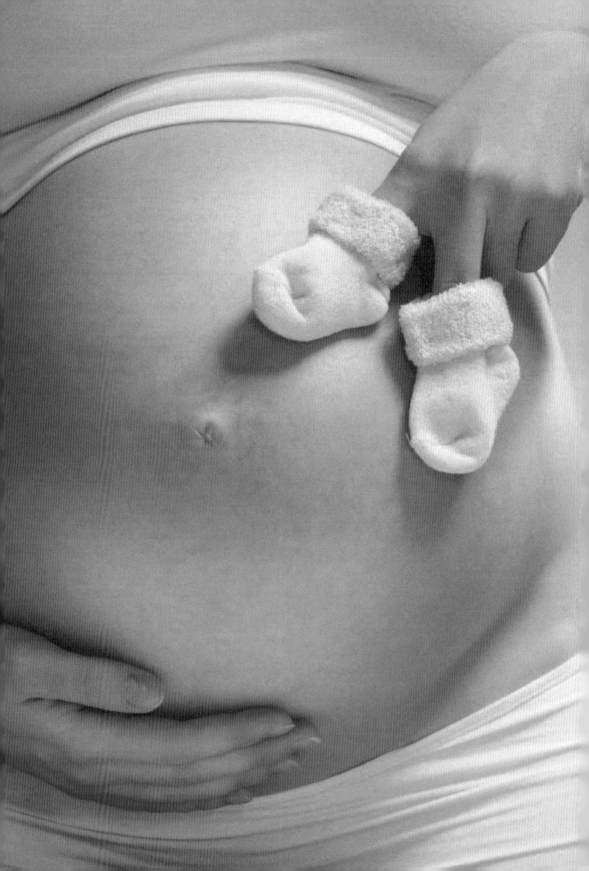

第六篇
婦女常見之護理

第16章
月經失調病人的護理

本章學習目標（Objectives）

1. 掌握功能失調性子宮出血（功血）、停經、痛經、圍停經期症候群的概念及病因。
2. 了解功能失調性子宮出血的分類及圍停經期症候群的階段。
3. 熟悉功能失調性子宮出血、停經、痛經、圍停經期症候群的症狀及徵象，並掌握適當護理措施。

16-1功能失調性子宮出血

（一）定義及病因

1. 定義：又稱為功血，是由於神經內分泌系統調節機制失常而引起的子宮異常出血，而全身及內外生殖器官無器質性病變。分為無排卵性功能失調性子宮出血（85%）、排卵性功能失調性子宮出血（15%），大多見於青春期和更年期，常表現為月經失去正常的規律，例如月經週期長短不一，經期延長，經量過多，甚至不規則的陰道出血。
2. 病因：
   （1）無排卵性功血：（a）青春期：下丘腦——垂體——卵巢軸調節功能未健全，與卵巢間未建立穩定的週期性調節，對雌激素的正回饋功能不敏感，垂體分泌的促卵泡生成素（FSH）相對不足，促黃體生成素（Lh）無高峰形成，儘管有成批的卵泡生長，卻無排卵。（b）更年期：卵巢功能衰退。
   （2）排卵性宮血：大多發生於育齡期，黃體功能不足、子宮內膜不規則脫落。

（二）臨床表現及處理的原則

1. 臨床表現：
   （1）無排卵性功血：子宮不規則出血、週期紊亂、出血量時多時少，會伴隨貧血。
   （2）排卵性功出血：（a）黃體功能不足導致週期縮短，不孕、流產。（b）子宮內膜不規則脫落導致經期延長，出血量較多。
2. 處理的原則：
   （1）無排卵性功血：（a）支援式治療。（b）藥物治療：積極地止血、調整月經週期、促進排卵（青春期）；制止出血，調整週期、減少經量（更年期）。（c）手術治療：刮宮術最為常用。
   （2）排卵性宮血：（a）黃體功能不足：促進卵泡發育、刺激黃體功能及黃體功能替代。（b）子宮內膜不規則脫落：調節下丘腦 - 垂體 - 卵巢軸的回饋功能。

（三）護理

1. 護理評估：病史（區分異常子宮出血的類型）、身心狀況、診斷檢查（診斷性刮宮，經前 3 ～ 7 天或來潮 12 小時之內；不規則流血者可以隨時做刮宮、基礎體溫測定）。
2. 可能的護理診斷：（1）子宮異常出血導致貧血，感到疲乏。（2）長期陰道流血導致上行性感染的危險。
3. 護理措施：一般護理、預防感染、性激素治療（按時按量服用，在血止之後才能減量，治療期間有陰道不規則流血及時就診）。

小博士解說

功血所做的診斷性刮宮，應於月經前3～7天或月經來潮12小時之內刮宮，無排卵者見增生期變化，無分泌期變化；月經期第5～6日刮宮，仍見到分泌期變化黃體萎縮不全；病檢可排除內膜病變。

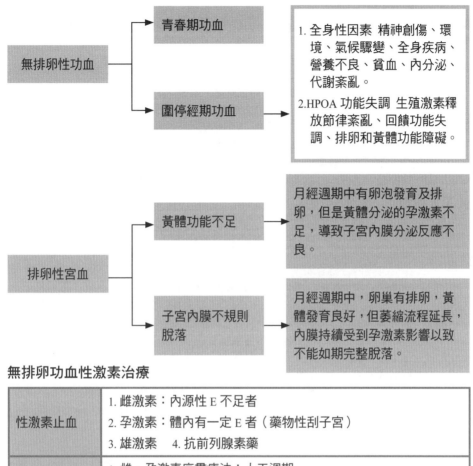

無排卵功血性激素治療

性激素止血	1. 雌激素：內源性 E 不足者
	2. 孕激素：體內有一定 E 者（藥物性刮子宮）
	3. 雄激素　　4. 抗前列腺素藥
調整月經週期	1. 雌、孕激素序貫療法：人工週期
	2. 雌、孕激素合併使用
	3. 後半週期療法
促進排卵	1. 適用於青春期功血和育齡期功血無排卵不孕患者
	2.vCC、hCG、hMG、GnRha
手術治療	1. 刮子宮術：明確診斷，迅速止血。
	2. 子宮內膜切除術　　3. 子宮切除術

✚ 知識補充站

　　排卵性宮血的病史，包括月經過多，即月經週期規則，經量過多（多於80ml）或經期延長（長於7天）；月經頻發，即月經週期規則，短於21天；不規則出血，即月經週期不規則，在兩次月經週期之間任何時候發生子宮出血；月經頻多，即月經週期不規則，經量過多。

16-2停經

（一）分類

1. 分類：
   （1）原發性停經：年齡超過 16 歲、第二性徵已發育，仍無月經來潮者；年齡超過 14 歲、第二性徵尚未發育，且無月經來潮者。
   （2）繼發性停經：正常月經建立後，因為病理性的原因，月經停止 6 個月以上；或按照自身月經週期來計算，停經 3 個週期以上者。根據其發病原因，又可以分為生理性停經（青春期前、妊娠期、哺乳期、停經後月經不來潮的生理現象）和病理性停經。

（二）護理

1. 護理評估：
   （1）病史：（a）原發性停經：常由於遺傳性因素或先天性發育缺陷所致，應注意生殖器官和第二性徵發育情況、家族史。（b）繼發性停經：與下丘腦—垂體—卵巢的神經內分泌調節、子宮內膜對性激素的週期性反應、下生殖道的暢通有關。
   （2）身體的狀況：（a）了解病人停經類型、時間及伴隨症狀。（b）觀察精神狀況、智力發育、營養與健康情況。（c）全身及第二性徵發育。（d）婦科檢查生殖器官有無異常、畸形與腫瘤。
   （3）心理的狀況：病人擔心停經對健康、性生活、生育有影響，病程過長及治療效果不佳亦會加重病人、家屬的心理壓力，產生情緒低落、焦慮，又加重停經。
   （4）輔助性檢查：（a）子宮功能檢查：診斷性刮宮、子宮輸卵管碘油攝影、藥物撤退實驗。（b）卵巢功能檢查：超音波、基礎體溫、子宮頸黏液結晶檢查、陰道脫落細胞檢查等。（c）垂體功能檢查。（d）其他檢查：染色體檢查、內分泌檢查等。
2. 護理措施：
   （1）心理護理：使病人了解停經與女性特徵、生育及健康的關係，減輕心理壓力。
   （2）指導適量用藥：適度地使用性激素，使病人了解其功能、副作用、用藥方法及注意事項。
   （3）健康諮詢：鼓勵病人保持心情的舒暢，注意適當增加營養，並養成運動的習慣以增強體質。
   （4）誘發排卵。

小博士解說

　　子宮內膜功能檢查包括孕激素實驗，每天1次、連用3～5天，以黃體酮10～20mg肌注，停藥後 3～7 天，有子宮出血者可排除子宮性停經，若對孕激素無反應，應進一步作雌激素實驗。雌激素實驗為每晚口服己烯雌酚1mg，連續20天，為使停藥後子宮內膜脫落完全，最後5天加服10mg醋酸甲羥孕酮（安宮黃體酮），停藥後3～7天，有子宮出血者即子宮內膜功能正常，停經可能是因為體內雌激素水準低落所導致；無子宮出血者則可能是子宮內膜有缺陷或損壞，可以診斷為子宮性停經。

繼發性停經的病因

下丘腦性停經 最常見，以功能性原因為主	1. 精神因素：精神創傷、緊張憂慮、環境改變、過度勞累等心理因素，會使內分泌調節系統紊亂而產生停經其大多為一時性，會自行恢復。 2. 劇烈運動、體重下降、神經性厭食：因為初潮發生和月經維持有賴於一定比例的身體脂肪，中樞神經對體重下降極為敏感。 3. 藥物：長期服用甾體類避孕藥、吩噻嗪衍生物、利血平等，會引起停經和異常乳汁分泌導致一般在停藥之後 3～6 個月會恢復。
垂體性停經 垂體前葉質性病變或功能失調	1. 垂體梗塞：常見於產後出血使垂體壞死，出現停經、性慾減退、毛髮脫落、第二性徵衰退、畏寒、嗜睡、低血壓、基礎代謝率降低等席漢症候群。 2. 垂體腫瘤：引起停經溢乳症候群
卵巢性停經 因為性激素水平低落，子宮內膜無週期性變化。	1. 卵巢功能早衰：40 歲前停經者，常會伴隨圍停經期症候群。 2. 卵巢功能性腫瘤：卵巢切除或組織破壞 3. 多囊性卵巢症候群：長期無排卵及高度雄性激素，表現為停經、不孕、肥胖、多毛、雙側卵巢增大。
子宮性停經 月經調節功能及第二性徵發育正常，但子宮內膜遭受破壞或對卵巢激素不能產生正常反應。	1. 先天性子宮發育不良或子宮切除術之後 2. 子宮內膜損傷：子宮腔放射線治療之後、結核性子宮內膜炎、Asherman 症候群。
其他的內分泌功能異常	1. 甲狀腺功能減退或亢進 2. 腎上腺皮質功能亢進、糖尿病。

✚ 知識補充站

Asherman症候群是指婦女在過去曾經終止妊娠、現在難以順利受孕，可能是因為子宮瘢痕、子宮黏連所導致。若希望受孕，體外受精等輔助生殖技術對於Asherman症候群患者無效，必須先進行附帶沾黏剝離的子宮鏡檢查以及分階段手術，重建子宮腔之後再進行。

16-3痛經

（一）定義及病因
1. 定義：在月經來潮前後或月經期間出現下腹疼痛、墜脹伴隨腰痠及其他不適，嚴重影響生活和工作的品質。
2. 痛經分為原發性和繼發性兩類：（1）原發性痛經：又稱為功能性痛經，生殖器官無器質性病變。（2）繼發性痛經：盆腔器質性病變所引起的痛經。
3. 病因：（1）全身的因素：精神、神經、遺傳。（2）內分泌的因素：子宮內膜、經血中子宮收縮含前列腺素（*PG*）量上升：(a)缺血、壓力上升，導致腹痛。(b)胃腸平滑肌收縮，導致嘔吐。

（二）臨床表現及處理原則
1. 臨床表現：（1）下腹痛。（2）噁心、嘔吐、潮紅、昏厥等併發症。（3）婦科檢查無異常發現。
2. 處理原則：（1）一般性治療：增強體質、經期衛生。（2）繼發性痛經對因治療：子宮發育不佳以人工週期治療、子宮頸管狹窄以子宮頸管擴張鬆解黏連狹窄、性抑制排卵以人工週期、避孕藥治療。（3）對症治療：抑制前列腺素合成藥的止痛劑、因為精神因素所導致的痛經者給予鎮靜劑。

（三）護理
1. 護理評估：（1）病史：病人的年齡、月經史、疼痛部位、性質、程度、伴隨症狀。（2）身心狀況：病人可能因缺乏痛經相關知識，擔心痛經可能會影響健康及婚後生育能力，表現為情緒低落、煩躁、焦慮。（3）輔助性檢查：超音波檢查生殖器官有無器質性病變。
2. 護理措施：
   （1）緩解疼痛：適當休息，按摩下腹部；遵照醫囑給予解痙、鎮痛藥劑，常用藥物包括前列腺素合成酶抑制劑（消炎痛）、解痙藥阿托品，亦可以選擇使用避孕藥或中藥治療。
   （2）減輕焦慮：講解關於痛經的知識及緩解疼痛的方法，讓病人了解月經期下腹墜脹、腰痠、頭痛等輕度不適屬於生理反應，原發性痛經並不會影響生育。
   （3）健康教育：在經期要保持心情愉快，避免劇烈運動或過於勞累，防寒保暖，注意衛生。

小博士解說

　　經痛並不是經前症候群的症狀之一，經痛是在月經期間發生的，而經前症候群則是在月經發生前兩個禮拜出現症狀，月經來潮後馬上消失，這是因為黃體素與動情激素在月經來臨前會達到最高點。經前症候群的臨床表現，在生理上會出現發燒潮紅、頭痛、噁心、倦怠、青春痘、皮膚粗糙，胸部腫脹、下腹部腫脹、身體浮腫、便秘、腹瀉等的身體不適；在情緒上則容易出現易怒、暴躁、悲傷、敏感、失眠、情緒不穩、焦慮等。

原發性痛經

影響因素	1. 月經期子宮內膜釋放前列腺素會增多 2. 內分泌 3. 免疫功能 4. 寒冷刺激 5. 劇烈運動 6. 精神神經
好發年齡	常見於青少年，大多發生於有排卵的月經週期。
主要症狀	1. 最早出現在月經來潮之前 12 小時，月經第 1 天疼痛最劇烈，在 2～3 天之後會逐漸緩解。 2. 疼痛呈現痙攣性，常放射至腰骶部，會伴隨臉色蒼白、冷汗、噁心、嘔吐、腹瀉、頭暈、乏力等。 3. 痛經通常於月經初潮後 1～2 年發病

✚ 知識補充站

　　繼發性痛經發生的原因，可能為子宮頸管狹窄主要是月經外流受阻所引起、子宮發育不佳亦容易合併血液供應異常，造成子宮缺血、缺氧而引起痛經；若婦女子宮位置極度後屈或前屈，可影響經血通暢而致痛經。血沉、白帶細菌培養、盆腔超音波、子宮輸卵管攝影、診斷性刮宮、宮腔鏡、腹腔鏡檢查，皆可及早查明痛經之發病原因；宮腔鏡檢查可以在診斷性刮宮之後進行，會發現刮宮可能遺漏的病灶，例如小肌瘤、息肉、潰瘍等。

16-4 圍停經期症候群

（一）概念及病因

1. 定義：指從接近停經出現與停經有關的內分泌、生物學和臨床特徵起至停經一年內的期間，即停經過渡期至停經之後 1 年。
2. 內分泌變化：
   （1）雌激素（E）下降，促卵泡激素（FSH）升高，黃體素（P）相對不足或缺乏；因為 FSH 上升，刺激 E 分泌，代償性升高。
   （2）卵泡耗竭，E 低落，月經終止。

（二）臨床表現及處理原則

1. 臨床表現：
   （1）月經的改變：月經頻發、月經稀發、不規則子宮出血、停經。
   （2）全身的症狀：潮紅、潮熱、憂鬱型或興奮型精神神經症狀。
   （3）心血管症狀：血壓升高或波動、假性心絞痛、肢體血管痙攣性疼痛、發麻、蟻走感。
   （4）泌尿、生殖道症狀：乳房萎縮、下垂。外陰部、陰道發乾、性交痛。尿急、尿失禁，易於感染。
   （5）骨質疏鬆症。
   （6）皮膚、毛髮的變化：皮膚皺紋增多，皮膚乾燥、皸裂，色素沉著；口唇上方毫毛消失，代之恆久毛，陰毛、腋毛不同程度喪失。
   （7）性慾及性生活的改變。
2. 處理的原則：
   （1）一般性治療：心理治療、鎮靜藥輔助睡眠、穀維素調節自主神經功能、預防骨質疏鬆。
   （2）停經過渡期：預防和排除子宮內膜惡性病變，採用藥物治療控制月經紊亂症狀。
   （3）停經及停經後期：激素替代療法。

（三）護理

1. 護理評估：病史（月經史、生育史、高血壓、內分泌疾病）、身心狀況（卵巢功能減退及雌激素不足、家庭因素和社會環境、個性特色與精神因素引起的症狀）、診斷檢查（婦科檢查、輔助性檢查）。
2. 護理診斷：（1）精神和神經症狀等圍停經期症候群症狀導致自我形象紊亂。（2）缺乏圍停經期自我保健的知識。
3. 護理措施：健康教育（建立諮詢門診、介紹減輕症狀的方法）、心理護理、接受 hRT 患者的護理（明確適應症與禁忌症、使用最小有效劑量、不同製劑的使用途徑與時間）。

小博士解說

李女士，50歲，近6個月出現臉潮紅、心悸、月經週期不規則、月經量少且顏色淡，進入更年期。李女士生殖內分泌系統的變化，因卵巢衰退而雌性激素分泌減少及濾泡刺激素（FSH）分泌增加。

圍停經期婦女易發生的疾病	1. 功能失調性子宮出血 2. 老年性陰道炎 3. 子宮頸癌 4. 子宮內膜癌 5. 卵巢惡性腫瘤 6. 外陰癌 7. 冠狀動脈粥狀硬化 8. 骨質疏鬆
圍停經期婦科檢查	1. 外陰萎縮，大小陰唇變薄，皺襞減少，陰道萎縮，陰道壁彈性差，易發生老年性陰道炎。 2. 子宮頸萎縮，分泌物減少，子宮、輸卵管及卵巢均萎縮。
圍停經期婦女的自我保健	1. 重視症狀 2. 肛提肌運動 3. 指導避孕 4. 指導性生活 5. 定期體檢 6. 積極地補鈣、天然植物雌激素（例如大豆異黃酮）。

✚ 知識補充站

有關更年期賀爾蒙補充療法（hRT），予施打雌性素及黃體素，可以緩解更年期不適症狀，包括熱潮紅、失眠，也能增加膠原製造速度，預防骨質疏鬆及心血管疾病，但有常見全身或乳房腫脹、頭痛等副作用，2002年美國國家衛生研究院研究發現，賀爾蒙療法予罹患乳癌相關。當更年期症狀減輕之後，建議在6～9個月內逐漸減藥及停藥。

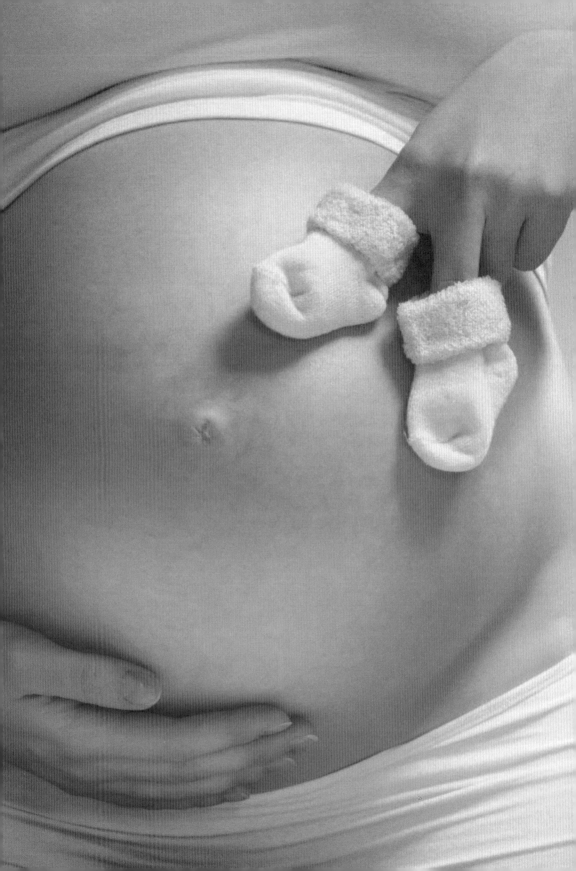

第六篇
婦女常見之護理

第17章
妊娠滋養細胞疾病病人的護理

本章學習目標（Objectives）

1. 了解葡萄胎、侵蝕性葡萄胎、絨毛膜癌的概念。
2. 熟悉葡萄胎組織學特徵、侵蝕性葡萄胎和絨癌的病理區別。
3. 掌握上述疾病病人的症狀、徵象和輔助檢查，並掌握護理評估、常見的護理診斷，熟練掌握護理措施。

17-1葡萄胎

（一）概論

1. 妊娠滋養細胞疾病（GTD）是一組來源於胎盤絨毛滋養細胞的疾病；根據滋養層細胞增生程度、有無絨毛、侵蝕能力及其他生物學特性，分為葡萄胎、侵蝕性葡萄胎、絨毛膜癌。
2. 葡萄胎的定義：組成胎盤的絨毛滋養細胞增生，絨毛發生水腫變性，形成水泡，水泡間相連成串，形如葡萄而得名，是一種滋養細胞的良性病變；分為完全性、部分性。
3. 病因：
   （1）年齡大於 40 歲和小於 20 歲，是發生完全性葡萄胎的高危險因素，部分性葡萄胎與孕婦年齡無關。
   （2）有明顯的地域差異，東南亞地區發病率比歐美國家高。
   （3）侵蝕性葡萄胎來自於良性葡萄胎，多數於葡萄胎清除後 6 個月內發生；絨癌 50% 來自於良性葡萄胎，大多於葡萄胎清除後 1 年以上發生。

（二）病理、臨床表現及處理原則

1. 病理：（1）病變侷限於子宮之內，不會侵入肌層，也不會發生遠處轉移。（2）肉眼觀察：葡萄狀水泡大小不一，內含黏液，水泡間充滿血液及凝血塊；顯微鏡下—滋養細胞增生、絨毛間質水腫、間質內血管消失。（3）卵巢黃素化會導致卵巢黃素囊腫。
2. 臨床表現：（1）停經後陰道流血：停經 1～2 個月出現不規則反復陰道流血，可以在血中發現水泡狀物；繼發貧血及感染。（2）子宮異常增大、變軟。（3）妊娠嘔吐及妊高症表現。（4）卵巢黃素囊腫。（5）腹痛。
3. 處理的原則：即時清空子宮腔的內容物。

（三）護理

1. 護理評估：病史（滋養細胞疾病史、月經史、生育史、妊娠反應、陰道流血、水泡狀物）、身心狀況、診斷檢查人絨毛促性腺激素（HCG）測定、超音波檢查、杜普勒胎心測定。
2. 護理措施：
   （1）心理上的支持。
   （2）嚴密地觀察病情：陰道流血、生命徵象、HCG。
   （3）配合治療：配血、開放靜脈（術前）；觀察反應（術中）；刮出物送檢、會陰部護理（術後）。
   （4）健康教育：（a）營養、休息、預防感染。（b）刮宮術後 1 個月禁止性生活；在 2 年之內避孕。（c）做好追蹤的工作，在第一次刮宮之後，每週檢查一次血尿 HCG，3 個月後每半月一次，再 3 個月後每月一次，然後半年一次，共 2 次；一共追蹤 2 年。

小博士解說

葡萄胎通常於第一、第二妊娠期出血，並有少量葡萄狀水泡自陰道排出，婦女通常有貧血現象。

完全性葡萄胎、部分性葡萄胎型態與核型之比較

	完全性葡萄胎	部分性葡萄胎
胚胎和胎兒組織	缺乏	存在
絨毛間質水腫	瀰漫	侷限
滋養細胞增生	瀰漫	侷限
絨毛輪廓	規則	不規則
絨毛間質內血管	缺乏	存在
核型	雙倍體	三、四倍體

護理處理	清除子宮腔內容物	1. 使用大號吸管吸出子宮腔的內容物，等待子宮收縮小之後再慎重刮宮。 2. 刮出物送病檢 3. 術中防止穿孔和大出血 4. 不易一次刮除乾淨，一般於 1 週後再次刮宮。
	子宮切除	1. 無生育要求 2. 子宮增大迅速 3. 年齡超過 40 歲
	預防性化療	1. 年齡超過 40 歲 2. 刮宮之前 HCG 值會異常升高 3. 刮宮之後 HCG 值並不會進行性下降 4. 子宮明顯地增大或短期內迅速增大 5. 黃素化囊腫直徑大於 6cm 6. 滋養細胞高度增生或伴隨不典型增生 7. 出現可以轉移灶 8. 無條件追蹤者

✚ 知識補充站

　　有關葡萄胎妊娠，孕婦血清中的 β -hCG值比正常懷孕者高，在24小時之內會增至100～200萬mIU/ml以上，因此引發妊娠劇吐現象，其他症狀包括聽不到胎心音、第一、第二孕期陰道出血，呈現鮮紅或棕色；滋養細胞增大及大量血塊堆積，致使子宮迅速增大，超過正常妊娠應有大小；出現妊娠誘發性高血壓、DIC、甲狀腺中毒症（機能亢進）、肺栓塞等。

17-2侵蝕性葡萄胎

（一）定義及病理

1. 定義：葡萄胎組織侵入子宮肌層引起組織破壞，或併發子宮外轉移者。
2. 病理：（1）肉眼可見水泡狀物或血塊，葡萄胎組織侵蝕肌層或其他部位，可見子宮表面有單個或多個紫色結節。（2）顯微鏡觀察滋養細胞顯著增生；有明顯的出血或壞死；可以見到變性的或完好的絨毛結構。

（二）臨床表現及處理原則

1. 臨床表現：（1）原發灶表現：葡萄胎清除術後不規則陰道流血、子宮復舊延遲、黃素囊腫持續存在、腹痛腹腔內出血、轉移性腫塊。（2）轉移灶的表現：肺（咳嗽、血痰、反復咳血、胸痛）、陰道及子宮旁組織（紫藍色結節，破潰後大出血）、肝（疼痛及出血）、腦（死亡率高）。
2. 處理的原則：以化療為主，在無效時執行子宮切除。

（三）護理

1. 做好患者的心理護理，盡力解除其心理負擔，能夠積極地配合治療。
2. 攝取營養豐富、易消化的食物，增強身體抵抗力。
3. 加強個人衛生，預防感染；護理人員嚴格執行無菌技術操作和消毒隔離制度，有感染者應予以隔離。
4. 密切觀察病人的徵象及病情的變化，發現有癌轉移徵象，立即通知醫師並迅速做好急救準備。
5. 配藥必須準確，按照體重來計算，在半個療程之後時，必須再測體重一次，調整劑量，並嚴密地觀察化療藥物的毒副作用，給予相關的護理措施。
6. 手術後患者的護理：（1）注意術後出血和感染、傷口癒合情況，繼續觀察化療藥物的反應。（2）口腔潰瘍的護理：多喝水，保持口腔的衛生，有潰瘍而疼痛者，可以使用 0.25% 的卡因溶液來噴口腔。（3）偽膜性腸炎患者的護理：是極嚴重的併發症，應切注意患者的大便情況，以便及時治療。（4）腦轉移患者的護理：準備好搶救的藥品、吸氧及吸痰器材、開口器等，並且防止墜床和壓瘡發生。

小博士解說

侵蝕性葡萄胎可以分為下列三型：

I型：肉眼可以見到大量水泡，形態上似葡萄胎，但是已侵入子宮肌層或血竇，附近組織很少出血壞死。

II型：肉眼可以見到少至中等量水泡，組織有出血壞死，滋養細胞中度增生，部分細胞有分化不良。

III型：腫瘤幾乎全部為壞死組織和血塊，肉眼需要仔細才能見少數的水泡，個別僅在顯微鏡下才能找到腫大的絨毛，滋養細胞高度增生並分化不良，在形成上極類似絨毛膜癌。

侵蝕性葡萄胎診斷的依據

1. 葡萄胎排出後，有不規則陰道出血或咯血。	
2. 婦科檢查	陰道會見到紫藍色結節、子宮增大且質軟或有突出不平。
3. 胸腔 X 光檢查	可以見到肺棉球狀轉移灶。
4. 妊娠實驗陽性反應	血及尿液 HCG 含量持續不恢復正常，有的恢復正常或下降接近正常之後會再度地升高。
5. 診斷性刮宮	病理檢查結果為陰性反應者不能排除惡性葡萄胎
6. 在子宮切除術之後，病理檢查可以確診。	病理特色為葡萄胎組織侵入肌層，滋養細胞增生活躍，組織壞死、出血，可以見到絨毛結構。
7. 保留子宮者可以做超音波檢查、子宮碘油造影及盆腔動脈造影。	有無葡萄胎組織侵入肌層

✚ **知識補充站**

　　侵蝕性葡萄胎的好轉標準為症狀消失或好轉、轉移灶明顯縮小、妊娠實驗陰性或弱陽性反應，血液或尿液HCG接近正常；痊癒標準為（1）症狀及徵象消失（2）妊娠實驗陰性反應或血液、尿液HCG正常之後，定期地追蹤複查，結果均為陰性反應或正常，回診包括婦科檢查、胸部X光檢查，在5年之內並無復發即為治癒。

17-3絨毛膜癌

（一）定義及病理

1. 定義：簡稱絨癌，滋養細胞高度增生，完全喪失絨毛結構，是一種高度惡性腫瘤，具有更廣泛的侵蝕和轉移能力；多數繼發於葡萄胎，少數發生於足月產、流產、異位妊娠後，也可以發生於停經後。

2. 病理：
   （1）表面呈現紫色而切面為暗紅色結節，常會伴隨出血、壞死及感染，質地軟脆，極易於出血。
   （2）增生的細胞滋養細胞和合體滋養細胞侵犯子宮肌層及血管。絨毛結構消失。

（二）臨床表現及處理的原則

1. 臨床表現：
   （1）原發灶表現：葡萄胎刮子宮手術之後不規則陰道流血、腹痛、盆腔腫塊及內出血。
   （2）轉移灶表現：肺、陰道、肝、腦。

2. 處理的原則：以化療為主，手術、放射線治療為輔。

（三）護理

1. 轉移灶的護理：
   （1）肺部的轉移：休息及吸氧、鎮靜及化療、咳血者採取頭低側臥位。
   （2）陰道轉移：減少局部的刺激、大出血以長紗布條壓迫及配血備用、預防感染。
   （3）腦部的轉移：要臥床休息、嚴密地觀察、配合治療（用藥、診斷檢查）、預防併發症（吸入性肺炎、褥瘡等）、昏迷病人的處理。

2. 注重心理護理。

3. 飲食宜清淡，多補充維生素 B_1、C、E以及適量的蛋白質、醣類，避免食用難消化、刺激性的食物。

小博士解說

絨毛膜癌會引起輸卵管水腫、黏膜變薄，不利於精子和卵子的整合，且不及時治療，病情加重，輸卵管會因為黏膜上皮細胞的壞死，出現黏連、堵塞，影響精子的透過，即使和卵子整合了也不能及時到達子宮，可能會引起子宮外孕；除了不孕，因卵巢功能受到損害，致使第二性徵弱化消失、內分泌失調。絨毛膜癌的感染途徑可以經由闌尾、淋巴道、血行播散等，不潔的性行為也會引起絨毛膜癌症，若未及時治療，會演變成慢性絨毛膜癌，阻塞輸卵管，導致宮外孕或不孕症。

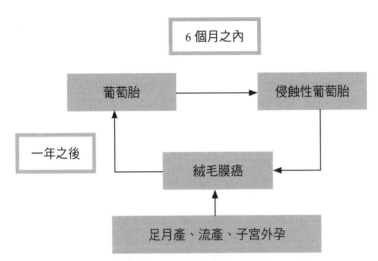

完全性葡萄胎部分性葡萄胎型態與核型之比較

	葡萄胎（*hM*）	侵蝕性葡萄胎（*IhM*）	絨毛膜癌（*CC*）
先行妊娠	無	葡萄胎	各種妊娠
潛伏期	無	大多在 6 個月之內	經常會超過 6 個月
絨毛	有	有	無
滋養細胞增生	輕度	由輕到重	重度
浸潤程度	重蛻膜層	肌層或遠處轉移	肌層或遠處轉移
組織壞死	無	有	有
HCG	陽性反應	IhM 在葡萄胎排空後 8 週，HCG 持續陽性反應，或一度陰性反應之後又轉為陽性反應	在葡萄胎清除子宮、人工流產、自然流產、異位妊娠清除或足月妊娠分娩之後，HCG 在規定時間並未降至正常的水準並有所上升
處理原則	清洗子宮	化療	化療

➕ 知識補充站

葡萄胎的產科檢查，子宮在停經的月份較大，捫不到胎體，都普勒檢查聽不到胎心音，超音波檢查則可以見到子宮腔充滿雪花狀迴聲，測不到胚胎及胎盤。侵蝕性葡萄胎與絨毛膜癌的診斷檢查，皆可以見到子宮增大而軟化，發生陰道子宮頸轉移時局部可以見到紫藍色結節，於葡萄胎刮出物組織學檢查，見到大量的滋養細胞和壞死出血，若發現有絨毛結構，則可以排除 CC。

17-4化療病人的護理

（一）概念及功能機制

1. 概念：廣義上是指對病原微生物、寄生蟲所引起的感染性疾病以及腫瘤採用化學藥物治療的方法，簡稱為化療；狹義上化療大多指對於腫瘤的化學藥物治療。
2. 功能機制：影響 DNA 的合成、干擾 RNA 的複製、干擾轉錄及抑制 mRNA 合成、阻止紡錘絲形成、阻止蛋白質的合成。

（二）藥物種類及常見副作用

1. 藥物種類：烷化劑、抗代謝藥物、抗生素、抗腫瘤植物藥。
2. 常見藥物的副作用：（1）造血功能障礙：（a）相關因素：與藥物的濃度和時間、患者年齡、腫瘤大小、病人的營養狀況、患者的肝腎功能有關。（b）骨髓抑制表現：白血球特別是中性粒細胞和血小板的減少、合併感染、出血。（2）消化道反應：食慾不振、噁心、嘔吐（急性、遲發性、預期性）。（3）口腔潰瘍：藥物對黏膜的直接損傷，黏膜炎會引起劇烈的疼痛，而嚴重地影響進食，甚至唾液的下嚥，而增加了繼發全身性感染的危險。藥物中毒性肝炎。（4）肝功能損傷：轉氨酶升高，也可以見到黃疸、肝腫大、疼痛。（5）皮疹、脫髮：皮疹最常見於免疫調節劑（*MTX*）之後，嚴重者會引起剝脫性皮炎，威脅病人生命；脫髮常見於 MTX 和 KSM 後，在停藥之後即可以重新生長。（6）皮膚色素沉澱。（7）心血管系統反應：阿黴素引起包括急性心臟毒性反應、慢性劑量累積性心臟毒性反應、遲發性心臟毒性反應。（7）泌尿道生殖系統反應—對泌尿系統的影響主要包括腎損害和出血性膀胱炎；化療藥物可能抑制卵巢始基細胞的發育，並損傷卵母細胞，影響卵巢的功能。（8）局部組織壞死。（9）靜脈炎及血栓性靜脈炎。

（三）護理

1. 護理評估：病史、身心狀況、診斷檢查白血球（*WBC*）　若小於 4.0×10^9/L 則不能用藥；白血球若大於 3.0×10^9/L 則考慮停藥。
2. 護理診斷：
   （1）化療致噁心、嘔吐，致使體液不足。
   （2）化療引起白血球減少，有感染的危險。
3. 藥物毒副作用的護理措施：監測 WBC 的數目（WBC<1.0×10^9/L 者要做保護性隔離）、減少噁心及嘔吐、口腔潰瘍的護理。

小博士解說

　　有關子宮頸癌婦女接受體腔內放射線治療的護理計畫，包括限制孕婦及孩童訪客，攝取大量水分、高蛋白、高熱量的低渣飲食並避免刺激性食物，治療期間鼓勵執行床上運動，以及評估血液檢查，白血球在3000/mm^{3}以上、血紅素在10gm%以上才可以接受治療。

可能發生骨髓抑制的危險因素

1. 肝、腎功能障礙會降低某些藥物的代謝和排泄，增加化療藥物的毒性。
2. 營養不良使骨髓修復能力下降
3. 以往化療可使骨髓萎縮或纖維化
4. 各種感染因周圍中性粒細胞的需求量增加、消耗增多，會進一步加重中性粒細胞減少症。
5. 葉酸和維生素 B12 缺乏會引起中性粒細胞的無效生成
6. 有活動性出血
7. 糖尿病病人對化療忍耐性差，白血球減少時易發生感染且難以控制。

化療病人的護理措施

1. 嚴密觀察病人大便次數、性質、量及顏色。
2. 可用鴉片酊
3. 服用乳酸桿菌製劑如使乳酸桿菌在腸道內生長
4. 同時選用萬古黴素、鹽酸去甲萬古黴素或甲硝唑等。
5. 口腔護理：注意口腔衛生並鼓勵病人多喝水，避免辛辣刺激食物。
6. 監護肝臟功能：在停止化療之後 1 週，宜重複做血清轉氨酶測定 1 次。
7. 皮膚的護理：會陰傷口可以局部塗抹氧化鋅軟膏，腹股溝處用紗布隔開。
8. 藥液外滲後的護理：立即用生理鹽水或普魯卡因作局部性的浸潤注射，並使用冰袋冷敷 6 ～ 12 小時至消失為止。
9. 營養護理
10. 脫髮病人的護理
11. 遵醫囑透過不同途徑給藥，控制給藥速度和給藥順序。
12. 合理安排病房環境：病房人數安排最好是 2 ～ 3 人，保持病房清潔、通風，每週定時用紫外線進行病房消毒。
13. 心理護理

✛ 知識補充站

1 歲半的小美因為罹患急性淋巴性白血病而住院接受化學治療，較恰當的護理措施為採取保護性隔離措施，並在照護前後確實洗手。

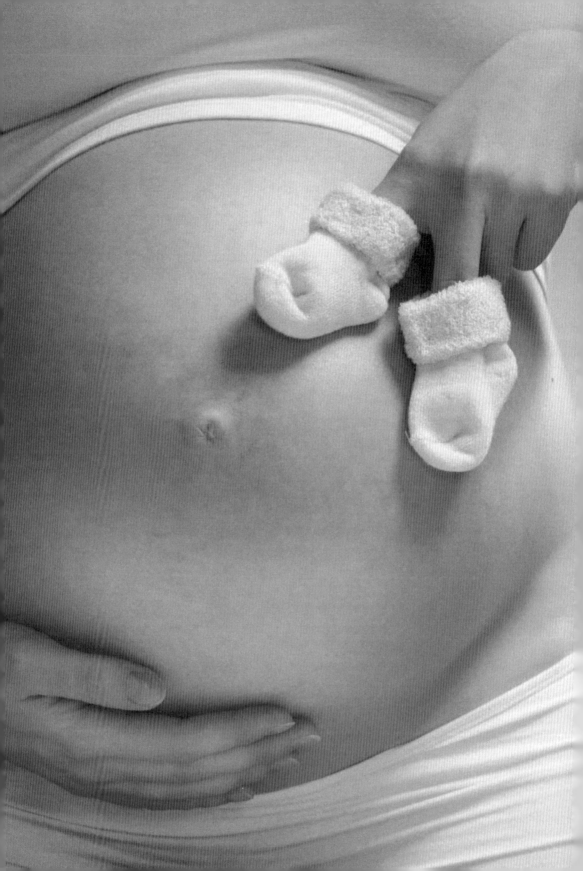

第六篇
婦女常見之護理

第18章
腹部手術病人的護理

本章學習目標（Objectives）

1. 掌握子宮頸癌、子宮肌瘤、子宮內膜癌、卵巢腫瘤的概念。

2. 了解子宮頸癌的分期、子宮肌瘤的分類、卵巢腫瘤的處理原則。

3. 熟悉子宮頸癌、子宮肌瘤、子宮內膜癌、卵巢腫瘤病人的症狀、徵象和輔助檢查，掌握護理評估、常見的護理診斷及護理措施。

18-1腹部手術病人的一般性護理

（一）婦產科腹部手術種類

1. 按照手術急緩程度來劃分：擇期手術、限期手術、急診手術。
2. 按照手術範圍來劃分：解剖子宮探查術、附件切除術、次全子宮切除術、全子宮切除術等。
3. 適應症：子宮本身病變或因為附件病變而不能保留子宮、附件病變，例如輸卵管囊腫或卵巢囊腫、盆腔腫塊、診斷不明的急腹症、經由陰道分娩困難。

（二）準備及護理

1. 術前準備：（1）心理上的支持。（2）全身狀況護理與評估：營養的狀況、各個內臟器官功能、術前合併症；積極糾正患者的營養不良狀況，處理合併症，增強身體的忍耐力。（3）術前指導：疾病手術指導、合併症及併發症預防指導、飲食指導、知識評估及指導（對手術了解程度、保健知識及術後注意事項、糾正不正確的認識；手術及麻醉情況、切除子宮與卵巢對生活的影響、術後併發症的預防）。（4）手術前一天的護理：皮膚的準備（範圍：上自劍突下，下至大腿上1/3，兩側至腋中線、外陰部）、消化道準備（飲食及腸胃）、鎮靜劑。（5）手術日護理：看望病人、膀胱準備（術前插留置導尿管）、陰道準備（陰道沖洗、子宮頸做標記）、備好麻醉床及術後用品、取下假牙及首飾。（6）術後常見併發症護理：腹脹（早下床活動、無滲血可熱敷、生理食鹽水低位灌腸、排氣、穴位及皮下注射）、泌尿道感染（定期排尿、增加液體輸入量、導尿、預防尿瀦留）、傷口血腫、感染或裂開。（7）出院的準備：早期出院、適當活動、避免負重、性生活指導、及時回診。（8）急診手術護理的重點：提供安全的環境、迅速的術前準備、積極地配合搶救。

（三）腹腔鏡婦科手術

1. 併發症：（1）術中併發症：心血管、呼吸、胃腸道。（2）氣腹的併發症：皮下氣腫、氣體栓塞。（3）穿刺時的併發症：腹壁出血、腹腔內出血、腹腔內臟器官損傷、腹腔大血管損傷。（4）術後併發症—穿刺部位感染、出血。
2. 護理：（1）腹部肌肉運動。（2）術後2個月內避免提舉重物。（3）避免陰道沖洗和性生活或從事會增加盆腔充血的活動。（4）出現陰道出血、異常分泌物應及時就診。（5）定期回診複檢。

小博士解說

　　有關生殖器官對女性的意義，子宮在婦女心中具有多重功能與象徵意義，更年期月經功能衰退，婦女需要時間來適應；在女性性器官遭到損傷時，會感到女性特質受到威脅。大多數的婦女接受子宮切除手術之後，時常會有情緒上的反應，也會產生身體不適的問題；根據美國醫學界最新研究，執行子宮切除術的女性較易於罹患心血管疾病，比未做此項手術的婦女之危險機率高出26%。

手術前一天的護理：消化道準備

1. 術前一天灌腸，根據需要進行清潔灌腸。
2. 術前 8 小時禁食，術前 4 小時禁飲。
3. 手術涉及腸道：術前 3 天進無渣半流飲食、腸道制菌劑、清潔灌腸。

手術後的護理

1. 床邊交班	
2. 生命徵象	（1）每 0.5 ～ 1 小時觀察並加以記錄，在平穩之後改為每 4 小時一次。 （2）手術發燒：不超過 38℃
3. 休息體位	（1）全身麻醉：清醒前去枕平臥，頭偏向一側。 （2）腰部麻醉：去枕平臥 12 小時 （3）硬膜外麻醉：去枕平臥 6 ～ 8 小時
4. 尿量觀察	在手術之後尿液量應大於 50ml/h
5. 緩解疼痛	（1）術後 24 小時之內疼痛最明顯 （2）服用止痛劑，改善體位、環境。

手術後早期活動之禁忌症

1.術後血壓不穩，意識不清	2. 引流管有滲血	3.冠心病發作時	4. 肥胖或明顯貧血

✚知識補充站

　　針對照顧硬膜外麻醉的待產婦，應採取定時測量血壓，預防血壓下降，並監測膀胱，了解尿潴留，也需持續監測子宮收縮狀況等護理措施，此時不宜鼓勵下床活動，促進產程。

18-2子宮頸癌

（一）概論及病因、病理

1. 概論：位居女性生殖器官惡性腫瘤第一位，女性癌第二，死亡率高；近年發病呈現年輕化趨勢。
2. 病因：（1）高危險因素：性生活低齡、多產、多個性伴侶、子宮頸慢性發炎症、有高危險性伴侶等。（2）病毒感染：人乳頭瘤病毒、單純皰疹病 II 型、人巨細胞病毒等。
3. 病理：（1）正常子宮頸上皮的生理：子宮頸移行帶為原始鱗──柱交接部和生理性鱗──柱交接部之間的區域；停經後鱗狀上皮化生、鱗狀上皮化。（2）發病的部位：子宮頸鱗杜狀上皮交界處，以鱗癌為主，子宮頸上皮內瘤狀病變（*CIN*）。（3）病理發展的三階段：子宮頸非典型增生→原位癌→子宮頸浸潤癌。（4）轉移途徑主要是直接蔓延和淋巴轉移，少數經由血行轉移。

（二）臨床分期、臨床表現及處理原則

1. 臨床分期：（1）I 期：癌灶侷限在子宮頸。（2）II 期：癌灶超出子宮頸、未達到盆壁；癌波及陰道，但未達到陰道下部 1/3。（3）III 期：癌灶超越子宮頸，陰道浸潤已達到下部 1/3、子宮旁浸潤已經達到盆壁，腎盂積水或腎無功能。（4）IV 期：癌散播超出真骨盆、癌浸潤膀胱黏膜及直腸黏膜。
2. 臨床表現：（1）陰道流血：接觸性出血；早期出血少，晚期大出血；經期改變或停經後出血。（2）陰道排液：白色或血性，米泔狀或水狀，有腥臭味。（3）晚期的症狀：腰　部或坐骨神經痛；頻尿、尿急、肛門墜脹、便秘；下肢水腫，腎盂積水，尿毒癥；惡病質等。
3. 處理的原則：（1）手術治療：Ia ～ IIb、並無嚴重的內外科合併症、並無手術禁忌症。（2）放射性治療：腔內集體外照射。（3）手術加放療：術前使癌灶縮小，術後針對殘留癌細胞。（4）化療：晚期或復發轉移。

（三）護理

1. 護理評估：病史、身心狀況（接觸性出血）、診斷檢查（盆腔檢查、子宮頸抹片細胞學檢查、碘實驗、氮鐳射腫瘤固有螢光診斷法、陰道鏡檢查、子宮頸和子宮頸管活組織檢查、子宮頸錐切）。
2. 護理措施：提供預防保健知識、攝取足夠的營養、做好手術護理及放射性治療護理、作好出院諮詢、合併妊娠孕婦的護理。

小博士解說

　　李女士罹患子宮頸癌IIb期，接受子宮根除術，術後可能會出現膀胱造瘻口滲尿、便秘與腹瀉交替出現、下肢淋巴水腫等護理問題，因子宮根除術切除的範圍大，通常會造成骨盆腔神經與肌肉的創傷以及沾黏的後遺症，若卵巢也被切除，將影響女性賀爾蒙分泌，因而產生停經的生理變化，會比正常的停經期嚴重。

子宮頸癌臨床依其外觀型態分類

1. 外生型	最常見，狀如菜花
2. 內生型	向子宮頸深部浸潤
3. 潰瘍型	潰瘍型：壞死脫落
4. 頸管型	隱藏在子宮頸管內

腺癌部位

1. 來自子宮頸管內	2. 自頸管內向子宮頸外口突出生長	3. 侵犯子宮旁的組織	4. 向子宮頸管內生長

子宮頸上皮內瘤狀病變（*CIN*）症狀分期

I 期	輕度不典型增生	按照發炎症來處理，每 3～6 個月追蹤抹片。	絨毛膜癌（*CC*）
II 期	中度不典型增生	物理治療，每 3～6 個月追蹤。	各種的妊娠
III 期	重度不典型增生加上原位癌	主張子宮切除術；有生育要求執行子宮頸錐切，術後做定期的追蹤。	常超過 6 個月

預防的措施

1. 宣傳高危險的因素，宣導健康的性生活
2. 宣導積極治療婦科疾病
3. 30 歲以上婦女 1～2 年要做婦科檢查並做抹片
4. 有異常時，要及時就醫。
5. 打子宮頸癌疫苗

✛知識補充站

　　32歲女性，因為子宮頸抹片異常而切受切片檢查。顯微鏡下發現異常細胞侷限在子宮頸上皮內，且超過2/3的厚度，切片診斷應為子宮頸上皮內腫瘤-3（CIN-3），重度化生不良。

18-3子宮肌瘤

（一）概論及病因、病理

1. 概論：由子宮平滑肌組織和少量的纖維結締組織組成，與體內雌激素水準過高或長期刺激有關，為女性生殖器最常見的良性腫瘤，好發於 40 ～ 50 歲婦女。
2. 病因：雌激素（肌瘤生長主要促進因素）、孕激素功能、生長因子功能。
3. 病理：
   - （1）巨檢：實性球形結節，表面光滑，可以單一個或多個，與周圍肌組織有明顯的界限，由假包膜所覆蓋。
   - （2）內視鏡檢查：平滑肌纖維交叉組成。
   - （3）變性：玻璃狀病變、囊性病變、紅色病變、肉瘤變及鈣化。
4. 分類：
   - （1）依照肌瘤生長部位來分類：子宮體部肌瘤（95%）、子宮頸部肌瘤（5%）。
   - （2）按照肌瘤與子宮肌層的關係來分類：肌壁間肌瘤（60 ～ 70%）、漿膜下肌瘤（20%）、黏膜下肌瘤（10 ～ 15%）。

（二）臨床表現及處理原則

1. 臨床表現的症狀：
   - （1）月經量增多、經期延長、週期縮短會導致貧血（大多見於肌壁間肌瘤和黏膜下肌瘤）。（2）腹部腫塊（多見於漿膜下肌瘤）。（3）壓迫症狀。（4）白帶增多。（5）腹痛、腰酸、下腹墜脹。（6）不孕或流產。
2. 臨床表現之徵象：（1）盆腔檢查發現子宮不規則增大或均勻增大，結節狀，質硬，無壓痛。（2）陰道口有時會見到肌瘤，感染時表面有潰瘍或滲液。
3. 處理的原則：根據患者年齡，肌瘤大小、數目、生長部位，症狀、身體狀況、生育需求來篩選治療的方案。

（三）護理

1. 護理評估：病史（月經史、生育史、治療經過；排除異常子宮出血與腹部包塊）、身心狀況、診斷檢查（婦科檢查、超音波檢查、宮腔鏡、腹腔鏡、子宮輸卵管造影、B-R 等輔助性檢查）。
2. 護理診斷：出血性休克的潛在併發症、擔心自身安全和手術效果的恐懼、擔心手術治療影響生育的焦慮。
3. 護理措施：（1）提供資訊，增強信心。（2）積極地處理，緩解不適。（3）鼓勵病人，參與決策。（4）提高追蹤，出院諮詢。（5）合併妊娠，加強護理。

小博士解說

林女士，將執行腹腔鏡手術切除子宮肌瘤，關於術前與術中的照護，手術時需採頭低腳高之膀胱截石姿勢；林女士術後主訴肩膀疼痛，護理師解釋，是因為手術時打入腹腔的二氧化碳刺激膈神經所致。

子宮肌瘤治療方案

保守 治療	1. 追蹤	（1）肌瘤小 （2）症狀較輕或已經接近停經期。	➤ 每 3～6 個月要回診
	2. 藥物治療	（1）肌瘤 <2 妊娠 2 月大小 （2）症狀較輕、近於停經期。 （3）全身情況不能手術 （4）排除子宮內膜癌	➤ 雄激素、抗雌激素、 促性腺激素釋放激 素激動劑等。
手術 治療	1. 肌瘤切除術	（1）35 歲以下未婚或希望保留生育 　　功能者，大多經由腹或腹腔鏡 　　來切除肌瘤，以保留子宮。 （2）黏膜下肌瘤可經陰道或宮腔鏡 　　切除	
	2. 子宮切除術	（1）肌瘤大於妊娠 2 個月的大小 （2）臨床症狀明顯，經保守治療無 　　效。 （3）無需保留生育功能或疑有惡變 　　者	

重點護理措施

積極處理， 緩解不適	1. 出血多者須觀察生命徵象，止血、補液、抗感染。 2. 若有壓迫的症狀則會導尿、軟化大便。 3. 手術治療者要做腹部或陰道手術護理 4. 腫瘤脫出者則要保持清潔，防止感染。 5. 合併妊娠者則要做保守性治療或剖宮生產
提高追蹤， 出院諮詢	1. 確認追蹤的時間、地點、目的。 2. 用藥名稱、目的、劑量、方法、副作用及因應的措施。 3. 性生活與日常活動諮詢

➕ 知識補充站

　　林女士55歲，已停經3年，健康檢查時發現有數個小的良性子宮肌瘤，林女士擔心肌瘤是否需要手術處理，醫護人員會告知至少6個月要追蹤一次，觀察肌瘤成長的速度，在考慮是否需積極的處置，若沒有明顯的症狀，可暫時不需任何治療；若有出血、腹痛情況，則需至醫院檢查治療。

18-4子宮內膜癌

（一）概論及病因、病理

1. 概論：又稱為子宮體癌，發生於子宮內膜的一組上皮性惡性腫瘤，以來源於子宮內膜腺體的腺癌最常見；大多見於老年婦女，停經後婦女占 70% ～ 75%。
2. 病因：（1）雌激素對子宮內膜的長期持續刺激：無排卵性功血、多囊卵巢症候群、功能性卵巢腫瘤、使用外源性雌激素。（2）體質的因素：肥胖、未孕、不育、晚育、少產。（3）停經後延遲：平均停經年齡後延遲6年。（4）遺傳的因素：家族腫瘤史。
3. 病理：（1）巨檢：病變大多見於子宮底部，尤其是兩個宮角；分為瀰漫型及侷限型。（2）鏡檢：內膜狀腺癌（80%）、腺癌伴鱗狀上皮分化、漿液性腺癌、透明細胞癌。
4. 轉移的途徑：轉移途徑主要為直接蔓延、淋巴轉移，晚期有血行轉移。

（二）臨床分期、表現及處理原則

1. 臨床分期：（1）0 期：原位癌。（2）I 期：侷限於子宮體，又分為 Ia（宮腔長度 ≤8cm）、Ib（子宮腔長度 >8cm）。（3）II 期：擴散至子宮頸。（4）III 期：擴展至子宮之外，未超過真骨。（5）IV 期：蔓延至盆腔外，波及膀胱和直腸。
2. 臨床表現之症狀：陰道流血及排液、腹痛、全身症狀。
3. 徵象：子宮無萎縮或增大變軟，偶而見到癌組織自子宮口脫出，質脆、易於出血；子宮固定，子宮旁或盆腔捫及轉移性結節或腫塊。
4. 處理的原則：考量全身的情況，包括年齡、有無內外科合併症、癌變波及範圍、惡變程度等，早期以手術治療為主，在晚期採用放射性、手術、藥物等綜合性治療。

（三）護理

1. 護理評估：病史（高危險因素、診療經過）、身心狀況、診斷檢查（婦科檢查子宮是否增大、質軟，分段診斷性刮子宮可以確診）。
2. 護理措施：
   （1）住院、需要接受診治方式、預後的焦慮。
   （2）缺乏子宮內膜癌術前常規檢查、術後運動及活動方面的知識。
3. 護理措施：普及防癌知識、協助病人配合治療、出院諮詢、追蹤諮詢（在術後 2 年之內，每 3 ～ 6 個月 1 次；術後 3 ～ 5 年，每 6 ～ 12 個月 1 次。注意有無復發病灶，根據病人康復的情況來調整追蹤期）。

小博士解說

　　一位40歲的女性，因為多囊性卵巢不孕多年，月經不規則，月經第3天的血液分析為 FSH：8mIU/mL，Lh：30mIU/mL，testosterone：75ng/dL，超音波下可見雙側多囊性卵巢，子宮內膜厚度為2.5cm，在開始誘導排卵前，應優先做子宮內膜切片的檢查。

子宮內膜癌的護理評估

1. 高危險因素	（1）未婚、未育、少育。 （2）家族中有癌症史 （3）老年、肥胖、高血壓、糖尿病。 （4）停經延遲
2. 病史	（1）年齡 （2）月經史、婚育史。 （3）以往的病史、用藥史（尤其激素替代療法）、家族腫瘤病史。
3. 相關主訴	月經紊亂
4. 確診者治療情況、病情發展、身體狀態。	

子宮內膜癌重要護理措施

1. 協助病人配合治療	（1）腹部手術護理 （2）孕激素治療：8～12週才評估藥效，囑咐病人耐心持續地治療並注意副作用。 （3）抗雌激素製劑副作用 （4）放療護理：避免放射性損傷 （5）化療護理
2. 出院指導	（1）定期追蹤 （2）性生活諮詢
3. 普及防癌知識	（1）中年婦女每年1次婦科檢查，注意高危險族群。 （2）掌握雌激素的用藥指徵，加強用藥期間的監護、追蹤。 （3）出現圍停經期月經紊亂或停經後不規則陰道流血，排除子宮內膜癌。

✚ 知識補充站

腹腔鏡手術目前已開始用來治療一些早期婦癌病人，目前適用於子宮內膜癌與卵巢癌的病患，不適用於陰道癌、輸卵管癌的病患。

18-5卵巢腫瘤

（一）概論及病因、病理

1. 其發病率位居女性生殖器官惡性腫瘤第三位，但死亡率高居婦科惡性腫瘤首位。
2. 病因：遺傳和家族因素、環境因素、內分泌因素。
3. 分類及病理：（1）上皮性腫瘤：漿液性囊腺瘤、漿液性囊腺癌、黏液性囊腺瘤、黏液性囊腺癌、卵巢子宮內膜狀腫瘤、卵巢子宮內膜狀癌、透明細胞腫瘤、透明細胞癌。（2）卵巢生殖細胞：成熟畸胎瘤、未成熟畸胎瘤、無性細胞瘤、內胚竇瘤。（3）卵巢性索間質細胞腫瘤：顆粒細胞——間質細胞瘤（顆粒細胞瘤、卵泡膜細胞瘤、纖維瘤）、支援細胞 - 間質細胞瘤。（4）轉移性腫瘤：乳腺、腸、胃、生殖道、泌尿道以及其他內臟器官。
4. 轉移的途徑：直接蔓延、腹腔種植、淋巴轉移。

（二）臨床分期、表現及處理原則

1. 臨床分期：（1）I 期：侷限於卵巢，又分為 Ia、Ib、Ic 期。（2）II 期：擴散至盆腔；分 IIa、IIb、IIc 期。（3）III 期：盆腔外有腹膜種植（或）腹膜後、腹股溝淋巴結陽性，肝表面轉移定為 III 期。（4）IV 期：遠處轉移，胸水有癌細胞，肝有實質轉移。
2. 臨床表現：與腫瘤的大小、位置、轉移、併發症和組織學類型有關，出現症狀時一般已到晚期。（1）症狀：腹痛、月經失調、壓迫症狀（頻尿、便秘）、消化道症狀（食慾不振、消化不良、腹脹）、全身症狀（惡病質）。（2）併發症：蒂扭轉（急腹症）、破裂（外傷性和自發性）、感染（扭轉或破裂後，或鄰近器官感染灶蔓延）、惡變（良性惡變）。
3. 處理的原則：（1）良性腫瘤：經過確診之後的手術治療。（2）惡性腫瘤：以手術為主，化療、放療為輔。

（三）護理

1. 護理評估：病史、身心狀況（體積小的卵巢腫瘤不易早期診斷，注意惡性腫瘤臨床特徵）、診斷檢查（婦科檢查可以摸到子宮以外的包塊；超音波確診率可達到90%）。
2. 護理診斷：惡性腫瘤引起的腹水使體液過多、惡性腫瘤引起的惡病質致使營養失調、惡性腫瘤預後不良的恐懼。
3. 護理措施：提供支援因應壓力、協助接受各種檢查和治療、做好追蹤的工作、加強保健的意識。

小博士解說

　　王女士罹患上皮性卵巢癌，已完成手術和化學治療，為了追蹤腫瘤復發的可能性，需監測血清CA-125這種腫瘤指標；約有80%上皮性卵巢癌患者之血清CA-125會有升高情形，可用來追蹤是否復發狀況。鱗狀細胞癌抗原（SCC-AG）則最常使用於子宮頸癌及肺癌的篩檢；血清CA-153用於乳癌篩檢；人類絨毛膜性腺激素（hCG）則是在懷孕或滋養層腫瘤皆可能升高。

良性腫瘤與惡性腫瘤的比較

內容	良性腫瘤	惡性腫瘤
病史	長，腫瘤逐漸增大。	短，腫瘤迅速增大。
徵象	1. 單側，活動。 2. 囊性，光滑。 3. 無腹水，良好。	1. 雙側，固定，實性。 2. 半實半囊，表面不平。 3. 血性腹水，癌細胞，惡病質。
超音波檢查	1. 液性暗區 2. 邊界清楚	1. 液性暗區有雜亂光團、光點。 2. 邊界不清楚

卵巢瘤狀病變（非贅生性腫瘤）

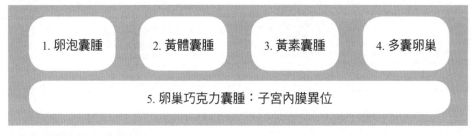

1. 卵泡囊腫　　2. 黃體囊腫　　3. 黃素囊腫　　4. 多囊卵巢

5. 卵巢巧克力囊腫：子宮內膜異位

卵巢腫瘤重要護理措施

協助病人接受檢查和治療	1. 放腹水速度宜緩慢，一次大約 3000ml 左右。 2. 巨大腫瘤患者需準備沙袋腹部加壓 3. 做好術前準備和術後護理
做好追蹤	1. 卵巢瘤狀病變直徑小於 5cm，定期 3～6 個月會回診。 2. 良性術後 1 個月回診，惡性予以化療。 3. 追蹤時間：術後 1 年內，每月 1 次；術後第 2 年，每 3 個月 1 次；術後第 3 年，每 6 個月 1 次；3 年以上，每年 1 次。 4. 持續完成治療計畫
加強預防	1. 飲食：高蛋白及高維生素 A（Vit A） 2. 高危險婦女：預防性口服避孕藥，半年體檢一次。

> **✚ 知識補充站**
>
> 卵巢癌早期不易被發現，晚期因壓迫骨盆腔器官才容易出現症狀，其臨床徵象常包括腹脹、腹水、頻尿。

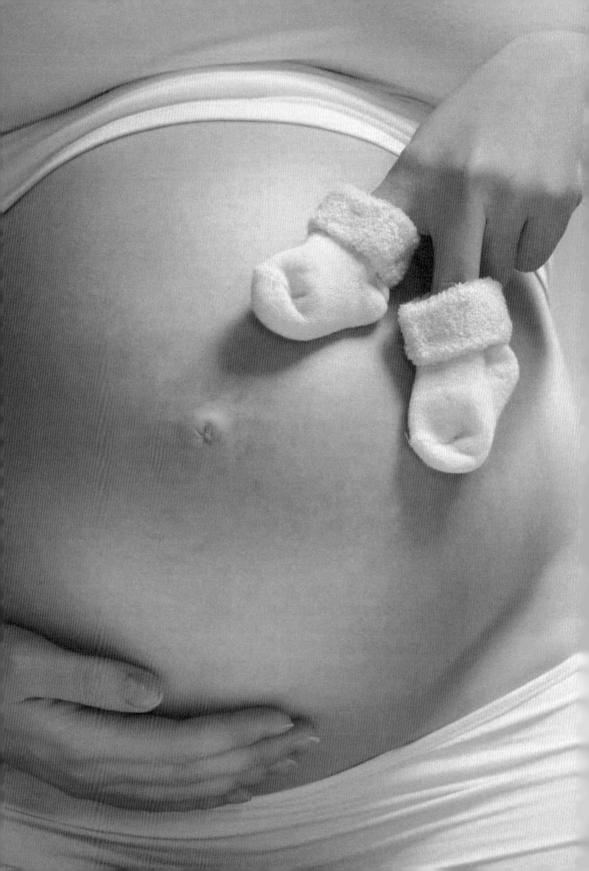

第六篇
婦女常見之護理

第19章
外陰部、陰道手術病人的一般護理

本章學習目標（Objectives）

1.了解外陰部癌的臨床表現、處理原則。

2.熟悉子宮脫垂的病因、臨床表現、處理原則。

3.了解尿瘺的病因、臨床表現、處理原則。

4.掌握外陰部、陰道手術病人的護理。

19-1外陰部、陰道手術病人的一般性護理

（一）概論及術前準備

1. 外陰部手術：女性外生殖器部位的手術；陰道手術：陰道局部或途經陰道的手術。

2. 術前的準備：

（1）心理上的支持：病人通常擔心手術損傷其身體的完整性、擔心手術瘢痕影響性生活、擔心隱私部位暴露，此時應主動解釋，耐心傾聽，協助其積極地應對，術前設置屏風，減少暴露部位，並作好配偶的工作。

（2）提供相關的資訊：疾病及手術相關知識、術前練習床上排便、術後體位及床上運動、術後保持外陰清潔的重要性。

（3）全身情況的準備：評估病人對手術的忍耐力、積極糾正內科合併症、觀察病人的生命徵象（例如是否月經來潮）、訓練病人排痰方法、藥物過敏檢測、配血。

（4）皮膚的準備：（a）範圍為恥骨聯合處上方 10cm 至大腿內側上方 1/3、外陰、肛門、臀部。（b）每天做外陰部的擦洗。（c）若外陰有發炎症、潰瘍者，則不可動手術。

（5）腸道的準備：按照腹部腸道手術來準備。（a）術前 3 天：無渣半流飲食、抗生素。（b）術前 1 天：流質飲食、清潔灌腸。（c）大型手術前一天應禁食。

（6）陰道的準備：（a）陰道沖洗、坐浴，術前 3 天開始，每天 2 次。（b）術晨行陰道、子宮頸消毒，陰道後穹窿應徹底沖洗及消毒；不做子宮頸標記。

（7）膀胱的準備：囑咐病人排空膀胱，不留置導尿管。

（8）特殊用物的準備：軟墊、支托、繃帶、陰道模型等。

（二）術後護理

1. 體位：根據手術採取不同體位。

2. 切口的護理。

3. 保持大小便的暢通：

（1）尿管的護理：留置尿管 5 ～ 7 天。

（2）控制術後 5 天大便，避免對傷口的污染和牽拉。

（3）術後第 3 天服用液體石蠟，以軟化大便。

4. 避免增加腹壓：長期下蹲、咳嗽、便秘。

5. 積極地止痛：正確評估，根據個體差異採用不同的方法；觀察止痛的效果。

6. 出院諮詢：（1）保持外陰部的清潔。（2）避免重度體力的工作、增加腹壓。（3）及時追蹤：陰道出血或異常分泌物及時回診、術後 1 個月了解恢復情況、術後 3 個月確定是否可以恢復性生活。

小博士解說

有關根治性女陰切除術的護理措施，需注意評估有否homan's sign（深層靜脈血栓），需每天清洗傷口，並鼓勵增加攝水量，避免便秘。

術後護理

體位	1. 外陰根治術後：平臥位，雙腿外展屈膝。 2. 盆底修補術後：平臥位，禁止半臥位。 3. 處女膜閉鎖切開術後：半臥位
切口	1. 觀察傷口發炎性反應：局部皮膚狀況、陰道分泌物性狀。 2. 保持外陰部的清潔乾燥：外陰擦洗、烤燈。 3. 避免增加腹壓 4. 壓迫止血：術後 12 ～ 24 小時之內取出陰道內紗條
導尿管	1. 留置導尿管 2 ～ 10 天，保持暢通 2. 做外陰部的擦洗 3. 長期留置者做膀胱沖洗，避免感染。 4. 在拔除導尿管之前，做膀胱功能鍛鍊，預防尿瀦留。 5. 拔除導尿管後，囑咐病人及時排尿，在必要時要重置導尿管。

✛知識補充站

　　外陰、陰道手術的護理診斷，包括因為疾病的特殊部位及手術創傷所導致的疼痛、疾病的部位可能引發的感染、手術可能導致性生活型態改變、因外陰陰道疾病所致的羞愧內疚而自我貶低；因此，護理目標為病人疼痛逐漸減輕、病人無感染發生、病人性生活協調、病人自我貶低的心理狀態得到糾正。

19-2外陰部、陰道創傷

（一）病因
　1. 分娩：主要原因。
　2. 非分娩因素：外傷，初次性交等。

（二）臨床表現及處理的原則
　1. 臨床表現：
　　（1）疼痛：為主要的症狀，會出現疼痛性休克。
　　（2）局部血腫或水腫：由於外陰部皮膚、黏膜下組織疏鬆，血管豐富，局部受傷之後會導致組織液滲出，血管破裂，血液、組織液在疏鬆結締組織中迅速蔓延，形成外陰或者陰道血腫；若處理不及時血腫會向上擴展，而形成巨大盆腔血腫。
　　（3）外出血：少量或者大量的鮮血自陰道流出。
　　（4）其他：失血性休克，感染，傷及膀胱、直腸。
　2. 處理的原則：止痛、止血、抗休克。

（三）護理
　1. 護理評估：
　　（1）病史：分娩情況和外陰撞擊史。
　　（2）身心狀況。
　　（3）診斷檢查：外陰腫脹、出血，會見到藍紫色塊狀隆起血腫；WBC 增加、RBC 減少。
　2. 護理診斷：突發創傷事件所引起的恐懼以及外陰部、陰道創傷所引起的急性疼痛。
　3. 護理措施：
　　（1）嚴密地觀察，預防和糾正休克。
　　（2）心理護理。
　　（3）保守性治療者的護理。
　　（4）手術病人的護理。

小博士解說

　外陰位置雖較為隱蔽，但是損傷並不少見。此處組織較為單薄，神經相當敏感，血管豐富，在受傷之後損害較重且會疼痛。常見的損傷為血腫、挫裂傷、出血等。外陰部後方為肛門，腸腔細菌易於使損傷處繼發感染，使得病情複雜化，例如疤痕收縮形成陰道狹窄、尿道狹窄、幼女左右小陰唇黏連、分娩困難等。

外陰部、陰道創傷的詳細護理措施

嚴密觀察，預防和糾正休克	1. 觀察生命的徵象、血腫的情況。 2. 平臥、吸氧。 3. 遵照醫囑止血、輸液、輸血。

心理護理—安慰、鼓勵

保守治療者的護理	1. 損傷程度輕，血腫小於 5cm。 2. 體位：避免血腫受壓 3. 保持外陰清潔乾燥 4. 在 24 小時之內要做冷敷，在 24 小時之後要做熱敷。
手術病人的護理	1. 術前的準備：禁食、配血、備皮（注意血腫皮膚）。 2. 術後的護理：止痛、清潔、觀察出血。

╬**知識補充站**

　對於產後輕微陰道血腫，在產後12小時所給予的護理措施，給予會陰部冰敷為最適當的護理措施。

19-3外陰部癌

（一）概論及病因、病理

1. 概論：是女性外陰腫瘤中最常見的一種，占女性生殖器官惡性腫瘤的 4%，大多見於 60 歲以上的婦女；轉移較早、發展較快、高度惡性。
2. 病因：體質酸化、外陰部衛生不良、過早停經。
3. 病理：
   （1）95% 為鱗狀細胞癌。
   （2）癌前病變：外陰部上皮內瘤狀變（*VIN*）。
   （3）分期:I（輕度不典型增生）、II（中度）、III（重度＋原位癌）。
   （4）轉移的途徑:以淋巴轉移、直接浸潤為主。

（二）臨床表現及處理原則

1. 臨床表現：
   （1）不易治癒的外陰搔癢。
   （2）表皮結節、腫塊或局部變白，以大陰唇最為多見。
   （3）晚期的病例會表現為疼痛、滲液、血性惡臭分泌物，以及侵犯直腸或尿道的相關症狀。
2. 處理原則：以手術治療為主，放療、化療為輔。

（三）護理

1. 護理評估：
   （1）病史:外陰部瘙癢史、外陰部贅生物史。
   （2）身心狀況。
   （3）診斷檢查：（a）婦科檢查：外陰丘疹、斑點、潰瘍、贅生物。（b）特殊性檢查：甲苯胺藍染色醋酸脫色→藍染部位活體檢查。
2. 護理措施:心理上的支持（耐心解釋，積極因應，取得家屬的支援）、術前準備（外陰部手術的一般性準備、植皮部位的準備）、術後護理、放射性療病人的皮膚護理、出院諮詢（在術後 3 個月要回診）。

小博士解說

外陰部位惡性腫瘤比較少見，大約占女性惡性腫瘤的1.6%，女性生殖器惡性腫瘤的3%～5%；外陰癌主要發生於老年婦女，平均發病年齡為60～70歲，但近年來隨著hPV感染的增加，年輕婦女罹患外陰癌的機率亦有增高現象。

外陰癌術後的護理措施

外陰部手術	1. 積極地止痛
	2. 體位：平臥外展屈膝
	3. 觀察傷口、引流情況。
	4. 拆線：外陰傷口
	5. 保持局部的清潔乾燥：會陰部擦洗、紅外線。
	6. 軟化糞便：服液體石蠟油

皮膚護理：在放射性治療之後 8 ～ 10 天會出現的皮膚反應

	輕度	中度	重度
表現	1. 紅斑 2. 乾性脫屑	1. 水泡、潰爛。 2. 組織皮層喪失	潰瘍
處理	1. 保護皮膚 2. 繼續照射	消炎止痛	1. 停止照射，避免刺激。 2. 保持清潔乾燥

✛知識補充站

　　近年來的外陰部癌治療理念及趨勢，不僅最大程度地保存外陰部的生理結構，對於早期病患進行個別化的治療，此外，整合手術、放射性治療和化療的優勢，其用意在於減少手術創傷，提高治療的效果，改善病患的生活品質。例如對於外陰部微小浸潤癌，可執行患側的淋巴結切除，對側的淋巴結可以不切，利用外陰部根治性局部切除或外陰部根治性局部擴大切除來代替外陰部根治性切除，並嘗試保留大隱靜脈、預防淋巴水腫等。

19-4 先天性無陰道

（一）定義及病因

1. 定義：先天性無陰道（*MRKH*）症候群的臨床表現之一，為雙側副中腎管發育不全的結果，幾乎合併無子宮，或僅有始基子宮，及個別患者仍有發育正常的子宮，卵巢一般正常。2. 病因：（1）染色體異常。（2）雄激素不敏感症候群。（3）母親孕早期使用雄性激素、抗癌藥物、反應停止等。（4）孕早期某些病毒或弓形體的感染。（5）基因突變。

（二）臨床表現及處理的原則──重建陰道

1. 臨床表現：
   （1）青春期前無明顯異常表現，常被忽視。
   （2）青春期後若伴隨子宮發育明顯異常，則表現為原發性停經、婚後性交障礙、子宮較小且畸形；若未伴隨子宮發育明顯異常，可能會出現週期性腹痛、子宮腔積血使子宮體增大。
   （3）患者之外陰部大多發育正常，不是無陰道，而是陰道發育不全，長度只有1～4cm，其餘閉鎖，形成盲端；極少數病人僅在陰道前庭部有淺淺的凹陷。

（三）護理

1. 護理評估：
   （1）病史：家族史、月經史、用藥史等。
   （2）身心狀況：（a）青春期通常無月經來潮。（b）女性體態、第二性徵發育正常。
   （3）診斷檢查：婦科檢查、超音波檢查、內分泌檢查、染色體核型分析、X光泌尿系統攝影。
2. 非手術治療：使用頂壓的方法，逐漸把正常陰道位置上的閉鎖的前庭黏膜沿陰道軸方向向頭側端推進，形成一個人工腔穴。
3. 手術治療：尿道膀胱與直腸之間分離，形成一個人工腔道，使用不同的方法尋找一個適當的腔穴創面覆蓋物，重建陰道。
4. 護理措施：
   （1）盡量選擇安全且有效的手術方法。（2）不破壞外陰部的結構。（3）心理護理。（4）定期追蹤。

小博士解說

頂壓的方法需要治療時間長，形成的人工陰道較短，且其組織彈性較差，難以成功，目前很少採用。在手術方面，往年使用病人自身中厚游離皮片移植法最多，但是術後需要長時間使用硬質陰道模具來擴張人工陰道，可能會增加病人的痛苦，給工作與生活帶來極大的不便，另外，皮膚與黏膜組織特性差異太大，不能符合生理的需求；利用陰唇皮瓣陰道成形，常會破壞正常的外陰部形態；利用B型結腸或迴腸腸段再造，則因為術式複雜可能會增加手術的風險。至今還無非常理想的陰道成形術，主要應根據病人外陰部局部解剖及其他臨床的實際情況來加以篩選。

先天性無陰道併發症

伴或不伴子宮發育異常	1. 若子宮發育異常，青春期後表現為原發性停經，子宮幼小或畸形。 2. 若子宮發育正常，可能出現原發性停經伴週期性腹痛、子宮腔積血、子宮增大、性生活障礙。
伴卵巢發育不全	1. 第二性徵發育不全。 2. 身材矮小，蹼頸，肘外翻等畸形。

先天性無陰道之預防

1. 母親懷孕早期避免使用雄性激素、抗癌藥物、反應停等。
2. 懷孕早期增強體質，避免感染病毒或弓形體。

✛知識補充站

先天性陰道為胚胎發育時副中腎管尾端發育停滯而未向下延伸所致，故常合併子宮發育不全或未發育，但卵巢一般發育正常。多數人報導此類患者外生殖器正常，有或無處女膜，陰道口處有淺凹陷或短淺的陰道下段；青春前期常不易被發現，青春期因原發性停經、或性交困難而就診時被診斷。此病不常見，發病率尚未見報導，亦無明顯流行區域。

19-5尿瘺

（一）概論及病因、病理
1. 概論：尿瘺是指人體泌尿系統與其他系統之間有異常通道，使病人無法自主排尿，表現為尿液不斷地外流。
2. 病因：
    （1）產傷：主要的原因，分為壞死型、創傷型。
    （2）婦科手術損傷：誤傷膀胱、尿道、輸尿管。
    （3）其他：結核、癌症、長期放置子宮套。

（二）臨床表現及處理的原則
1. 臨床表現：
    （1）漏尿：壞死型尿瘺在產後 3 ～ 7 天漏尿；手術損傷者在術後會立即出現。
    （2）外陰部皮炎：濕疹、皮炎、潰瘍、癢痛。
    （3）尿道感染：頻尿、尿急、尿痛。
    （4）停經：可能與精神創傷有關。
2. 處理的原則：
    （1）以手術治療為主。
    （2）保守性治療：分娩或術後 1 週出現漏尿者，透過長時間留置尿管、變換體位，部分可以自癒。

（三）護理
1. 護理評估：
    （1）病史。
    （2）身心狀況。
    （3）診斷檢查：婦科檢查、次甲藍實驗、靛胭脂實驗。
2. 護理措施：心理護理、喝水（每天大於或等於 3000ml）、體位（保守性治療者採取使漏孔高於尿液面的臥位）、術前準備、術後護理、出院的諮詢。

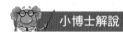 小博士解說

　　泌尿道瘻管的症狀亦為不自主尿液溢出，與尿瘺的鑒別方法為後者大多有產傷史、手術損傷史，檢查身體並會發現瘺道。

術前準備	1. 手術日期的選擇：創傷型—術中立即修補或術後 3～6 月 結核或腫瘤放療者—病情穩定 1 年後。 2. 坐浴、紅外線照射。 3. 雌激素：促進老年患者陰道上皮生長
術後護理	1. 體位：根據漏孔位置決定，避免尿液對傷口的浸泡。 2. 尿管：保留 10～14 天，保持暢通 3. 避免增加腹壓。

尿瘻的治療措施

尿瘻治療的主要方式是手術，由於致瘻原因不同，情況各異，在個別情況下可以先採行非手術療法，若治療失敗再動手術，此外，對不宜手術者則應改用尿液收集器來治療。

1. 非手術治療適用於下列的情況	（1）分娩或手術 1 週後出現的膀胱陰道瘻：可以經由尿道放置直徑較大的保留導尿管，開放引流，並給予抗生素以預防感染，在 4～6 週之後小的瘻孔有可能癒合，較大者亦可以減小其孔徑。
	（2）手術 1 週後出現的輸尿管陰道瘻：若能在膀胱鏡檢驗下將輸尿管導管插入患側輸尿管損傷以上部位（非插入假道），並予以保留，在 2 週之後瘻孔會有自癒的可能。
	（3）對針頭大小瘻孔：可以試用硝酸銀燒灼使出現新創面，以後瘻孔可因組織增生黏連而閉合。
	（4）直徑 2～3mm 的膀胱陰道瘻：可以採用電凝或 Nd：Y 鐳射燒灼破壞已經上皮化的瘻管，經過 2～3 週的保留導尿管，開放引流，有望癒合。
	（5）結核性膀胱陰道瘻：一般不考慮手術，均應先行抗結核治療。治療半年至 1 年之後瘻孔有可能痊癒。只有經過充分的治療之後未癒合者，方可考慮手術。
	（6）年老體弱，不能耐受手術或經有經驗的醫師反復修補失敗的複雜膀胱陰道瘻，可以使用尿收集器，以避免尿液外溢。
2. 手術治療尿瘻均應爭取手術治療	（1）為了保證手術的修補成功，術前應加以評估，給予個人化的處理。
	（2）確定尿瘻性質、部位、類型，選擇適當的手術時機。
	（3）根據瘻孔的類型、性質、部位、大小選擇術式。
	（4）原則是首選簡單術式，不要任意擴大手術範圍及手術時間，以防止感染。
	（5）以手術為主，即使是因癌腫或結核所致者，也應先行病因治療，待病情好轉之後，於適當時間再執行手術修補。

➕ 知識補充站

護理人員教導凱格爾運動（Kegel's Exercise），若放在陰道口的食指感到骨盆肌的收縮，表示能正確使用骨盆底肌肉。由婦產科醫師凱格爾提出的恥骨肌收縮運動，也就是骨盆腔肌肉運動，用來治療產後尿失禁，對於肛門鬆弛即大便失禁亦有幫助。

19-6子宮脫垂

（一）概論及病因、病理
1. 概論：正常為盆底肌肉、筋膜、四對韌帶支托子宮，子宮脫垂則為子宮從正常位置沿陰道下降，子宮頸外口達坐骨棘水平面以下，甚至全部脫出陰道口外；子宮脫垂常伴發陰道前壁和後壁脫垂。
2. 病因：（1）分娩損傷、產褥損傷。（2）長時間腹壓增加。（3）盆底組織發育不良或退行性變。

（二）臨床分度、表現及處理原則
1. 臨床分度：（1）I度：輕型子宮頸外口距處女膜緣 4cm，未達處女膜緣；重型子宮頸外口已達處女膜緣，未超出該緣，檢查時在陰道口可以見到子宮頸。（2）II度：輕型為子宮頸口已脫出陰道口，子宮體仍在陰道內；重型為子宮頸及部分宮體已脫出陰道口。（3）III度：子宮頸及宮體全部脫出至陰道口之外。
2. 臨床表現：（1）下墜感及腰背酸痛。（2）陰道有腫物脫出：長期暴露摩擦，子宮頸和陰道壁會見到潰瘍。（3）排便異常：併發膀胱、尿道、直腸膨出者。
3. 處理的原則：加強、恢復盆底組織及子宮周圍韌帶的支持功能。
   （1）非手術治療：用於I度輕型子宮脫垂、年老不能忍耐手術或需生育者。（a）支援式療法：營養、休息、避免重度的體力工作、治療增加腹壓的疾病。（b）子宮套：重度子宮脫垂伴盆底肌明顯萎縮、子宮頸及陰道有發炎症或潰瘍者不宜使用。
   （2）手術治療：用於非手術治療無效或 II、III 度子宮脫垂。

（三）護理
1. 護理評估：（1）病史（分娩流程、其他系統性的健康狀況）。（2）身心狀況。（3）診斷檢查（婦科檢查、張力型尿失禁檢查）。
2. 護理診斷：（1）脫出的組織局部出現潰瘍，致使組織完整性受損。（2）脫垂的子宮壓迫膀胱造成尿瀦留。
3. 護理措施：加強心理護理、改善一般的狀況、熟練使用子宮套、做好手術的護理（修補術或形成術）、做好出院的諮詢。

小博士解說

陰道前壁脫垂：由分娩損傷或產褥損傷所引發，伴隨膀胱膨出和尿道膨出，以膀胱膨出為主；可單獨存在，也常合併陰道後壁膨出。亦分為三度。（1）I度：陰道前壁形成球狀物，向下突出，達處女膜緣，但仍在陰道口內；（2）II度：陰道壁展平或消失，部分陰道前壁突出於陰道口外；（3）III度：陰道前壁全部脫出於陰道口外，只能伴隨II度以上子宮脫垂存在。可以使用子宮套或執行陰道前壁修補術加以處理，若是於產程中發生，應及時地執行切開術、撕裂者立即縫合、產後避免重度的體力工作、執行產後的保健操。

子宮脫垂各分度之臨床表現

I 度	腹壓增加時有塊物自陰道口脫出
II 度	塊物不能自行回縮
III 度	大多伴隨重度陰道前壁脫出，容易出現尿瀦留，還會發生張力性尿失禁

詳細的護理措施

	1. 改善一般狀況：縮肛訓練	
非手術病人的護理	2. 指導病人正確地使用子宮套	子宮套的使用注意事項 ◇經期和妊娠期停用 ◇選擇大小合適的子宮托 ◇切忌久置不取 ◇定期回診
手術病人的護理	1. 術前準備：坐浴、陰道沖洗、積極地治療局部發炎症 2. 術後護理：臥床 7 ～ 10 天，尿管留置 10 ～ 14 天；避免增加腹壓。	

➕ **知識補充站**

1. 陰道收縮運動為產後立刻可做，且可以預防子宮脫垂及尿失禁。
2. 陳女士G₂P₂，自然生產後4～5天，護理師觸診產婦腹部時發現肌肉張力差，此時應鼓勵作頸部運動，可增強腹肌張力，能改善腹直肌分離的情形；仰臥起坐亦可以增強腹部肌力，但應於產後第15天開始執行。

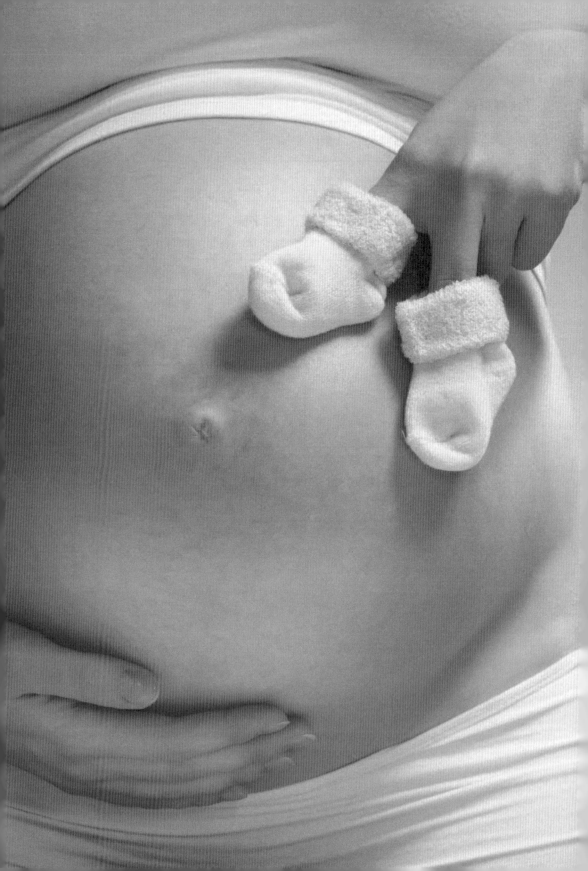

第六篇
婦女常見之護理

第20章
不孕症婦女的護理

本章學習目標（Objectives）

1. 了解不孕症的概念、病因及處理原則
2. 掌握不孕症病人的護理

20-1不孕症

（一）概論及病因

1. 概論：凡是婚後未避孕、有正常性生活、同居 2 年而未曾受孕者，稱為不孕症。（1）原發性不孕—婚後未避孕而從未妊娠者。（2）繼發性不孕—曾有過妊娠而後未避孕連續 2 年不孕者。

2. 病因：
   - （1）女性不孕的因素：（a）輸卵管：輸卵管黏連或堵塞子宮、內膜異位、先天發育不良、纖毛運動及管壁蠕動功能喪失。（b）卵巢：卵巢病變、下丘腦 - 垂體 - 卵巢軸功能紊亂、全身性疾病。（c）子宮：子宮先天性畸形、子宮黏膜下肌瘤、子宮內膜分泌反應不良。（d）子宮頸：子宮頸狹窄或先天性子宮頸發育異常、子宮頸感染（可能改變子宮頸黏液量和性狀，影響精子活力和進入宮腔的數量）。（e）陰道因素：先天性無陰道和陰道損傷、嚴重陰道炎（陰道 ph 值發生改變，降低了精子的活力，縮短其存活時間而影響受孕）。
   - （2）男性不孕的因素：主要為生精、輸精障礙。（a）精液因素。（b）輸精管道阻塞及精子運送受阻：睪丸炎和附睪炎、輸精管感染、前列腺感染、陰莖異常、過度肥胖。（c）免疫因素：精子、精漿在體內產生對抗自身精子的抗體可造成男性不孕，射出的精子發生自身凝集而不能進入女性陰道。（d）內分泌因素。（e）勃起異常：生理因素、心理因素、藥物、手術、心理障礙、慢性疾病因素。
   - （3）男女雙方的因素：缺乏性生活的基本知識、精神心理障礙、免疫因素。

（二）護理

1. 護理評估：
   - （1）病史：男方以往生殖器官感染史、手術史，女方月經史、生殖器官發炎症史、避孕措施、慢性疾病史。
   - （2）身心的狀況：男方除了全身檢查之外，重點應檢查外生殖器有無畸形或病變；女方：（a）卵巢功能檢查：包括基礎體溫、子宮頸黏液結晶檢查、超音波監測卵泡發育、月經來潮前子宮內膜活組織檢查。（b）輸卵管功能檢查：常用的方法有輸卵管通液術、子宮輸卵管攝影等。（c）性交後精子穿透力實驗：根據基礎體溫表選擇在預測的排卵期進行。（d）免疫檢查：男方的自身抗體因素或女方的抗精子抗體因素。（e）子宮腔鏡檢查。（f）腹腔鏡檢查。

2. 護理措施：（1）提供資訊，糾正錯誤觀念，增強信心（性生活諮詢——排卵前 2 ～ 3 天或排卵後 24 小時之內）。（2）協助醫師來執行檢查治療方案。（3）提供心理上的支持。

小博士解說

　　血清黃體素檢查為女性排卵機能的檢查；腹腔鏡檢查可進一步了解盆腔情況，直接觀察子宮、輸卵管、卵巢有無病變或黏連，並可整合輸卵管通液術，直視下確定輸卵管是否暢通，必要時在病變處取活檢；宮腔鏡檢查則可了解子宮內膜情況，能發現宮腔黏連、黏膜下肌瘤、內膜息肉、子宮畸形等。

女性不孕：卵巢的因素

1. 排卵因素	
2. 內分泌因素	
3. 無排卵	（1）卵巢病變：先天性卵巢發育不全、多囊卵巢症候群、卵巢功能早衰、功能性卵巢腫瘤、卵巢子宮內膜異位囊腫等 （2）下丘腦——垂體——卵巢軸功能紊亂 （3）全身性因素：營養不良、壓力、肥胖、甲狀腺功能亢進、藥物副作用等影響卵巢的功能而導致不排卵

導致男性不孕—精液異常的誘因

1. 急性或慢性疾病　2. 外生殖器感染　3. 先天發育異常　4. 過多地接觸化學物質

5. 治療性因素　6. 吸毒　7. 局部陰囊溫度過高

男方不孕症檢查：精液常規檢查

	正常	異常
數量	2～6ml	少於 1.5ml
精子的總量	超過 8000 萬 /ml	少於 2000 萬 /ml
活動數	超過 50%	小於 50%
異常的精子數	少於 20%	超過 50%

➕知識補充站

郭先生的精液分析結果如下：精液的數量大約為4c.c，精蟲的數目為300萬/c.c，在射精之後60%的精蟲仍具有活動力，正常型態的精蟲為50%，其結果應解釋為精蟲數目太少。

20-2輔助性生殖技術及護理

（一）輔助性生殖技術與人工受精概念

1. 輔助性生殖技術（*ART*）的概念：包括人工受精、體外受精和胚胎移植、配子輸卵管移植等。
2. 人工授精概念：用儀器將精液或處理過的精子懸液注入子宮頸管內、子宮腔內或輸卵管內，使女性懷孕的方法；精子來源——丈夫或供精者。

（二）體外受精與胚胎移植概念、適應症及主要技術步驟

1. 體外受精與胚胎移植（*IVF-ET*）：從婦女體內取出卵子，在試管內培養並與精子整合成受精卵，發育成早期胚泡，移植入該母體子宮腔內，使其著床，發育成長為胎兒。
2. 適應症：主要適用於女性不可逆輸卵管病變。（1）輸卵管性不孕。（2）男性輕度或中度少精、弱精症。（3）免疫性不孕或原因不明不孕者。
3. 主要技術步驟：控制的超促排卵→監測卵泡發育→取卵→精子的處理→體外受精與培養→胚胎移植→移植後處理。

（三）輔助性生殖技術常見併發症及護理

1. 卵巢過度刺激症候群（*OhSS*）：是 ART 的嚴重併發症，由於使用 GnRh 超促排卵所引起；依據症狀分為輕、中、重度。
2. 自然流產：ART 後妊娠流產率＞自然妊娠流產率，原因可能與多胎妊娠、ART 流程中對卵子紡錘體的影響、儀器操作可能中斷了母體和胚胎間聯絡、母親年齡偏大有關。
3. 異位妊娠：ART 後發生率＞自然妊娠發生率，其原因可能與藥物超促排卵、各種儀器操作、多個胚胎移植、病人子宮內膜缺陷有關。
4. 多胎妊娠：ART 多胎率可以達到 30% 以上。
5. 診斷檢查：基礎體溫測定、子宮內膜活體檢查、子宮輸卵管造影術、腹腔鏡檢查、性交後實驗。
6. 護理重點：（1）整體性評估，心理護理。（2）遵照醫囑採取治療措施，觀察病情的變化。（3）積極地採取預防措施：預防 OhSS、預防卵巢反應不足、預防自然流產。

小博士解說

1. 蔣女士，曾發生過兩次子宮外孕而切除兩側輸卵管，求助生殖科技治療，以體外受精胚胎植入術較適合。
2. 有關不孕症治療中的人工受精，必備條件為婦女至少有一側輸卵管經攝影後證實為暢通的，適應症之一為男性精液異常，且治療後至少需平躺20分鐘。除了試管嬰兒胚胎植入後避免同房性交以外，人工受孕並沒有術後禁止性行為的規定，有些醫師甚至會建議當天可再同房，以增加受孕機率。

婦女服用克羅米酚類促排卵藥物的護理

常見的副作用：經間期下腹一側疼痛、卵巢囊腫、血管收縮徵象。

（1）教導婦女在月經週期的正確時間服藥

（2）強調藥物的功能及副作用

（3）提醒婦女及時報告藥物的副作用如潮熱、噁心、嘔吐、頭疼。

（4）諮詢婦女在發生妊娠之後要立即停藥

教導婦女提高妊娠的技巧

（1）保持健康的狀態，例如注重營養、減輕壓力、增強體質。

（2）與伴侶做溝通，可以談論自己的希望和感受。

（3）不要把性生活單純看作是為了妊娠而進行

（4）在性交前、中、後勿使用陰道潤滑劑或進行陰道灌洗。

（5）不要在性交後立即如廁，而應該臥床，並抬高臀部，持續 20～30 分鐘，以使得精子進入子宮頸。

（6）在排卵期增加性交的次數

卵巢過度刺激症候群（*OhSS*）症狀

	症狀	卵巢直徑	血 E2
輕度	胃部不適，輕微腹脹	$\leqq$ 5cm	>5550pmol/L
中度	1. 腹脹、腹痛、噁心、嘔吐 2. 黃素囊種 3. 腹水中量	>5cm <12cm	>11000pmol/L
重度	腹脹相當明顯、少尿、呼吸困難、大量腹水（伴胸水）、電解質紊亂、肝腎功能異常，嚴重者有生命危險。	>12cm	-

✛知識補充站

不孕症婦女治療中發生卵巢過度刺激症候群的護理措施，包括：評估有否下腹部悶痛及少尿等現象、需要每天測量體重與腹圍、採取低鈉高蛋白飲食。大約有5%左右的婦女在使用誘發性排卵藥物之後，會有程度不等的卵巢過度刺激症候群。

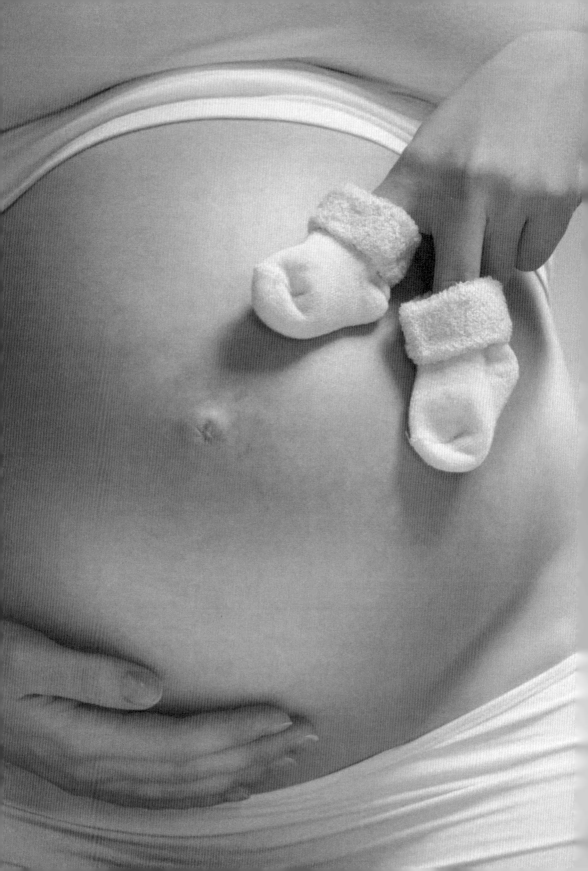

第六篇
婦女常見之護理

第21章
婦女保健

本章學習目標（Objectives）

1. 了解婦女保健的目的及意義
2. 熟悉婦女保健的工作方法及統計
3. 掌握婦女病普查與普治

21-1 概論

　　婦女保健學是一門以維護和促進婦女健康為目的的科學。它以團體為服務和研究對象，以預防為主，密切地整合臨床。一個國家的婦女保健水準，是與該國婦女的政治、經濟、社會地位密切相關的。國內婦女保健事業有很大的發展，但是婦女保健和婦女身心健康水準的提昇，還存在很多的問題，有待於進一步的努力。

（一）婦女保健工作的意義及目的

1. 目的：透過積極普查、預防保健及監護和治療措施，開展以維護生殖健康為核心的橫跨婦女青春期、圍婚期、生育期、圍生期、圍停經期及老年期的各項保健工作，降低孕產婦及圍生兒死亡率，減少患病率和傷殘率，控制某些疾病的發生及性傳播疾病的傳播，從而促進婦女的身心健康。

2. 方法：
   （1）跨部門合作，強調全社會參與和政府的職責。
   （2）加強婦幼保健網的建構。
   （3）深入地調查，以制定切實可行的工作計畫和防治措施。
   （4）廣泛地開展社會宣導並普及衛生宣導。

（二）婦女保健工作的服務範圍

　　婦女一生是一個持續的過程。在一生中早期的健康程度，往往對後期的健康有密不可分的影響。例如，女童患佝僂病，可以引起骨盆變形，會使骨盆入口呈現扁平型，而造成分娩時的難產；又例如生育年齡中造成的生殖道或骨盆的損傷，到老年時，由於肌肉張力下降，會出現子宮脫垂、尿失禁等，造成老年婦女生活的困難和痛苦。因此，從年齡來考量，婦女保健服務的範圍可以說從出生到老死。

　　從服務的性質來考量，隨著舊的醫學模式（純生物醫學型）向新醫學模式（社會—心理—生物）的轉換，現在還要包括心理社會方面的保健。當代婦女的心理，在不同年齡階段有不同的反映，更因為教育水準、家庭、職業、社會的關係而異。為了保證各個年齡層和各行各業婦女的身心健康，必須瞭解和關心婦女的生理和心理健康狀況，做婦女們的知心朋友，幫助她們保持身體和心理的平衡和健康。

　　婦女保健工作有利於減少人口數量，提高人口素質，也是富國強民的基礎工程。

小博士解說

生殖健康定義（*WHO*）與婦女保健的差別：

1.以人為導向

2.以服務對象的需求為評估的標準

3.強調性的健康

4.強調社會的參與和政府的責任

5.涉及的學科相當廣泛，其中包括心理學、社會學等。

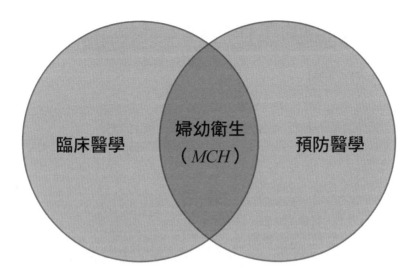

婦女保健的意義與組織機構

婦女保健的意義	1. 以維護和促進婦女健康為目的 2. 以團體為服務對象 3. 以預防為主 4. 以保健為導向 5. 以基層為重點 6. 開展以生殖健康為重點的婦女保健
組織機構	1. 行政機構有行政院衛生福利部 2. 市級、縣級衛生局下設的婦幼保健局。 3. 專業機構包括各級的婦產科醫院、兒童醫院,要建立服務網路,提高效率。

✛知識補充站

婦女工作保護是婦女保健的任務之一,針對各階段的主要原則包括:

1. 月經期:調乾不調濕、調輕不調重。
2. 懷孕期:婦女在懷孕之後可以在工作時間做進行產前檢查;不得在女性員工懷孕期、產期、哺乳期降低基本工資,或者解除工作的契約。
3. 產期:產假為90天
4. 哺乳期:調近不調遠

21-2婦女保健的工作內容

（一）婦女各期保健
1. 青春期保健：三級預防。
2. 圍婚期保健：圍繞結婚前後，為保障婚配雙方及其後代健康所做的保健服務措施，其中包括婚前醫學檢查、圍婚期健康教育、婚前衛生諮詢。
3. 生育期保健：維護正常生殖功能、降低孕產婦和圍生兒的死亡率、計畫生育諮詢、婦女病普查。
4. 圍生期保健：
   - （1）孕前期保健：一般的情況、疾病處理、職業因素、生活方面、受孕時機、重視營養、特殊孕產史、醫學檢查。
   - （2）孕期保健：早、中、晚期。
   - （3）分娩期保健：五防（放滯產、防感染、防產傷、防產後出血、防新生兒窒息）、加強（高危險妊娠的產時監護和產程處理）。
   - （4）產褥期保健：健康教育（防止出血及感染、產後保健操等）、家庭適應及親子關係建立、產後檢查及計畫生育諮詢。
   - （5）哺乳期保健：母乳餵養。
5. 圍停經期保健：預防子宮脫垂和張力性尿失禁、激素代替 hRT、預防功血。
6. 老年期保健：提高生命的品質。

（二）計畫生育技術諮詢及婦女病、惡性腫瘤的普查與普治
1. 計畫生育技術：避孕、節育、預防性傳播疾病。
2. 婦女病、惡性腫瘤：
   - （1）每 1 ～ 2 年普查 1 次。
   - （2）老年期婦女注意「三早」：早發現、早診斷、早治療。

（三）婦女保健統計指標
1. 孕產期保健工作統計指標：孕產婦系統管理率、產前檢查率、孕早期檢查率、高危險妊娠管理率、住院分娩率、產後訪視率。
2. 孕產期保健效果指標：孕產婦死亡率、圍生兒死亡率、新生兒死亡率、母乳餵養率、新生兒訪視率。
3. 計畫生育統計指標：人口出生率、計畫生育率、節育率、節育失敗率。
4. 婦女病普查與普治統計指標：普查率、患病率、普治率。

小博士解說

孕產婦死亡率（maternal mortality ratr, MMR）的定義，係指一年內十萬名活產中，懷孕期間或懷孕終止42天內之婦女死亡數。

婚前醫學檢查

內容	主要疾病
1. 了解雙方的血緣關係 2. 直系親屬的主要病史 3. 詢問雙方健康狀況 4. 全身檢查，特別是生殖系統檢查。 5. 輔助性檢查，包括 X 光檢查、血尿常規檢查、梅毒和淋病的篩檢、HIV 檢查等。	1. 嚴重遺傳性疾病 2. 指定傳染病 3. 有關精神病 4. 影響結婚和生育的心、肺、肝、腎等重要內臟器官疾病以及生殖系統發育障礙或畸形。

母乳餵養

優點	新觀點	護理
1. 含有大量自母體而來的免疫物質，最適合嬰兒的消化和吸收。 2. 經濟、衛生、溫度適宜，可以在任何時候得到。 3. 可以促進母親子宮收縮，預防卵巢癌和乳腺炎。 4. 促進母子之間的感情 5. 有利於避孕	1. 生產後半小時之內早開奶 2. 執行 24 小時母嬰同室 3. 按照需要來哺乳，持續地夜間哺乳。 4. 除了母乳之外，不給嬰兒糖水、牛奶等。	1. 定期訪視 2. 評估母乳餵養及新生兒發育狀況 3. 諮詢哺乳期正確用藥及採取正確的避孕措施 4. 評估家庭的支援系統，改善家庭的功能。

圍停經期保健：激素替代

適應症	禁忌症
1. 圍停經期症候群明顯，影響生活。 2. 需防治停經後的骨質疏鬆症 3. 治療停經期外陰、陰道萎縮。 4. 卵巢早衰或切除雙側卵巢者	1. 生殖器官腫瘤或乳腺腫瘤 2. 嚴重肝腎疾病 3. 近 6 個月內有血栓栓塞性疾病者 4. 陰道不明原因流血 5. 紅斑性狼瘡、肝硬化。 6. 孕激素禁忌症：腦膜瘤

> **知識補充站**
>
> 哺乳期婦女獲取營養的諮詢，包括每天熱量需求較平時增加500大卡、每天攝取2300c.c左右的水分（成人一天約2000c.c）、每天蛋白質宜增加12～15公克、完全素食者需補充維生素B12。

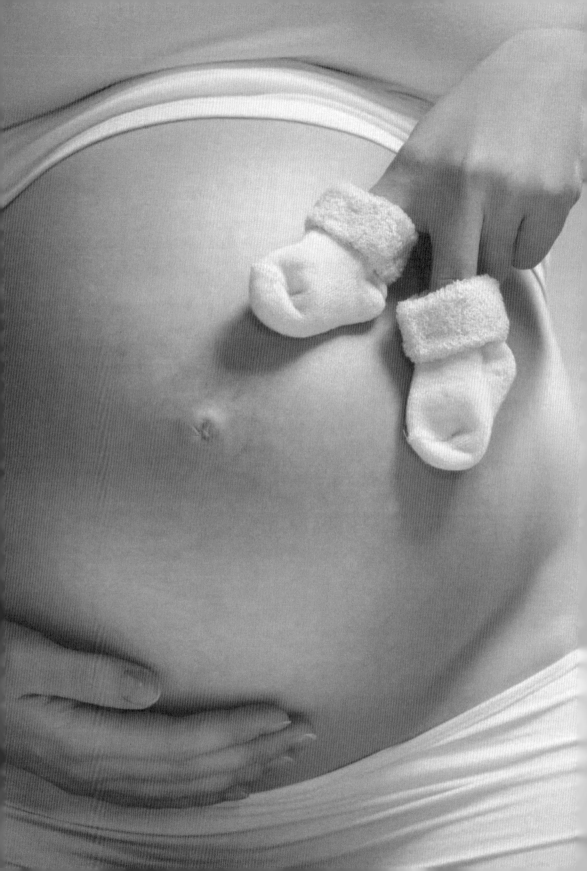

第六篇
婦女常見之護理

第22章
遺傳諮詢

本章學習目標（Objectives）

1. 掌握遺傳諮詢的程序、方法及護士的角色功能
2. 掌握引起出生缺陷的環境因素、產前診斷的主要方法
3. 了解遺傳諮詢出生缺陷的概念、遺傳諮詢、產前診斷的意義，及開展遺傳諮詢和產前診斷對象的選擇標準

22-1遺傳的諮詢

（一）概念

1. 遺傳諮詢定義：由從事醫學遺傳的專業人員或諮詢醫師，對諮詢者就其提出的家庭中遺傳性疾病的發病原因、遺傳方式、診斷、預後、復發風險率、防治等問題予以解答，並就諮詢者提出的婚育問題提出建議和具體的諮詢供參考，為預防遺傳性疾病的一個重要部位。

2. 遺傳性疾病的定義：個人生殖細胞或受精卵的遺傳物發生突變或突變所引起的疾病，具有垂直傳遞和終生性特徵。先天性疾病或稱為先天缺陷，是指個人出生後即表現出來的疾病。例如先天梅毒、先天性白內障是先天性疾病而不是遺傳性疾病，伴隨形態結構異常則為先天畸形。

3. 家族性疾病的定義：表現出家族聚集現象的疾病，即在一個家庭中有兩個以上成員患相同疾病。

（二）遺傳諮詢的對象及步驟

1. 對象：（1）遺傳病或先天畸形的家族史或生育史。（2）子女不明原因智力低落。（3）不明原因反復流產、死胎、死產或新生兒死亡。（4）孕期接觸不良環境因素及患某些慢性病。（5）常規檢查或常見遺傳病篩檢發現異常。（6）婚後多年不育，或孕婦的年齡超過 35 歲。

2. 步驟：（1）透過家譜調查、家譜分析、臨床表現和實驗室檢查等方式，對其遺傳性疾病的影響應做正確的估計。（2）確定遺傳的方式，評估遺傳的風險。（3）提出醫學的建議，面臨較高風險時，通常不能結婚、暫緩結婚，或可以結婚，但是禁止生育和限制生育。

（三）遺傳諮詢範疇

1. 婚前諮詢：婚前醫學檢查是防止遺傳性疾病延續的第一次監督，透過詢問病史、家譜調查、家譜分析，再整合整體性的體格檢查所見，對遺傳缺陷絕大多數能確診，並掌握其傳遞的規律，推算出影響下一代優生的風險度，提出對結婚、生育的具體諮詢意見，從而減少、避免遺傳病兒的出生。

2. 產前諮詢：（1）夫妻一方或家屬曾有遺傳病兒或先天畸形兒，再生育下一代患病幾率有多大能否預測出。（2）已生育過患兒再生育是否患兒。（3）妊娠期間，尤其是妊娠前 3 個月接觸過放射線、化學物質、服用過藥物，會不會導致胎兒畸形。

3. 一般遺傳諮詢：（1）夫妻一方有遺傳病家族史，該病能否波及本人及其子女。（2）生育過畸形兒是否為遺傳性疾病，能否影響下一代。（3）夫妻多年不孕或習慣性流產，希望獲得生育諮詢。（4）夫妻一方已確診為遺傳病，詢問治療的方法及效果。（5）夫妻一方接受放射線與化學物質會不會影響第二代等。

小博士解說

遺傳諮詢的第一個步驟，應該是了解家族史。主要透過與專業人員的溝通，將個人病史、家族史疾產前各項檢查資料，以早期診斷、及早預防遺傳性疾病的發生與再生。

遺傳疾病的狀況與婚育的關係

	遺傳疾病的狀況		婚育
未婚	可以矯正的生殖器畸形		應暫緩結婚
	1. 男女一方患嚴重的常染色體顯性遺傳病 2. 男女雙方均患嚴重的相同的常染色體隱性遺傳病 3. 男女一方患嚴重的多重基因遺傳病		可以結婚，但禁止生育。
	女方為 X 連鎖隱性遺傳病基因攜帶者：性連鎖遺傳病是指致病基因位於性染色體上，攜帶在 X 染色體的基因，傳遞特色是女方為攜帶者，1/2 可能將致病基因傳給男孩，但是男方為患者不會直接傳給男孩。		應限制生育
	1. 直系血親和三代以內旁系血親 2. 男女雙方均患相同的遺傳性疾病，或男女雙方家譜中罹患相同的遺傳性疾病。 3. 嚴重的智力低落者，常會有各種畸形，生活不能自理。		不能結婚
已婚	常染色體顯性遺傳病	1. 夫妻一方患病 ⟶	應該不生第二胎
		2. 夫妻外觀正常 ⟶	可以生第二胎
	常染色體隱性遺傳病：夫妻均為攜帶者（大多為近親結婚的夫妻）		出生兒有 1/4 發病機率，以不生第二胎為佳。
	X 連鎖顯性遺傳病	1. 妻患病 ⟶	出生兒 1/2 發病，避免生第二胎。
		2. 夫患病 ⟶	女兒全部發病，只能允許生男胎。
	X 連鎖隱性遺傳病		在妊娠第二胎之後，應做產前診斷來做性別預測。
	多重基因病		第二胎應做產前診斷，若發現病兒應終止妊娠。

➕ **知識補充站**

林先生、林太太皆是 α 型地中海貧血帶原者，他們的下一胎也為 α 型帶因者的機率為1/2。

22-2遺傳的篩檢

（一）遺傳攜帶者的檢出

1. 定義：表型正常，帶有致病遺傳物質稱為遺傳攜帶者，主要包括隱性遺傳病雜合體和染色體平衡易位者。

　（1）隱性遺傳病雜合體的檢出：隱性遺傳病患者的發病率並不高，雜合體的比例則相對地高；對發病率極低的遺傳性疾病，通常不作雜合體的族群遺傳篩檢，僅對患者親屬及其對象做篩檢，即可以收到較好的效果。

　（2）染色體平衡易位者的檢出：由於染色體平衡易位大多無遺傳物質的失漏，故平衡易位者並不表現疾病，但是其生育染色體異常患兒的機率為 50% 以上，甚至達到 100%，生育死亡機會也很大。

（二）遺傳篩檢的方式

1. 羊膜腔穿刺行羊水檢查：取羊水上清液及沉渣的檢查及培養，已是產前診斷的重要方式。為診斷遺傳性疾病或確定胎兒性別，應選擇在妊娠 14 ～ 18 週之後做，此時在腹壁極易捫清子宮，羊水量相對較多，容易抽取，不易傷及胎兒。

2. 絨毛活檢：妊娠早期採集胚胎的絨毛作產前診斷的方法。於妊娠 9 ～ 12 週做，診斷結果比檢測羊水檢查大約提前 2 個月，若發現染色體異常或確定性別，可以在妊娠早期執行人工流產終止妊娠。

3. 羊膜腔胎兒攝影：顯示羊水中胎兒輪廓的攝影法，能夠診斷胎兒體表畸形和胎兒消化管畸形。

4. 胎兒內視鏡檢查：可以在直視下觀察胎兒體表和胎盤胎兒面，可以同時採集羊水、抽取胎兒血液和胎兒皮膚組織檢查等。

5. 超音波檢查：應在妊娠 16 週之後，因此時胎兒各主要內臟器官已能清晰地顯現，能夠觀察到胎兒體表及內臟器官有無畸形，觀察胎兒顱骨是否完整。超音波檢查在產前診斷中的另一重大用途，是在其引導下行羊膜腔穿刺、採集絨毛、行臍靜脈穿刺抽取胎血和胎兒內視鏡檢查等操作，更為安全、準確。

6. 經由皮臍靜脈穿刺取胎血檢測：在妊娠 18 ～ 20 週做，抽取胎兒血液可以確定胎兒血型，並可以診斷阻地中海貧血、鐮狀細胞貧血、血友病、半乳糖血症等數十種疾病；臍靜脈血還可以作為胎兒基因工程檢測的標本。

小博士解說

　林小姐生過一胎唐氏症兒，目前懷孕大約10週，她可以接受絨毛取狀的檢驗以早期偵測胎兒異常。絨毛取狀方法是利用負壓吸取胎盤絨毛膜上絨毛組織做染色體細胞培養或DNA分析，可以早期診斷染色體異常、血友病、海洋貧血及杜先氏肌肉萎縮症。

近代遺傳的篩檢診斷方法

	優勢	檢測結果
胎兒心電圖 （fetocardiogram） 檢查	超音波檢查對在子宮腔內經常變換位置，對於胎兒心血管系統畸形，還不能做出正確判斷。此項技術是融合即時超音波和 M 型超音波，即時超音波能夠解心臟結構，M 型超音波則能定量測出心動週期的各時相，包括射血前期時間和心室射血時間等關係。	1. 測定時間已能提前至妊娠 18 ～ 20 週。 2. 正確地顯示胎兒的心臟結構和功能，對高危險胎兒先天性心臟畸形的宮內診斷，或因孕婦或胎兒患病所導致的心臟併發症執行子宮內診斷已具有可能性，得以改善圍生兒的素質並提高其生存率。
高層級超音波檢查 （level II fetal screen）	3D 立體超音波檢查、胎兒心臟超音波檢查、都普勒血流超音波檢查、3D 動態影像檢查。	1. 檢查胎兒的器官、腦部、心臟、四肢外觀有無先天異常。 2. 都普勒血流超音波可以藉由探測胎盤與臍帶血流強度、阻力而導致妊娠高血壓、胎兒生長遲滯、慢性胎兒窘迫。
核磁共振造影 （MPD）	為徹底擺脫 X 光檢查損傷的全新掃描技術。	能從任何方向截面顯示解剖病變，診斷效果優於電腦斷層掃描（CT）。

✛ 知識補充站

　　關於胎兒的超音波判讀，若探不到清晰的外形光滑的圓形環狀迴音，可能為無腦兒；若腦膜凸出在羊水中飄浮，可能為腦膜膨出；若腦室明顯增大，則可能為胎兒腦積水；若脊膜呈現囊狀物膨出，則可能為胎兒脊柱裂；計算胎兒雙頂徑值及胎兒股骨長的比例，可以間接地判斷胎兒是否為侏儒症；觀察胎兒胎腎大小、膀胱充盈度，判斷有無先天性泌尿系統畸形；觀察胎兒腹壁是否平整，判斷有無臍疝或腹壁裂；觀察胎兒有無胃空泡及腸管是否擴張，判斷是否為先天性消化管畸形。

22-3產前的診斷

（一）概念

1. 定義：產前診斷（prenatal diagnosis）又稱宮內診斷或出生前診斷，是指在胎兒出生之前使用各種先進的科技方式，採用影像學、生物化學、細胞遺傳學及分子生物學等技術，了解胎兒在宮內的發育狀況，對先天性和遺傳性疾病作出診斷，以便做選擇性流產。
2. 主要的檢測：觀察胎兒外形、檢測染色體病、檢測基因、檢測基因產物。

（二）染色體病的產前診斷

1. 種類：
   （1）常染色體數目異常：表現為某對常染色體多一條額外的染色體（三體），包括 21 對三體症候群（先天愚型）、18 對三體症候群、13 對三體症候群。
   （2）常染色體結構異常：以缺失、重複、倒位、易位較為常見。
   （3）性染色體數目異常：常見有先天性卵巢發育不全症，胎兒表現有智力低落、發育障礙、多發性畸形等。
2. 產前的診斷：主要依靠細胞遺傳學方法，包括羊水細胞用螢光原位雜交技術或引物原位 DNA 合成技術、絨毛細胞製備染色體培養法、胎兒血細胞培養。

（三）性連鎖遺傳病的產前診斷

1. 種類：以 X 連鎖隱性遺傳病居多，例如紅綠色盲、血友病、無丙種球蛋白血症等。
2. 產前的診斷：性連鎖遺傳病兒需確定性別，目前常用 Y 染色體特異性探針來做原位雜交或 Y 染色體特異性 DNA 序列的聚合酶連鎖反應（pCR）擴增等，結果準確。

（四）先天性代謝缺陷病的產前診斷

1. 種類：先天性代謝缺陷病多是常染色體隱性遺傳病，是由於基因突變導致某種酶或結構蛋白的缺失，引起代謝流程受阻，代謝中間產物累積出現症狀，例如黑蒙性白癡病、黏多糖增多症。
2. 產前的診斷：大多以測定培養的羊水細胞或絨毛細胞特異酶恬性，近年基因診斷（DNA 診斷）能對有關的先天性代謝缺陷病做出診斷。

（五）非染色體性先天畸形的產前診斷

1. 特色：胎兒有明顯的結構改變，主要為神經管缺陷，例如無腦兒、脊柱裂等。
2. 產前診斷：在妊娠 16 ～ 20 週，絨毛取狀、母血甲胎蛋白值以及超音波檢查，即可以確診。

小博士解說

唐氏症（Down Syndrome）是最常見的染色體異常疾病之一，其病因是在第21對染色體出現異常，也就是細胞內有47個染色體，一般會出現中重度智力障礙，也可能合併先天性心臟病、腸道阻塞等疾病。

性連鎖遺傳病

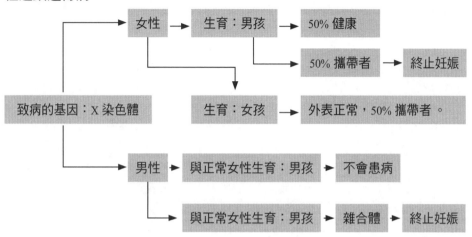

先天性代謝缺陷病

1. 早期飲食控制法	例如苯丙酮尿症
2. 早期藥物治療	例如肝豆狀核變性
3. 至今尚無有效的治療方法，且基因治療目前僅處於實驗研究的階段。	開展先天性代謝缺陷病的產前診斷，是非常重要的預防措施。

✛知識補充站

1. 林女士懷孕16週，其母血唐氏症篩檢危險值高於1：270時，應建議進一步接受羊膜穿刺述以確定胎兒是否患有唐氏症。

2. 胎兒血友病的偵測，最主要是取妊娠第二孕期的第八凝血因子血液標本測量。

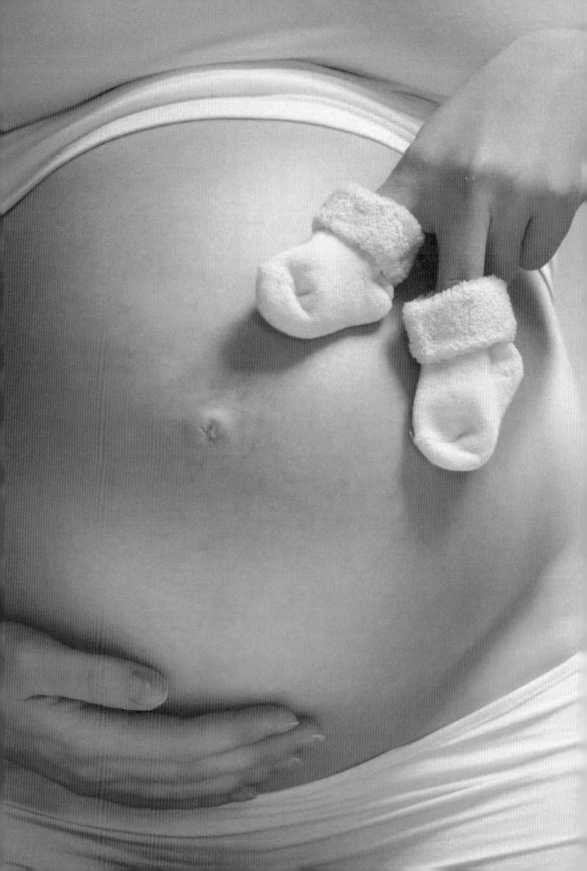

第六篇
婦女常見之護理

第23章
計畫生育婦女的護理

本章學習目標（Objectives）

1. 掌握計畫生育技術的護理配合
2. 瞭解藥物工具避孕的原理種類方法
3. 了解女性絕育方法及護理措施，以及人工終止妊娠方法的選擇及併發症防治。

23-1計畫生育婦女的一般性護理

（一）計畫生育的概念
1. 概念：計畫生育是採用科學的方法，有計畫的生育子女，系統地控制人口的數量，提高人口的素質。
2. 實際的內容：晚婚、晚育、節育、優生優育。

（二）計畫生育的措施
1. 避孕法：藥物、工具及其他。
2. 絕育手術：輸卵管結紮術、輸卵管黏堵術等。
3. 避孕失敗之後的補救：人工流產術、中期妊娠引產術。

（三）避孕的方法及護理
1. 避孕的概念：是運用科學的方法在不妨礙正常性生活和身心健康的情況下，使育齡婦女暫時不受孕。

（四）藥物避孕
1. 複方短效口服避孕藥
   - （1）運作機制：抑制排卵；改變宮頸黏液；影響子宮內膜。
   - （2）適應症及禁忌症
   - （3）使用方法及注意事項
   - （4）藥物不良反應
2. 護理措施
   - （1）做好用藥指導及心理護理
   - （2）掌握好使用者的適應症及禁忌症
   - （3）交待藥物使用及保存方法
   - （4）做好登記及訪視的工作

小博士解說

- 人口出生率：某一地區一年內活產嬰兒數與平均人口數之比
  - →出生率＝一年內的活產嬰兒數／平均人口數 × 1000
- 人口死亡率：一定時期內（通常為一年內）全部死亡人數與同期平均人口數之比
  - →死亡率＝全部死亡人數／平均人口數 × 1000
- 自然增長率：一定時期內（通常為一年內）自然增長的人數與該年平均人口數之比
  - →自然增長率＝一年內增長人數／平均人口數 × 1000
- 生育率：某一地區一年內活產嬰兒數與同期平均育齡婦女人數之比
  - →生育率＝一年內出生的活嬰數／平均育齡的婦女數 × 1000

人口的成長	在一定的時期之內，出生、死亡、遷移的互動功能導致人口總量的增加。
人口的再生	與社會生產力發展相配套的人口出生率、死亡率、自然成長力相互整合。

▼

	出生率	死亡率	自然成長率
原始型	高	高	低
傳統型	高	低	高
現代型	低	低	低

總和生育率	假設婦女按照某一年的年齡別生育率度過育齡期，平均每位婦女在育齡期生育的孩子數。
生育更替水準	在數量規模上可以更替一個區域人口的生育水準，一般認為婦女總和生育率 2.1 為生育水準。

✚ **知識補充站**

　有關台灣之婦嬰生命資料所顯示之指標，近20年來孕婦死亡率下降，原因來自婦幼衛生保健政策的推行成果。

23-2工具避孕

（一）概論
1. 定義：利用工具防止精子和卵子整合或透過改變宮腔內環境達到避孕目的的方法。
2. 方法：主要為保險套避孕及女性子宮內避孕器（IUD）。

（二）保險套避孕
1. 原理：為男性使用的避孕工具，使射出的精液排在保險套之內，精子不能進入子宮腔，達到避孕的目的，亦可以防止性疾病傳播。
2. 優點：
    （1）並無絕對的禁忌症，對身體無害。
    （2）對愛滋病、性病等有預防的功能。
    （3）可以治療精液過敏和部分免疫性不孕症。
3. 缺點：對性生活有相當程度的影響、個別橡膠過敏、避孕失敗率相對偏高。

（三）宮內避孕器
1. 原理：改變宮腔內體液環境，影響受精卵的著床、生長及發育；一次放入子宮腔，避孕多年，較安全、有效、簡便、經濟的可逆性節育方法。
2. 種類：
    （1）第一代惰性子宮內節育器。
    （2）第二代活性子宮內節育器：包括帶銅 IUD、藥物緩釋 IUD。
3. 禁忌症：月經過多過頻或不規則出血、生殖道發炎症、子宮畸形、生殖器官腫瘤、嚴重全身性疾患、子宮頸過鬆、重度陳舊性子宮頸裂傷或子宮脫垂。
4. 放置的時間：月經之後 3 ～ 7 天、人工流產術之後、產後、剖子宮產後、哺乳期排除早孕者。
5. 手術之後的注意事項：
    （1）術後要臥床休息 3 天，且 1 週內避免重度的體力工作，2 週內禁止性生活及盆浴。
    （2）3 個月內月經或大便時注意有無節育器脫落。
    （3）術後一個月、三個月、六個月、一年各回診一次，以後每年回診一次。
    （4）注意保持外陰部的清潔，術後可能有少量陰道出血及下腹不適，若出現腹痛、發燒、出血大於月經量，持續時間若多於 7 天，應及時就診。

小博士解說

　　哺乳期婦女最佳的避孕方法為使用保險套，若於正確使用下，避孕效果可以達到90%以上；觀察陰道黏液分泌之避孕效果約為70%；計算安全期必須用於月經規律的女性，且避孕的效果僅為50%；正確服用口服避孕藥的避孕效果可以達到99%，但懷孕、哺乳的女性、患有栓塞疾病或腦血管疾病患者禁忌服用。

IUD 避孕的原理

1. 吞噬細胞增多：吞噬精子、影響著床、影響發育。

2. 發炎性細胞增多：毒害胚胎

3. 前列腺素的功能：增強子宮收縮、影響著床。

4. 溶黃體功能：抗著床、抗早孕。

5. 纖溶功能：胚胎溶解吸收

6. 免疫功能：抗著床

7. 活性物質功能：含銅 IUD、含孕酮 IUD。

IUD 可能副作用及併發症

副作用	1. 出血 2. 腰酸腹墜
併發症	1. 子宮穿孔、節育器異位。 2. 節育器嵌頓、斷裂。 3. 感染

→

IUD 取器時間

1. 月經乾淨 3 ～ 7 天

2. 出血多者隨時可以取出

3. 帶器妊娠者於人工流產時取出

✚知識補充站

　　子宮內節育器取出術，適應症包括因為副作用治療無效或出現併發症者、帶器妊娠者、改用其他的避孕措施或絕育者、計畫再生育者、放置期限已滿需要更換者、停經1年者、確診節育器嵌頓或移位者，待月經清淨之後3～7天取器，出血多者則隨時取出，帶器妊娠者可於人工流產時取出。取出術後至少臥床休息1天，並禁止性生活和盆浴2週。

23-3藥物避孕

（一）概論

1. 定義：亦稱為避孕激素，是指使用甾體激素來達到避孕的效果。
2. 避孕的原理：
    （1）抑制下丘腦——垂體——卵巢的正常排卵功能。
    （2）使子宮頸黏液變少、變稠，不利於精子的穿透。
    （3）使受精卵在輸卵管內的游動速度變慢。
    （4）使子宮內膜變薄，不利於受精卵著床。
3. 副作用：
    （1）類早孕反應。
    （2）月經的改變：服藥期間發生不規則少量出血，大多發生在漏服藥後（突破性出血）。
    （3）體重增加。
    （4）色素沉澱。

（二）種類及方法

1. 根據給藥途徑，分為：口服避孕藥、長效避孕針、緩釋系統避孕藥（陰道避孕環或皮下埋植劑等）。
2. 根據藥物的組成，分為：（1）複方製劑—雌、孕激素衍生物合成。（2）單一孕激素製劑—孕激素衍生物合成。
3. 根據藥效時間的長短，分為：短效口服避孕藥、長效口服避孕藥。

（三）發展

1. 降低雌、孕激素劑量，以減少副作用，主要是對碳水化合物、蛋白質、脂肪三大代謝的影響，從而減少對心血管、內分泌及腫瘤生成的影響。
2. 合成不同類型、新的、具有高活性的孕激素。
3. 改變劑型，包括口服短效、長效與單方孕激素製劑、針劑、緩釋劑，以達到簡便、安全及長效的目的。

（四）注意事項

1. 定期追蹤及體檢（血壓、乳房婦科檢查、子宮頸抹片）。
2. 吸菸婦女應戒除，避免引發心血管的疾病。
3. 出現下肢腫脹、腹部疼痛、頭痛者，應立即停藥並就醫。

小博士解說

王太太，產後哺餵母乳，有關家庭計畫，產後3～4週且惡露停止時，即可恢復性生活，並採用保險套避孕；子宮內避孕器及保險套不影響哺餵母乳，混合口服避孕藥在產後6週應避免使用，產後6週～6個月亦不建議採用此種避孕方法。

不宜服用避孕藥的女性

	影響
1. 重大疾病患者	由於激素類藥物要在肝臟代謝，從腎臟排出，用藥會加重肝腎功能負擔，故急、慢性肝炎或腎炎患者均不宜使用。
2. 血液疾病及內分泌疾病患者	避孕藥會使凝血功能亢進，並增加血栓形成的危險，可使血糖升高，影響甲狀腺功能，因此如糖尿病、甲狀腺功能亢進等患者均應避免使用。
3. 婦科腫瘤患者	由於婦科腫瘤、乳房疾病大多為激素依賴的疾病，服用含有雌孕激素的避孕藥可能加重病情。
4. 精神病患者	生活不能自理的精神病患者，可能會發生誤服錯服等情況。
5. 月經稀少者	避孕藥可能會使月經再減少
6. 年齡在 45 歲以上者	該時期激素水準波動較大，一般不宜用避孕藥避孕。
7. 年齡在 35 歲以上者且有抽煙習慣者	容易引發心血管疾病
8. 哺乳期婦女	避孕藥會抑制乳汁分泌，並會經游乳汁而使新生兒血栓，因此哺餵母乳的婦女不能使用。

➕知識補充站

有關口服避孕迷你丸（mini-pill），主要成分為黃體脂酮，在使用之後月經週期限可能會延長，若在產後使用，並不會影響乳汁的分泌量。

23-4其他的避孕方法

（一）緊急避孕
1. 定義：無防護性性行為後或避孕失敗後幾小時或幾日之內，婦女為了防止非意願妊娠而採用的避孕方法。
2. 口服緊急避孕藥：（1）米非司酮：在性交 5 天內口服一片。（2）左炔諾孕酮：在性交後 3 天內口服一片，12 小時之後重複一次。（3）雌孕激素複合製劑：在性交後 3 天內服用，12 小時之後重複一次。
3. 放置子宮內節育器：用於性交後 5 天內放置。
4. 注意事項：（1）非常規性用藥，反覆使用會導致月經失調、內分泌異常。（2）緊急避孕不能防治性病。

（二）安全期避孕法
1. 定義：又稱為自然避孕，採用安全期來進行性生活而達到避孕目的；失敗率較高，達到 20%。
2. 安全期：排卵前後 4 ～ 5 日內為易受孕期，其餘時間不易受孕，被視為安全期。

（三）輸卵管結紮術
1. 避孕原理：將輸卵管通道封閉，使卵子無法與精子整合，達到避孕的目的，是一種永久性的節育措施。
2. 適應症：（1）已婚婦女，為了實現計畫生育，經過夫婦雙方同意，要求做結紮手術而無禁忌症者。（2）因為心臟病、腎臟病、嚴重遺傳病等不宜再妊娠者。
3. 禁忌症：（1）24 小時之內兩次體溫達 37.5℃或以上者。（2）全身的狀況不佳，例如心力衰竭、嚴重貧血、血液病以及心、肝、腎疾病的急性期或伴隨明顯的功能衰竭。（3）患嚴重的神經官能症者。（4）各種疾病急性期，腹部皮膚有感染灶或患急、慢性盆腔炎者。（5）各種急性傳染病。
4. 術前的注意事項：（1）非孕婦女月經乾淨後 3 ～ 4 日為宜，應儘量避免在月經前或月經期進行。（2）分娩 24 小時之後、中期引產 24 小時之後、人工流產之後。（3）自然流產轉一次正常月經之後。（4）哺乳期停經排除早孕之後。（5）取出節育器之後。
5. 術後的護理：（1）受術者應住院休息；術後要加強觀察病人，若有特殊的情況要及時處理。（2）術後 3 月內複診一次，內容包括手術效果、一般的症狀、月經的情況、手術切口及盆腔檢查、其它相關器官的檢查。

小博士解說

子宮內避孕器、口服避孕藥、保險套均可以作為常規的避孕方法，但是性交事後避孕丸則不可，因藥物緊急避孕只能對本次無保護性生活產生功能，且一個月經週期中只能服藥一次，本週期服藥後性生活仍應採取其他可靠的避孕措施，過於頻繁的服用將使激素之分泌發生紊亂。

安全期避孕法

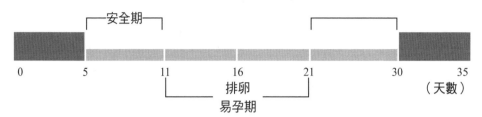

輸卵管的常見手術

	進行方式	優點	缺點
傳統式輸卵管結紮術	1. 以手術方式結紮，傷口僅到 2～3 公分，通常只需半身麻醉，甚至局部麻醉即可進行。 2. 手術時間：自然生產的隔天，因為此時產後的子宮仍然未回縮，輸卵管的位置接近肚臍兩側，因此可在肚臍皮膚凹陷處進行手術，亦可在剖腹產時同時結紮術後傷口較不明顯。	1. 簡單、有效 2. 術後不必住院，費用較低廉。	平時亦可進行結紮，但此時輸卵管的位置已回到骨盆腔內，結紮的傷口會較明顯。
經陰道式輸卵管結紮術		1. 不留疤痕 2 在術後不需要住院	1. 手術難度較高，出血、感染、併發症的機率亦高。 2. 不適宜在產後進行術，因此目前較少採用。

➕ **知識補充站**

　　輸卵管結紮的可能併發症，包括術後月經出血增加、月經期間不規則出血、夫妻生活問題、情緒不穩、經前症候群加重等，且結紮手術進行時，可能會破壞部分進入卵巢的血管，來自腦下垂體刺激卵巢的荷爾蒙就可能因此而減少，並對卵巢造成危害。

23-5終止妊娠方法及護理

（一）人工流產

1. 定義：凡是在妊娠 3 個月內採用人工或藥物方法終止妊娠稱為早期妊娠終止，即人工流產。

2. 方法：手術流產：負壓吸引術（妊娠 10 週以內）與鉗刮術藥物流產（妊娠 11 ～ 14 週）。

3. 適應症：妊娠 14 周內自願要求終止妊娠而無禁忌症者、因各種疾病不宜繼續妊娠者；禁忌症：各種疾病的急性期或嚴重的全身性疾病需經治療好轉後手術者、生殖器官急性發炎症者、妊娠劇吐酸中毒尚未糾正者、術前每隔 4 小時測 2 次體溫均超過或到達 37.5℃。

4. 併發症：子宮穿孔、人工流產症候群、吸宮不全、漏吸、術中出血、術後感染、羊水栓塞、子宮頸裂傷。

5. 護理重點：（1）協助醫生嚴格掌握手術適應症與禁忌症。（2）術後在觀察室休息 1 ～ 2 小時，觀察腹痛及陰道的出血情況。（3）保持外陰部的清潔，術後 1 個月禁止盆浴、性生活。（4）吸子宮術後休息 2 週，鉗刮術後休息 2 ～ 4 週。（5）避孕諮詢。

（二）藥物流產

1. 定義：也稱為藥物抗早孕，是指使用藥物終止早期妊娠方法；適用於妊娠 49 天以內者。

2. 藥物：米非司酮（RU486）、米索前列醇（前列腺素）。屬於無創傷性流產，完全流產率達 90% ～ 95%；副作用較輕，但是產後出血時間過長、出血量較多。

3. 副作用：
   （1）消化道症狀、子宮收縮痛、出血、感染。
   （2）嚴重的不良反應：過敏性休克、失血性休克、嚴重心律失常、疼痛性休克、急性胃出血、誘發癲癇、肢體抽搐、精神躁鬱、眼肌麻痺、胎兒損害。

4. 護理的重點：
   （1）用藥前排除異位妊娠。
   （2）用藥後觀察排出物，注意流產失敗或不全流產。

小博士解說

根據國內優生保健法所規範的依其自願，執行人工流產的情況，包括有醫學上理由，足以認定胎兒有畸形發育之虞者；因被強制性交、誘姦或與依法不得結婚者相姦而受孕者；因為懷孕或生產將影響其心理健康化家庭生活者。

人工流產併發症的原因與防治措施

人工流產併發症	原因	防治
人工流產症候群	1. 孕婦精神緊張 2. 機械刺激導致迷走神經興奮、冠狀動脈痙攣、心臟傳導功能障礙。	1. 吸子宮時注意掌握負壓適度 2. 術前充分擴展宮壁，動作輕柔。 3. 出現心律緩慢，靜脈注射阿托品。
子宮穿孔	1. 哺乳期子宮、瘢痕子宮 2. 子宮過度傾屈或畸形 3. 技術不熟練	1. 術前查清楚子宮的大小及位置 2. 子宮較軟者，術前用縮宮素 3. 診斷子宮穿孔後立即停止手術，給予縮子宮素和抗生素，嚴密觀察生命徵象。 4. 情況穩定者可在超音波監護下清宮；尚未做吸子宮操作者應立即剖子宮探查。
吸宮不全	1. 子宮體過度屈曲 2. 技術不熟練	1. 檢查胚囊是否與孕週相符合 2. 在超音波檢查確診之後使用抗生素，3 天後再執行清洗子宮術。 3. 吸出物送病理檢查，術後繼續抗感染治療。
漏吸	1. 懷孕週過小、子宮過度屈曲、子宮畸形。 2. 技術不熟練	1. 若未見胎囊，應回診子宮及位置，重新探測宮腔再執行吸引術。 2. 若仍然未見到胚胎組織，應將吸出物送病理以排除異位妊娠的可能。
術後感染	1. 吸子宮不全或流產後過早恢復性生活 2. 消毒不嚴或無菌操作不嚴格	1. 臥床休息 2. 支援式療法，積極地抵抗感染。

✛知識補充站

　　一般來說，人工流產後最好要等1年後再懷孕，因為吸子宮或刮子宮的手術流程中，子宮內膜會受到不同程度的損傷，術後需要有恢復期，若是過早再次懷孕，此時子宮內膜尚未徹底恢復，難以維持受精卵的著床和發育，容易引起流產；且人工流產之後的婦女，身體比較虛弱，需要一段時間才能恢復正常，若過早懷孕，往往因為體力不足、營養欠佳而使得胎兒發育不良，或是導致自然流產。

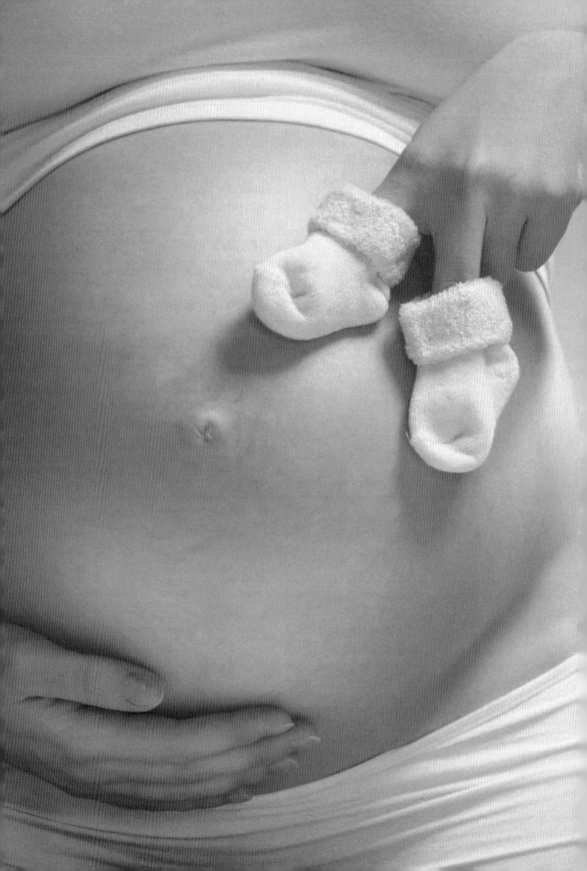

第六篇
婦女常見之護理

第24章
婦科常用的護理技術

本章學習目標（Objectives）

1. 了解會陰部擦洗、陰道灌洗及熱敷、陰道、子宮頸上藥等局部護理技術
2. 掌握上述的各項操作重點

24-1會陰部擦洗

（一）目的

1. 會陰部擦洗能夠保持會陰及肛門部清潔，促進病人舒適和會陰傷口癒合，防止生殖系統、泌尿系統的逆行感染。

2. 適應症：長期臥床生活不能自我護理的病人，在婦科和產科手術之後、產後會陰側切、陳舊性會陰裂傷修補術後或留置導尿管的病人。

3. 向病人解釋會陰部擦洗的目的、注意事項，以取得配合。

（二）護理的重點

1. 在擦洗時動作輕穩，擦洗順序清楚。2. 注意會陰傷口有無紅腫、分泌物性狀、傷口癒合情況，及時匯報異常反應。3. 對於留置導尿管的病患，應注意導尿管是否暢通，避免脫落或打結。4. 注意自身衛生，避免感染。5. 注意保暖。6. 會陰部擦洗每天兩次，大便應及時擦洗。7. 在會陰部擦洗時，以棉球塞住陰道口。8. 注意保護病人隱私。

（三）評估

1. 患者病情的情況。 2. 會陰部的衛生、皮膚的情況、有無留置尿管。3. 患者配合的程度

（四）計畫

1. 用物準備：治療盤、彎盤、一次性會陰擦洗包一個、一次性中單或一次性臀墊、醫囑卡、洗手液。2. 患者的準備：向患者解釋，已取得配合；協助患者取屈膝仰臥位。 3. 環境的準備：溫度、光線適宜，有利於保護患者隱私。

（五）健康教育

1. 嚴格地執行無菌技術操作原則。 2. 依據擦洗順序來擦洗，在必要時可以根據病人的情況來增加擦洗的次數，直至擦洗乾淨為止。 3. 在擦洗時要注意會陰部切口的癒合情況，注意有無紅腫及分泌物性質等情況。在發現異常時要及時地記錄，並向醫生彙報。 4. 注意保暖及保護患者的隱私。

小博士解說

　　會陰部沖洗目的為清潔外陰部，除去異味，增加舒適，預防感染。用物準備包括臉盆、溫水、肥皂、毛巾、杯子、沖洗壺、吸水尿布墊、便盆、吹風機；在沖洗時需要注意病人的隱私及保暖，將防水尿布墊置於臀部下方，先使用少許溫水滴在大腿內側，讓病人感覺水溫，以免燙傷；在會陰處沖少許水之後，抹上適量肥皂，再以沖洗壺或杯子裝溫水，由上往下（會陰往肛門）沖洗，以邊沖邊洗方式，清除皂沫；最後使用毛巾擦乾（由上往下），也可以使用吹風機來吹乾，需要注意吹風機的距離及溫度。每天會陰部沖洗1～2次，並囑咐病人增加水分攝取，減少尿道感染機會，大便後或分泌物多時隨即加以沖洗。

會陰擦洗的操作步驟

前提：向病人說明以取得配合，囑病人排空膀胱。

▼

患者採屈膝仰臥位，兩腳分開，暴露外陰部。

▼

給患者臀部墊消毒布墊或一次性會陰墊

▼

第一遍：自上而下、由內向外，初步擦淨會陰部的分泌物和血跡。

▼

陰阜→大腿上 1/3 →大、小陰唇→會陰部→肛門周圍。

▼

第二遍：以傷口為導向，由內向外、自上而下。

▼

大、小陰唇→陰阜→大腿上 1/3 →會陰部→肛門周圍。

▼

使用乾棉球或乾紗布擦乾，並換上清潔的會陰墊。

▼

囑咐會陰切開患者採側臥位，避免惡露浸潤傷口；教導產婦正確使用會陰墊。

評估

評估項目	患者能夠正確配合，操作達到預期目的。
	會陰部清潔，患者自感安全、舒適。
	留置尿管的患者未出現泌尿生殖系統的逆行感染

 知識補充站

　　自然生產後的惡露照護措施，除了多休息、注意營養以順利修復組織、使用衛生棉保持陰部清潔、採側臥位，並注意徵象及惡露性狀之外，亦應執行會陰擦洗或沖洗，至少持續至產後惡露完全乾淨為止；切勿做盆浴或陰道內灌洗，以免細菌隨洗澡水進入子宮而引起發炎，沐浴後，會陰部傷口需要再使用溫開水沖一次。

24-2陰道灌洗

（一）目的

1. 陰道沖洗能改善陰道的血液循環，減少陰道內分泌物，減輕局部組織充血，有利於發炎症的消退。
2. 適應症：常用於各種陰道炎、子宮頸炎的控制及治療；子宮全切術、陰道手術前的常規準備，以防術後感染。

（二）護理的重點

1. 灌洗液 500 ～ 1000ml、溫度為 41 ～ 43℃為宜。
2. 灌洗袋與床浴距離少於 70 公分以內，以免壓力過大使水流過速，液體和污物進入子宮腔或灌洗液與局部功能時間不足。
3. 灌洗頭不宜插入過深，動作需輕柔。
4. 禁忌症：子宮頸癌有活動性出血、經期、產後 7 天內或人工流產後子宮頸內口尚未關閉、陰道出血。
   （1）子宮頸癌患者有活動性出血者，為防止大出血，禁止灌洗。
   （2）月經期、產後或人工流產術後、宮口未閉、陰道出血者，一般不做陰道灌洗，以防止引起上行性感染。
   （3）產後 10 天，婦科手術 2 週後的患者，若合並陰道分泌物渾濁、有臭味、陰道傷口癒合不良、黏膜感染、壞死等，可以進行低位陰道灌洗，灌洗筒高度距床沿要小於 30cm，避免汙物進入子宮腔或損傷陰道殘端傷口。
5. 產後 10 日或婦科手術 2 週的病人，若合併陰道分泌物混濁、陰道傷口癒合不良，可以執行低位灌洗，灌洗筒與床沿要小於 30cm，以免污物進入宮腔或損傷陰道傷口。
6. 在上藥期間要禁止性生活。
7. 陰道壁上非腐蝕性藥物時，應轉動陰道窺視器，將藥物均勻塗布陰道四壁。
8. 未婚婦女可以使用導尿管灌洗陰道，不能使用窺陰器。
9. 灌洗液留 100ml，用以沖洗外陰部。

小博士解說

　　懷孕期荷爾蒙改變、使用陰道灌洗術、糖尿病皆可能會導致女性生殖道受感染；正常的陰道菌落是好氧性，最常見的是乳酸菌，會將陰道上皮細胞轉變為單醣，再變成乳酸，讓正常的陰道PH值維持在3.5～4.5，可以抑制病原菌的生長。

陰道灌洗常用溶液

1. 1:5000 高錳酸鉀溶液

2. 0.2% ～ 0.5% 的碘伏溶液

3. 1% 乳酸溶液

4. 0.5% 醋酸溶液

5. 2% ～ 4% 碳酸氫鈉溶液

6. 20% 溫無菌肥皂溶液、生理鹽水

陰道灌洗操作步驟

向病人介紹操作目的，以取得配合。

囑病人排空膀胱，取膀胱截石位；遮擋病人。

配置灌洗液 500 ～ 1000ml，將灌洗筒掛於距床沿 60 ～ 70cm 高處。

先用灌洗液沖洗外陰，再分開小陰唇，將灌洗頭沿陰道側壁插入至後穹窿處，於陰道內左右上下移動沖洗。

灌洗液剩 100ml 時，拔出灌洗頭，再沖洗一次外陰部。

扶起病人，使陰道內留存的液體流出。

擦乾外陰

✚ 知識補充站

被強暴的婦女進入醫療機構，醫護人員最主要的任務是給予個案醫療處置、驗傷，蒐證及情緒支持。當一位被性強暴的婦女至急診處求診，在急救評估流程中，因應個案保證她是安全的並告知其受傷情形；不可以為了預防性病而立刻給予婦女清潔身體及陰道灌洗，必須確保證物的完整性。

24-3陰道濕熱敷

（一）目的
1. 會陰部濕熱敷可以改善局部血液循環，提高組織的抵抗力，增強白血球的吞噬功能，有利於膿腫侷限和吸收，促進局部組織的生長和修復。
2. 常用於會陰部水腫、血腫、傷口硬結及早期感染等病人。

（二）用物的準備
1. 與會陰沖洗物相同。
2. 凡士林軟膏軟 1 支、無菌紗布 1 張、熱敷墊 1 個、熱水墊 1 個、熱敷鉗把等。

（三）操作的方法
1. 攜用物至床旁，向產婦解釋操作的目的和步驟，請家屬暫時離開病房。
2. 依據會陰部的沖洗方法來沖洗會陰部。
3. 在熱敷的部位塗上一層凡士林；蓋上無菌紗布，將熱敷溶液中的溫熱熱敷墊置於紗布外，再蓋棉墊。
4. 外放熱水袋，以延長熱敷時間，也可以每隔 3 ～ 5 分鐘來更換熱敷墊。
5. 熱敷完畢，協助蓋好被子，採取舒適的臥位，並謝謝合作。

（四）護理重點
1. 評估：了解產婦疾病診斷、病情會陰部濕熱敷的目的、產婦對會陰部濕熱敷的認知程度及心理反應、外陰部傷口情況及陰道出血量，有無水腫、血腫、傷口硬結或感染。
2. 熱敷墊 3 ～ 5 分鐘更換一次，熱敷時間一次大約為 15 ～ 30 分鐘；溫度以 41 ～ 48℃為宜，面積為病損的兩倍。
3. 應在會陰部擦洗、清潔外陰部局部傷口之後做。
4. 定期檢查熱源袋是否完整，避免燙傷。
5. 隨時評估熱敷的效果。
6. 禁忌症：會陰部會有出血的傾向。

小博士解說

　　會陰部水腫大多因為產鉗術助產或會陰部切開術對於局部組織的刺激或損傷所造成，若發現會陰部血腫較大或增大時，應及時將血腫切開，取出血塊，再找出出血點，結紮止血，縫合血腫腔；會陰部有傷口者，應加強會陰部護理，保持會陰部的清潔，使用1:1000新潔爾滅溶液或1:5000高錳酸鉀液進行會陰擦洗，每天2次，並給消毒的會陰墊；若發現傷口感染時，應及時將縫線拆除，有膿腫者應切開排出膿液，並給以抗感染治療。

　　嚴重的會陰部水腫可以採用50%硫酸鎂濕熱敷加TDP治療儀的治療方法，使用無菌紗布浸入50%硫酸鎂溶液中，紗布塊面積大於紅腫範圍，持續濕熱敷水腫部位，輔以TDP治療儀照射會陰局部，效果顯著。

　　除了濕熱敷，亦應保持會陰部的清潔，每次大小便之後以溫水清洗，每天再以0.5%優碘棉球來消毒兩次。

陰道濕熱敷的操作步驟

核對、評估、說明解釋。

▼

協助病人暴露熱敷部位

▼

塗抹凡士林，蓋上紗布。

▼

敷上浸有熱敷溶液的溫紗布，外部蓋上棉布墊保溫。

▼

3～5分鐘更換一次，熱敷時間一次 15～30 分鐘。

▼

觀察局部皮膚狀況及詢問病患感覺

▼

撤下紗布及熱敷墊，點上消毒會陰部。

✚ **知識補充站**

　　會陰部濕熱敷常用的溶液包括95%的乙醇、加熱的50%硫酸鎂溶液，或是1：5000的高錳酸鉀溶液。可以將敷墊放入蒸鍋內加熱後，備齊用物攜至床旁；熱敷時間一般為20～30分鐘左右或按醫囑調整，每3～5分鐘更換敷墊1次，保持一定的水溫；若患部不忌壓，亦可以用熱水袋放於濕敷墊上，然後蓋上棉墊。

24-4陰道、子宮頸上藥

（一）目的及操作方法

1. 治療各種陰道或子宮頸的發炎症。
2. 適應症：各種陰道炎、子宮頸炎或術後陰道殘端炎。
3. 陰道灌洗或擦洗→陰道後穹窿塞藥→局部上藥→子宮頸棉球上藥→噴霧器上藥。

（二）婦科發炎症上藥方法

1. 滴蟲性陰道炎：在家用藥之前可以先坐浴，以 1：5000 的高錳酸鉀溶液沖洗陰道，蘸乾。將藥物放於陰道後穹窿處。每天 1 次，大約 7 ～ 10 天為一次療程。
2. 念珠菌陰道炎：在家用藥之前可先坐浴，使用2% ～ 4%的碳酸氫鈉溶液沖洗陰道，蘸乾。將制黴菌素片放於陰道後穹窿處。每天 1 次，大約 7 ～ 10 天為一次療程。
3. 非特異性陰道炎及老年陰道炎：以 0.1 乳酸 % 或 0.5% 醋酸沖洗陰道後蘸乾，再以噴霧器噴灑粉劑，使藥物粉末均勻散布於發炎性組織表面上；或塗抹新黴素、魚肝油等藥膏。
4. 子宮頸炎：
   （1）腐蝕性藥物，大多用於慢性子宮頸炎顆粒增生。
   （2）非腐蝕性藥物，例如新黴素、氯黴素等，大多用於急性或次急性子宮頸炎、陰道炎。
   （3）子宮頸棉球上藥，適用於子宮頸急性或次急性伴隨出血者。

（三）護理重點

1. 充分暴露子宮頸，塗擦要徹底，並注意棉球不宜過濕。
2. 月經期或子宮出血者不宜從陰道給藥。
3. 陰道栓劑於晚上或休息時上藥，可延長藥物功能時間，提高療效。
4. 在用藥期間，禁止性生活。
5. 使用腐蝕性藥物，上藥前可將紗布或棉球墊在陰道後壁、後穹窿處，以免藥液下流灼傷正常組織，塗好、吸乾後應立即如數取出紗布和棉球。
6. 上非腐蝕性藥物時，應轉動窺陰器，使陰道四壁能均勻塗布藥物。
7. 給未婚女性上藥時，可以使用長棉棍塗抹，棉花捻緊、塗藥方向一致，避免棉花落入陰道而難以取出。

小博士解說

　　子宮頸棉球上藥，常用藥物為止血粉或抗生素等藥液，在操作時，以有線尾的棉球浸蘸藥液後塞入子宮頸處，將線尾露於陰道外，並用膠布固定於陰阜側上方，囑咐病人於放藥12～24小時之後牽引線尾，自行取出棉球。

子宮頸炎上藥操作步驟

1. 腐蝕性藥物

準備 20% ～ 50% 硝酸銀溶液

▼

以長棉棍蘸少許藥物溶液塗於子宮頸糜爛面，插入子宮頸管 0.5cm 處。

▼

以生理食鹽水棉球洗去表面的殘餘藥液

▼

將棉球吸乾

2. 非腐蝕性藥物

準備 20% 或 100% 鉻酸銀溶液

▼

以棉棍蘸少許的藥物溶液塗於子宮頸糜爛面

▼

糜爛面乳突較大處反複塗藥，使局部呈現黃褐色。

▼

以長棉棍蘸藥液插入子宮頸管 0.5 公分處，持續 1 分鐘。

▼

每 20 ～ 30 天上藥 1 次，直到糜爛面乳突完全光滑為止。

✛ 知識補充站

　　子宮頸糜爛是子宮頸受到荷爾蒙的影響，交界處的上皮細胞會向下往外延伸擴及到子宮頸口以外的部位，呈現泛紅浸潤的色澤，因而稱之，事實上應為「子宮頸內管外翻」。治療前先作子宮頸抹片檢查，排除了子宮頸炎的可能，再給予抗生素藥物治療。若子宮頸糜爛仍然造成陰道分泌物過多、慢性子宮頸炎，可採用上皮腐蝕劑、電燒灼術、冷凍治療術或雷射氣化術等方法破壞這層柱狀上皮，待剝落後，正常的鱗狀上皮會重新覆蓋子宮頸，白帶或黏稠分泌物會有明顯減少及改善。

24-5坐浴

坐浴法是用藥物煮湯置盆中，讓病人坐浴，使藥液直接浸入肛門或陰道，以治療某些疾病的方法，屬於洗浴法的範圍。它可以使藥液較長時間的直接作用於病變部位，並藉助於熱力，促使皮膚黏膜吸收，從而發揮清熱除濕，活血行氣，收澀固脫等療效。

（一）目的

1. 清潔外陰部，改善局部的血液循環，消除發炎症，有利於組織修復。
2. 適應症：
   （1）外陰部、陰道手術或經過陰道子宮切除術的術前準備。
   （2）治療或輔助性治療外陰部炎、陰道非特異性發炎症或特異性發炎症、子宮脫垂。
   （3）會陰部切口癒合不良。

（二）操作方法

1. 按照比例配置好所需溶液 1000ml，水溫為 41 ～ 43℃。
2. 坐浴前先清潔外陰部及肛門。
3. 囑咐病人排空膀胱後將臀部及全部外陰進入藥液中。
4. 持續 20 分鐘，結束之後以無菌紗布蘸乾外陰部。

（三）護理重點

1. 經期、陰道流血、孕婦、產後 7 天內禁止坐浴。2. 坐浴溶液應嚴格案比例調配，濃度太高容易造成黏膜灼傷，若濃度太低則達不到治療的效果。3. 水溫適中。4. 注意保暖。

（四）主治的病症

1. 陰道炎：銀花藤湯（經驗方）。銀花藤、蛇床子各 100g，大黃 25g，烏梅 25g，訶子 25g，甘草 25g。上藥用紗布包好，一劑煎 2 ～ 3 小盆，每次一小盆坐浴，洗陰道內，每日 1 次，7 天為一療程。功能清熱解毒，殺蟲止癢。主治滴蟲性陰道炎。
2. 子宮頸炎：仙人掌湯。仙人掌適量，以鮮品全草剁碎，每次大約 100g，加食鹽少許煎湯，待溫度適宜時坐浴。每日 1 次，10 天為 1 療程。功能解毒消腫。主治子宮頸炎。
3. 子宮脫垂：銀花枯礬升提湯（經驗方）。金銀花、紫花地丁、蒲公英、蛇床子各 30g，黃連 6g，苦參 15g，黃柏、枯礬各 l0g。上藥共煎水，待藥溫適宜坐浴。每天 2 次，5 天為 1 療程。功能清熱燥濕，升提固脫。主治子宮脫出伴隨黃水淋漓，濕熱下注者。

小博士解說

若產婦自然產之後，入住病房時，主訴發冷寒顫，醫囑可以開立溫水坐浴，1：100水溶性優碘（β-iodine）溶液，最適合產婦使用；而醫囑開立溫水坐浴的主要目的為促進傷口癒合。

熱浴、溫浴、冷浴的溫度與治療

	溫度	治療
熱浴	41 ～ 43℃，先燻後洗。	急性發炎症
溫浴	35 ～ 37℃	慢性發炎症
冷浴	14 ～ 15℃	1. 膀胱、陰道鬆弛的症狀 2. 性無能 3. 功能性無月經的症狀

腹腔鏡子宮血管阻斷術後熱水坐浴護理

目的	促進患部血液循環，改善不適的症狀
方法	將盆子用肥皂與刷子來刷洗乾淨 ▼ 盆內擺清潔的溫熱水大約八分滿，不要過燙，以免燙傷 ▼ 先將外陰部清洗乾淨後坐於溫水盆中大約 15 ～ 20 分鐘 ▼ 一天泡 3 ～ 4 次，除非有醫生指示，水裡不必加藥

➕ **知識補充站**

　　經前症候群若是痛經時，月經未來潮可以採用熱水坐浴；若月經來潮，可以適用熱毛巾或電熱毯熱敷下腹部20～30分鐘。

24-6乳房的護理

（一）目的
1. 保持乳房、乳頭的清潔衛生。
2. 防止產後哺乳造成的乳頭皸裂。
3. 改善少數孕婦的乳頭扁平或凹陷。
4. 適當按摩乳房，有助於產後乳汁產生，並協助輸乳管、輸乳竇開放，減少產後乳汁淤積。

（二）操作方法
1. 清潔及按摩。
2. 乳頭伸展練習。
3. 乳頭牽拉練習。
4. 真空抽吸法。

（三）護理
1. 乳房護理一般於懷孕滿 6 個月之後開始，可以由孕婦本人或家屬來協助進行。
2. 在清洗乳頭時可以使用沐浴乳，但是不要使用肥皂，因為肥皂會洗去皮脂腺分泌物，容易使乳頭皸裂，增加感染機會。
3. 懷孕後期或刺激乳頭後出現子宮收縮等早產現象的孕婦，應避免按摩乳頭。
4. 對乳頭扁平或凹陷的孕婦，多數在分娩前可自行改善，一般不影響哺乳；也可以使用乳頭伸展練習和乳頭牽拉練習使乳頭突起，嚴重乳頭凹陷可以使用真空抽吸法。

小博士解說

1. 王女士產後第5天，乳房有紅、腫、熱現象，合適的護理處置為持續哺餵母乳；此現象可能為乳腺炎前期，初期嬰兒可以繼續哺乳，但餵奶前後應清潔乳頭以及嬰兒的口腔、乳頭周圍，可達到疏通乳管、防止乳汁淤積的功能，另應使用吸乳器排空乳汁。
2. 王女士產後第3天，哺餵母奶，主訴乳頭破皮疼痛，不敢再讓寶寶吸吮乳頭，此時護理師應協助王女士採正確的餵奶姿勢，使乳頭和乳暈能含在寶寶口中，以減輕乳頭的壓力，可以先餵較不痛的那一側，並增加餵奶的次數，在哺餵之後可以將乳汁塗抹在乳頭上，並讓乳頭保持乾燥，以促進癒合。

乳房護理操作方法

清潔及按摩	1. 每天使用清水清洗，並用軟毛巾或手按摩乳房，增加韌性。 2. 按摩的方法：手掌側面輕輕按摩乳房壁，再露出乳頭，圍繞乳頭均勻地按摩。 3. 每天 1 次，並穿戴合適的胸罩以支托乳房。
乳頭伸展練習	1. 方法：將兩拇指（或食指）平行放在乳房兩側，慢慢將乳頭向兩側外部拉開，使乳頭向外突出→以同狀方式，將乳頭往上、下縱向牽拉。 2. 每天 2 次，每次 5 分鐘。
乳頭牽拉練習	1. 方法：一手托住乳房，另一手拇指、中指、食指抓住乳頭，輕輕向外牽拉→左右捻轉乳頭。 2. 每天 2 次，每次 10 ～ 20 下。
真空抽吸法	1. 方法：取一個 10ml 注射器，將注射頭切掉，插入針拴→將注射器末端扣於乳頭上，用手輕輕地拔出針拴。 2. 每天 2 次，每次重複 10 ～ 20 下。

✛知識補充站

　　產後乳房恢復的自我護理，包括避免強力擠壓，容易乳房內部軟組織易受到挫傷或使內部引起增生等，且因受外力擠壓後，較易改變乳房形狀，亦應避免配戴不合適的胸罩；因為乳房周圍微血管密布，洗浴時，溫度避免用過冷或過熱加以刺激，如果做坐浴或盆浴，也不可以在過熱或過冷的浴水中長期浸泡，可能會使乳房軟組織鬆弛，引起乾燥皸裂。在飲食方面，避免過度節食，營養豐富並含有足量動物脂肪和蛋白質的食品，可以使身體各部分儲存的脂肪豐滿，包含乳房內部組織，乳房內脂肪的含量增加了，才能得到正常發育。產後乳房的清潔十分重要，長時期不潔淨容易會出現發炎症或造成皮膚病，且哺乳期是乳腺功能的旺盛時期，此時最常見的乳房疾病是感染和發炎，在每次餵奶之前，應將乳頭洗淨，還要注意正確的哺乳方式，防止乳汁積蓄，哺餵母乳時應將乳房托起，哺餵完畢使用手順乳腺管的方向來按摩。

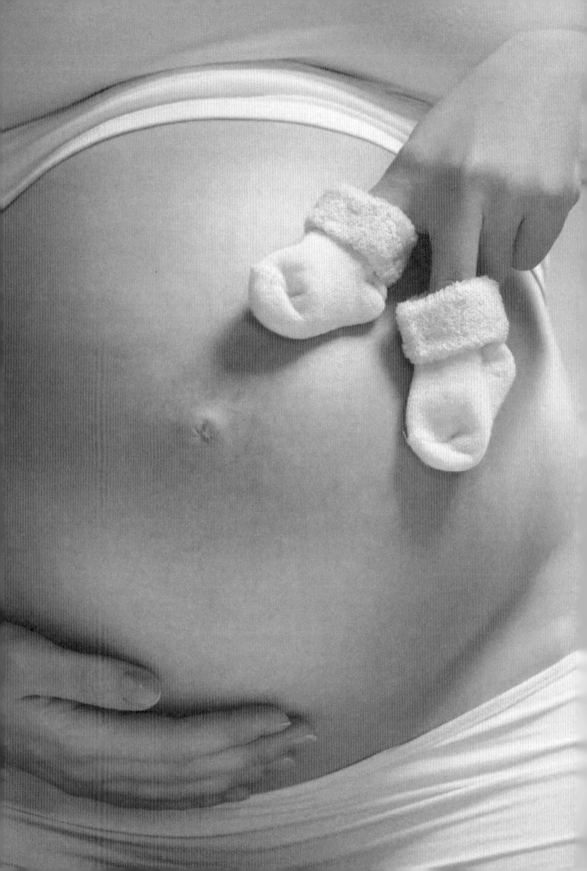

第六篇
婦女常見之護理

第25章
婦產科診療及手術病人的護理

本章學習目標（Objectives）

1. 熟悉婦產科常見診療及手術的適應症、禁忌症、注意事項和可能的併發症。
2. 掌握各項診療及手術的護理重點

25-1陰道抹片檢查

（一）概論
1. 生殖道細胞學檢查：透過觀察女性生殖道脫落細胞，了解其生理與病理變化；生殖道細胞指脫落在陰道內的上皮細胞，主要為陰道上段、子宮頸陰道部、內生殖器及腹腔的上皮細胞。
2. 陰道抹片檢查：未婚婦女主要了解卵巢功能，孕婦了解胎盤功能；取脫落的細胞進行檢查是最為簡便的方法，但若是脫落的細胞已經陳舊，形態上便可能失真而不易於鑑別、容易相互混淆。

（二）檢查的方法
1. 陰道側壁抹片法（已婚女性）：採膀胱截石位，窺陰器不塗潤滑液而擴張陰道，使用無菌棉籤於陰道側壁 1/3 處，輕輕刮取少許分泌物淺層細胞，均勻薄塗於玻片上，加以固定。
2. 棉籤採取法（未婚女性）：棉籤沾以生理食鹽水濕潤之後，與陰道側壁抹片法相同。

（三）檢驗結果及臨床意義
1. 測定雌激素對陰道上皮細胞的影響程度：陰道鱗狀上皮細胞的成熟程度與體內雌激素水準成正比，雌激素水準越高，陰道上皮細胞分化越成熟，觀察陰道鱗狀上皮細胞各層細胞的比例，可以反映體內雌激素的水準。
2. 婦科腫瘤診斷：
    （1）細胞核的改變：表現為核增大、核漿比例失常、核大小不等且形態各異，核圓形、卵圓形，核深染且染色質分布不均，呈現顆粒粗或團塊狀。因為核分裂異常，可以見到雙核及多核。
    （2）細胞的改變：細胞大小不等，形態各異，胞漿減少。
    （3）細胞之間關係的改變癌細胞可以單獨或成群出現，排列紊亂；早期癌塗片背景乾淨清晰，晚期癌塗片背景較髒，見成片壞死細胞、紅血球及白血球等。

（四）護理的重點
1. 時間的選擇：月經週期第 13 天，是做陰道抹片檢查發現子宮頸癌的最佳時機。2. 操作前的準備：陰道脫落細胞檢查相關知識、48 小時之前避免任何的刺激、要注意器具的消毒及乾燥、在操作時動作宜輕穩以免損傷組織、在操作之後抹片應均勻並標示清楚。

小博士解說
　　陰道細胞學的卵巢功能檢查最常用的是成熟指數（MI）以計算陰道上皮3層細胞百分比，按照底層/中層/表層的順序寫出。
　　一般有雌激素影響的塗片，基本上無底層細胞，輕度影響者表層細胞小於20%、高度影響者表層細胞大於60%；在卵巢功能低落時則出現底層細胞，輕度低落底層細胞小於20%、中度低落底層細胞占20%～40%、高度低落底層細胞大於40%。

正常陰道脫落細胞的形態特徵

	分類及性狀
鱗狀上皮細胞	1. 生長與成熟受卵巢雌激素影響：女性一生中不同時期及月經週期中不同時間，各層細胞比例均不相同 2. 底層細胞：相當於組織學的深棘層；分為： （1）內底層細胞—育齡婦女的陰道抹片中不出現此種細胞。 （2）外底層細胞—子宮頸型外底層細胞常見於青壯年女性的抹片、產後型外底層細胞見於產婦落晚期流產患者的陰道抹片、萎縮型外底層細胞見於先天性無月經或停經期女性的陰道抹片。 3. 中層細胞：相當於組織學的淺棘層；被稱為船形細胞或妊娠細胞，常見於妊娠及停經早期。 4. 表層細胞：相當於組織學的表層；細胞大、呈現多邊形、胞漿薄且透明、胞漿粉染或淡藍、核小固縮，是鱗狀細胞成熟的最後階段。
柱狀上皮細胞	包括子宮頸黏膜細胞與子宮內膜細胞，兩者又分為黏液細胞、纖毛細胞、子宮頸內膜細胞群。
其他細胞	1. 慢性發炎症：NL 大單個核巨噬細胞 2. 月經末期：小單個核巨噬細胞

✚ **知識補充站**

　　若在急性陰道炎或子宮頸炎時採取抹片，易於將退化變形的柱狀上皮和基底細胞誤認為癌細胞，抹片的結果可能會呈現假陽性反應，即指抹片呈現陽性反應，而活體組織病理切片呈現陰性反應。對細胞學檢查造成干擾的情況，主要包括生理性與發炎症性可能引起的類似癌前，或癌腫形態改變、口服避孕藥者的子宮頸內膜腺體可能會呈現類似腺癌細胞的變化、放射性治療會引起細胞形態的改變、全身化學治療常會導致細胞的發育異常。

25-2子宮頸抹片檢查

（一）概論

1. 目的：主要為生殖道癌細胞篩檢，是早期發現子宮頸癌的重要方法。
2. 優點：
   （1）無痛、無損傷、重複性較佳、實用性較強。
   （2）除了可以早期發現子宮頸癌及癌前病變（嚴重的滴蟲性陰道炎、尖銳濕疣等）之外，亦可以在抹片背景中從型態學角度發現或初步篩選出引起子宮頸發炎症的各種病原體，為進一步的檢測提供參考。

（二）檢查方法

1. 使用特製的刮板來刮取子宮頸表面細胞，亦可以使用特別刮齒自子宮頸口伸入來刮取子宮頸表面的細胞。
2. 部位：限制在子宮頸外口鱗柱狀上皮的交界處。
3. 子宮頸管抹片檢查：了解子宮頸內的狀況。

（三）操作前注意事項

1. 在刮片前 24 小時之內避免性生活。
2. 計畫檢查前 24～48 小時之內不要沖洗陰道或使用置入陰道的栓劑，也應避免做陰道內診檢查。
3. 有發炎症時先做治療，然後再採集抹片，以免大量的白血球和發炎性細胞可能會議影響診斷。
4. 檢查最好安排在非月經期間做。
5. 在採集時應輕輕刮取，避免損傷組織引起出血而影響檢查。
6. 若白帶過多，應先使用無菌棉籤輕輕刮淨黏液再取標本。

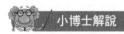

小博士解說

　　有關子宮頸檢查，可以使用Schiller's Test檢查、子宮頸抹片檢查利用抹片棒採取狀本部位是子宮頸表面鱗狀細胞與柱狀細胞交接處，子宮頸細胞抹片及人類乳突病毒檢測會有效篩檢出原位癌的個案。

子宮頸管抹片檢查的操作步驟

嚴格消毒

▼

使用特製的子宮頸取樣刷,在子宮腔管內,上下、左右移動,吸取上皮細胞。

▼

取出分泌物,透過離心、分離使細胞均勻分布於玻片上,提高靈敏度。

檢驗的結果	臨床的意義
測定雌激素對陰道上皮細胞的影響程度	正常:表層細胞,無低層的細胞 卵巢功能低落:會出現低層的細胞
婦科腫瘤診斷	·巴氏 5 級分類法 I 級:基本正常 II 級:發炎症,細胞核增大但是屬於良性病變。 III 級:有可疑的癌細胞,細胞核普遍會增大。 IV 級:有癌細胞,但是不夠一般化。 V 級:有癌細胞,癌細胞的惡性特徵明確且數目較多。 ·TBS 分類法 1. 感染:可以診斷滴蟲、念珠菌陰道炎、細菌性陰道病衣原體感染、單純皰疹病毒或巨細胞病毒感染以及人乳頭瘤病毒(HPV)。 2. 反應性和修復性改變:發炎症或子宮內節育器引起的上皮細胞反應性改變,以及放射治療之後的反應性改變。 3. 上皮細胞異常 4. 其他的惡性腫瘤

✛ 知識補充站

　　巨細胞病毒(cytomegalovirus)傳染是經由親密接觸,小孩大約有1%的比率會在子宮內就得到來自於母親的先天性感染,一般症狀輕微,預後良好,個別有肝功能異常。人乳頭瘤病毒(HPV)則與罹患子宮頸癌相關。

25-3子宮頸活體組織檢查

（一）定義

即「子宮頸活檢」，是採取子宮頸病灶的小部分組織做病理學檢查，以確定病變性質的一種臨床上常用方法。

（二）適應症及禁忌症

1. 適應症：

（1）子宮頸脫落細胞檢查為巴氏 II 級、III 級以上者。

（2） TBS 分類為鱗狀上皮細胞異常者。

（3）異常陰道出血，例如接觸性出血、停經之後的陰道出血。

（4）慢性特異性發炎症，例如子宮頸結核、阿米巴、尖銳濕疣。

（5）肉眼看到子宮頸有潰瘍或贅生物。

2. 禁忌症：生殖道急性發炎症、妊娠期或月經期、血液病有出血傾向者。

（三）操作

1. 局部活組織檢查。

2. 診斷性子宮頸錐切法：

3. 適應症：

（1）子宮頸抹片檢查多次發現惡性細胞，而子宮頸多處活體檢查及分段刮診病理檢查均未發現病灶者。

（2）為確認病變波及程度及決定手術的範圍。（3）證實有重度不典型增生。

（四）護理

1. 局部活組織檢查：（1）術前向病人講解相關的知識。（2）術中觀察病人反應，給予心理上的支持。（3）術後囑咐病人注意觀察有無陰道流血。（4）12 小時之後自行取出帶尾棉球或紗布捲。（5）保保持會陰部的清潔，1 個月內禁止性生活及盆浴。（6）定期追蹤。

2. 診斷性子宮頸錐切法：（1）告知病人手術於月經清淨之後 3～7 天進行。（2）說明相關的知識。（3）術中導尿、止血、標本標記及固定。（4）術後留病人在觀察室內觀察 1 小時。（5）病人休息 3 日，遵照醫囑使用抗生素，以防止感染。（6）若陰道出血過多，應立即就診；在術後 6 週回診檢查子宮頸有無狹窄。

小博士解說

子宮頸活體檢查的併發症以活檢創面滲血較為常見，原因是子宮頸組織大多為纖維組織，且存在慢性發炎症，子宮頸創面出血大多不易於自我停止。大量的出血大多見於子宮頸癌患者，其原因是腫瘤組織易脆、血管粗大、豐富，腫瘤組織破潰常會發生自發性大出血，應及時就醫治療。

局部活組織檢查的操作步驟

囑咐病人排空小便，採取膀胱截石位。

▼

拭盡子宮頸的分泌物，消毒子宮頸和陰道。

▼

用活檢鉗鉗取小塊病變組織，若懷疑癌變，在子宮頸按照 3、6、9、12 點鐘的位置
各取一小塊組織並使用小匙來刮搔子宮頸組織，分裝，標記要清楚。

▼

加以固定並送檢

▼

局部組織壓迫止血

診斷性子宮頸錐切法操作步驟

腰麻或硬膜外麻醉，截石位，消毒導尿。

▼

子宮頸鉗夾住子宮頸前唇，用手術刀在病灶外 0.5cm 處做環形切口，
可以深入子宮頸 1 ～ 2cm 做錐形切口，殘端止血。

▼

將組織固定，送出病檢。

▼

無菌紗布捲填塞創面，壓迫止血。

✚ 知識補充站

　　子宮內膜活體組織檢查，適應症：若是子宮內膜結核應在月經前取狀；了解有無排卵和黃體功能是否健全，在月經來潮6小時之內或月經之前2～3天取樣（Sampling）；子宮內膜剝脫不全應在月經5天內取樣；子宮內膜癌可以隨時取樣。禁忌症則為陰道滴蟲、真菌感染或其他急性陰道炎、子宮頸炎、急性、次急性盆腔炎，且在活體檢查之前不宜使用性激素類藥物。

25-4經由腹壁腹腔穿刺術

（一）概論

1. 定義：又稱為腹膜腔穿刺術，在無菌的條件下，將穿刺針經過腹壁進入腹腔抽取內容物來做生化測定、細胞病理檢查，以助於診斷及判斷疾病預後。
2. 目的：
   - （1）確認腹腔積液的性質，找出病原，協助診斷。
   - （2）適量地抽出腹水，以減輕病人腹腔內的壓力，緩解腹脹、胸悶、氣急、呼吸困難等症狀，減少靜脈回流阻力，改善血液循環。
   - （3）向腹膜腔內注入藥物。
   - （4）注入定量的空氣（人工氣抜）以增加腹壓，在肺結核空洞大出血時，人工氣腹可以作為一項止血措施。

（二）適應症及禁忌症

1. 適應症：
   - （1）腹水原因不明，或疑有內出血者。
   - （2）大量的腹水引起嚴重呼吸困難及腹脹者。
   - （3）需要腹腔內注藥或腹水濃縮再輸入者。
2. 禁忌症：
   - （1）疑有腹腔內嚴重黏連，特別是晚期卵巢癌有盆腹腔廣轉移者致腸梗塞。
   - （2）有肝性腦病徵象、包蟲病及巨大卵巢囊腫者。
   - （3）大量腹水伴隨嚴重電解質紊亂者，應避免大量排出腹水。
   - （4）妊娠。

（三）注意事項

1. 術前講解目的及方法。
2. 術中嚴密觀察引流是否暢通、脈搏、心律、呼吸及血壓變化。
3. 放腹水每小時不能超過 1000m，每次不能超過 4000ml。
4. 因為氣腹攝影而行穿刺術者，在拍攝完 X 光片之後需要將氣體排出。
5. 術中注意觀察病人的面色、呼吸、脈搏及血壓變化等徵象，在必要時停止放液並及時處理。
6. 在術後囑咐患者平臥，臥床休息 24 小時，而避免引起穿刺傷口腹水外滲。

小博士解說

在做經由腹壁腹腔穿刺術時，根據病情和需要可以採取坐位、半臥位、平臥位，以病人感到舒適為前提，以便能夠忍耐較長的操作時間；對疑為腹腔內出血或腹水量少者執行實驗性穿刺，則採取側臥位為宜。

經由腹壁腹腔穿刺術的操作方法

A. 經由腹部超音波引導穿刺，需要膀胱充盈。
B. 經由陰道超音波引導穿刺，需要排空膀胱。

▼

一般穿刺點左下腹：A. 肚臍與左髂前上棘連線中外 1/3 處
　　　　　　　　　B. 肚臍與恥骨聯合連線中點偏左或偏右 1.5cm 處
側臥位穿刺點：臍平面與腋前線或腋中線交點處，此處穿刺多適於腹膜腔內少量積液的診斷性穿刺。

▼

局部麻醉之後穿刺時有突破感，證實透過腹腔，即有液體流出。

▼

局部消毒，蓋覆紗布，壓迫片刻，將膠布加以固定。

✚ 知識補充站

　　腹水對內臟器官位置的影響，除了腹膜外位器官和盆腔內臟器官之外，腹腔內的大部分器官都會有相當程度的活動性，在腹水的推移作用之下，腹膜內位器官，例如空腸、迴腸、橫結腸、B型結腸等容易改變各自的位置，而當穿刺放出大量腹水之後，腹腔壓力驟降，腹壁鬆弛，被推移的內臟器官復位，或超復位而下降，因而牽拉繫膜和神經血管，病人會出現腹部不適，還可能使大量血液滯留於門靜脈系統，回心血量減少，影響正常的循環功能，發生休克，甚至對肝硬化病人可誘發肝昏迷，所以放腹水時要控制速度及一次放出的腹水量，在放腹水流程中應自上而下將腹帶裹緊，避免上述併發症。此外，為了注入氣體增加腹壓以治療肺部疾患的腹腔穿刺，要掌握注氣速度和注氣量（一次注氣量不超過1500ml），逐漸調整腹壓，以免引起患者噁心、嘔吐等胃腸道刺激症狀。

25-5經由陰道後穹窿穿刺術

（一）概論

1. 定義：在無菌的條件下，將穿刺針從後穹窿刺入盆腔取得標本的穿刺方法。
2. 目的：直腸子宮陷凹是女性體腔最低的位置，盆、腹腔液體最易於積聚於此，亦為盆腔病變最易於波及的部位；透過陰道後穹隆穿刺吸取標本，可以協助明確診斷，亦常用於腹腔內出血輔助性診斷。

（二）適應症及禁忌症

2. 適應症：
   （1）疑似腹腔內出血，例如子宮外孕、卵巢黃體破裂等。
   （2）疑似盆腔有積膿、積液時，可以做穿刺引流以了解積液性質。
   （3）盆腔腫塊位於直腸子宮凹陷處，經過後穹窿穿刺直接抽吸腫塊內容物做抹片；若高度懷疑為惡性腫瘤，則應盡量避免穿刺。
   （4）若為盆腔膿腫，可以執行穿刺引流及注入抗生素。
   （5）超音波引導下行卵巢子宮內膜異位囊腫或輸卵管妊娠部位注藥治療。
   （6）超音波引導下經過後穹窿穿刺取卵子，用於各種助孕技術。
3. 禁忌症：
   （1）盆腔嚴重黏連，較大腫塊占據直腸子宮凹陷部位並凸向直腸。
   （2）疑有腸管和子宮後壁黏連。
   （3）高度懷疑為惡性腫瘤。
   （4）異位妊娠準備採用非手術治療時避免穿刺，以防止感染。

（三）注意事項

1. 術前評估病人的健康狀況，做好搶救的準備。
2. 在術中要嚴密地觀察生命的徵象。
3. 在穿刺時要注意進針的方向、深度，避免傷及直腸和子宮。
4. 若抽出物為血液，需要注意是否凝集。
5. 在術後要注意陰道流血，囑咐採取半臥位休息。

小博士解說

　　經由陰道後穹窿穿刺術的臨床意義，若抽吸液為鮮血，需要放置4～5分鐘，血液凝固為血管內血液；若放置6分鐘以上仍為不凝血，則為腹腔內出血，大多見於異位妊娠、濾泡破裂、黃體破裂或脾破裂等內內臟器官官出血的血腹症。若抽出為不凝固的陳舊性血液或有血凝塊，可能為陳舊性子宮外孕；若抽吸的液體為淡紅色、微混、稀薄甚至膿液，大多為盆腔發炎性滲出液。

經由陰道後穹窿穿刺術的操作步驟

病人排空膀胱，採取膀胱截石位，注意陰道之後穹窿是否膨隆。

▼

陰道檢查了解子宮及附件狀況，放置陰道窺器，充分暴露子宮頸和陰道後穹窿。

▼

選擇陰道後穹窿中央或稍偏病側作為穿刺部位，穿刺時針頭進入直腸子宮陷凹，
不能過深；若為腫物，則選擇最突出或囊性感最明顯的部位穿刺。

▼

在抽吸完畢之後拔出穿刺針，若穿刺點滲血，
則使用無菌紗布填塞來壓迫止血，觀察有無活動性出血的症狀。

✚ 知識補充站

穿刺方向是陰道後穹窿中點進針與子宮頸管平行的方向，深入至直腸子宮陷凹，不可過於向前或向後，以免針頭刺入子宮體或進入直腸。穿刺深度也應適當，一般為2～3cm，過深可能會刺入盆腔器官或刺穿血管；若積液量較少，過深的針頭可能會超過液體平面，抽不液體因而延誤診斷。

25-6腹壁羊膜腔穿刺術

（一）概論

1. 定義：在中、晚期妊娠時，經腹壁、子宮進入羊膜腔抽取羊水，供臨床診斷或藥物注射。
2. 可能的併發症：
   （1）孕婦有發生出血、羊水滲漏、流產、胎死子宮內的危險。
   （2）穿刺有損傷胎兒的可能性。
   （3）因為子宮畸形、胎盤位於前壁、腹壁太厚、羊水太少等原因，可能會發生羊水穿刺失敗。
   （4）羊水細胞為脫落細胞，若發生的細胞量較少、細胞活性較差、血性羊水等情況，體外培養會有失敗的可能性。
   （5）有時難以分辨染色體的某些微小異常，也不能排除一些多基因疾病或其他原因導致的胎兒畸形或異常，且羊水生化檢查、細胞遺傳學和分子遺傳學分析不可能做到百分之百準確。

（二）適應症及禁忌症

1. 適應症：產前診斷（羊水生化測定、羊水細胞染色體核型分析）、藥物引產。
2. 禁忌症：
   （1）術前 24 小時的體溫大於 37.5℃。
   （2）有流產的徵象。
   （3）心、肝、腎功能異常或各種疾病的急性階段。
   （4）穿刺部位皮膚感染。

（三）注意事項

1. 術前講解。
2. 產前診斷宜在妊娠 16 ～ 22 週進行；胎兒異常引產適宜在妊娠 16 ～ 26 週之內。
3. 胎兒異常引產前宜做血液檢查、尿液常規檢查、出凝血時間和肝功能檢查等。
4. 穿刺最多不超過兩次。
5. 術後當天應減少活動，多休息。
6. 若術後出現腹痛、腹脹、胎動頻繁或減弱、陰道流液、發燒等症狀，則應及時就醫。

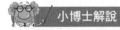

小博士解說

　　張女士，曾產下死胎，目前懷孕15週，醫師最有可能建議她接受羊膜穿刺術檢查，以排除胎兒神經管缺陷的可能。

羊膜腔穿刺術為侵入式檢查，具有下列情形之孕婦才必須接受此項手術檢查：

1. 高齡產婦，即 35 歲以後懷孕、生育者
2. 有過染色體異常和先天缺陷胎兒生育史的孕婦
3. 有過新陳代謝疾病胎兒生育史的孕婦
4. 夫妻任一方有家族先天性疾患生育史的孕婦
5. 夫妻任一方有遺傳疾病或先天缺陷的孕婦
6. 經過檢查發現胎兒可能患有唐氏症或嚴重基因缺陷的孕婦
7. 體內 ATP 含量因為不明的原因而持續偏高的孕婦
8. 有引產打算的孕婦，由此檢測胎兒的成熟度，評估提前引產或自然分娩

經腹壁羊膜腔穿刺術操作方法

術前超音波定位，穿刺時避開胎盤，於羊水暗區進行。

孕婦排空膀胱並採平臥位

選擇穿刺點：將子宮固定在下腹部正中央，在子宮底 2～3 橫指下方或中線兩側。

拔出穿刺針，壓迫片刻，膠布固定。

⊹ 知識補充站

　　羊膜穿刺術可判別胎兒肺部的成熟度；此術式主要目的為分析胎兒細胞染色體，此外，因羊水中含有的卵磷脂會隨著胎兒肺部的成長而增加，因而可以作為胎兒肺部成熟度的指標。臍帶穿刺術則除了提供染色體檢查及基因分析之外，還可供血液檢查、血紅素分析、胎兒抗體測定等。

25-7會陰部切開術

（一）概論

1. 定義：會陰部所指的是陰道與肛門之間的軟組織，當嬰兒的頭快露出陰道口時，在會陰附近施予局部麻醉，然後用剪刀剪開會陰，使產道口變寬，以便利胎兒的產出。

2. 會陰部切開術（episiotomy）是最常用的產科手術，通常於第二產程時執行；適時的會陰部切開有助於保護盆底軟組織，避免其過度伸展及胎頭長時間壓迫造成的組織損傷，且傷口整齊，癒合較好。

（二）適應症及可能併發症

1. 適應症：（1）初產婦需行產鉗術、胎頭吸引術、臀位助產術。（2）初產婦會陰部較長或會陰部堅韌，有嚴重撕裂的可能。（3）重度子癇前期，需要縮短第二產程。（4）預防早產兒因會陰阻力引起顱內出血。

2. 併發症：（1）傷口血腫：縫合之後 1～2 小時，刀口部位即會出現嚴重的疼痛，甚至會出現肛門墜脹感；及時拆開縫線，清除血腫，縫紮住出血點，重新縫合傷口，疼痛通常會很快消失，絕大多數可以正常癒合。（2）傷口感染：產後 2～3 天傷口局部有紅、腫、熱、痛等發炎症表現，並會有硬結，擠壓時有膿性分泌物；應服用合適的抗生素，並排出膿液流出，同時可以採用理療或坐浴來協助消炎，1～2 週後即會好轉或癒合。（3）傷口拆線後裂開：若傷口組織新鮮，裂開時間短，可以在妥善消毒之後立即做第二次縫合；若傷口組織不新鮮，且有分泌物，則不能縫合，可以使用高錳酸鉀溶液坐浴，並服抗生素預防感染，待其局部形成瘢痕之後會癒合。

（三）護理

1. 術前的說明。
2. 嚴密地觀察產程。
3. 諮詢產婦正確運用腹壓，順利完成胎兒經陰道娩出。
4. 術後右側臥位，保持外陰部的清潔乾燥。
5. 注意會陰部切口有無滲血、紅腫、硬結及膿性分泌物。
6. 在腫脹伴隨明顯疼痛時，使用硫酸鎂溶液濕熱敷、乙醇來濕敷。
7. 會陰部後一側切傷口於術後第 5 天拆線，正中切開於第 3 天拆線。

小博士解說

　　初產婦的會陰部因為延展性較差，加上多數的胎兒體重都超過3,000公克，因此，若醫師評估要做會陰部切開術，可以減少該產婦會陰不規則撕裂傷，並使胎兒順利生產時，此時經常決定進行會陰部切開術。經產婦的會陰部的延展性通常較佳，若會陰部已明顯變薄，經過醫師評估胎兒可以順利生產，不一定要做會陰部切開術。

會陰部切開術的手術方法及步驟

手術方法	步驟	注意事項
會陰部斜側切開術	·臨床上以左側斜切開為最多術者以左手中、食指伸入陰道內，撐起左側陰道壁，右手持會陰部切開剪刀或鈍頭直剪刀，使剪刀切線與會陰部後聯合中線向旁側呈現 45°放好，於子宮收縮時，剪開會陰部 4～5mm，而在縫合之前應在胎盤、胎膜完全娩出之後，先檢查其他部分有無裂傷，再以紗布塞入陰道內，術畢之後取出，依層級來縫合。	1. 切開時間應在預計胎兒娩出前 5～10 分鐘，不宜過早。 2. 若會陰部高度膨隆，斜切角度宜為 60°，避免誤傷直腸或縫合困難。 3. 若為手術助產應在導尿術之前準備就緒後切開。 4. 在切開之後應立即止血
會陰部正中切開術	在局部麻醉之後，沿著會陰部聯合正中點處向肛門方向垂直切開約 2～3mm，注意不要損傷肛門括約肌，在縫合之後取出陰道內的紗布，檢查縫合處有無出血或血腫、常規肛檢有無腸線穿透直腸黏膜；若有，應立即拆除，而重新消毒縫合。	1. 優點：損傷組織和出血量少於斜側切開術，易縫合，癒合佳，術後疼痛較輕。 2. 缺點：切口向下延長，可能損傷肛門括約肌、甚至直腸；故手術助產、胎兒太大等情況時不宜採用。

✚ 知識補充站

有關會陰切開，可能會增加出血的機會，而正中的會陰部切開術，適用於陰道較長的婦女，會陰部切開術後的傷口疼痛可能會影響到日後的性生活，此外，不一定所有第一胎陰道分娩的產婦都必須採會陰部切開術，應由醫師視情況判斷來執行。

25-8胎頭吸引術

（一）概論

1. 胎頭吸引器及產鉗都是使用牽引的方法來協助胎兒娩出的儀器；胎頭吸引術較易於掌握，並較為安全，是目前使用較多的一種助產方法。
2. 術前的注意事項：
    （1）並無明顯的頭盆不相稱，無骨產道和軟產道畸形、狹窄。
    （2）子宮口已開全或經由產婦子宮口近開全。
    （3）已破膜或人工破膜。
    （4）頂先露（雙頂徑必須達到 +2 或以下）。
    （5）有效的子宮收縮或靜脈滴注，或小劑量穴位注射催產素，會促進子宮收縮。

（二）適應症及禁忌症

1. 適應症：
    （1）患心臟病、子癇前期者。
    （2）子宮收縮乏力使得第二產程延長，例如胎頭撥露達半小時胎兒仍然不能分娩出者。
    （3）有剖子宮產史或子宮有瘢痕，不宜過分屏氣加壓者。
2. 禁忌症：不能或不宜經陰道分娩者、宮口未開或胎膜未破者、胎頭位置未達陰道口者。

（三）護理

1. 產婦：
    （1）產後檢查產道，若有子宮頸或陰道裂傷，應立即加以縫合。
    （2）可能由於陰道壁挫傷或被吸入吸引器內導致陰道血腫，血腫外側緣用可吸收縫線向較深處作間斷縫合，或切開清除血塊，尋找出血點予以結紮並縫合。
2. 新生兒：
    （1）對於牽引困難者，應密切觀察新生兒有無頭皮損傷、頭皮血腫、顱內出血，給予維生素 K、C 並及時處理。
    （2）新生兒頭皮若有水泡形成，可以塗抹抗生素以防感染。
    （3）胎頭吸引部位的產瘤一般很快於術後內消失，應避免穿刺以防感染，並應囑咐產婦不要搓揉血腫。

小博士解說

張女士第一胎，子宮頸全開，用力時胎頭高度+3，胎心音出現晚期減速，此時最合理的處置為請產婦繼續用力，使用真空吸引協助娩出。胎心音出現晚期減速，表示胎盤血流減少而導致胎兒缺氧或胎盤提早剝離，因此使用真空吸引將胎兒娩出。

胎頭吸引術的操作步驟

放置吸引器的位置應保證在牽拉用力時有利於胎頭俯屈，吸引器導向應置於胎頭後囟前方 3cm 的箭狀縫上。

▼

可以用針筒抽氣形成負壓，一般抽 120 ～ 150ml（39.23 ～ 49.03kPa）空氣較適合；抽氣必須緩慢，大約每分鐘製成負壓 9.81kPa，使胎頭在緩慢負壓下形成產瘤再牽引，可以減少吸引器滑脫失敗，減少對胎頭損傷。

▼

吸引器抽氣的橡皮管，應選擇使用壁厚耐負壓者，以保證吸引器內與抽氣筒內的負壓強度一致。

▼

放置之後再作陰道檢查，除了外子宮頸或陰道壁夾入。

▼

牽引中如有漏氣或脫落，表示吸引器與胎頭未能緊密接合，應尋找原因；若無組織嵌入吸引器，需要了解胎頭方位是否矯正；若吸引器脫落常由於阻力過大，應改用產鉗術；若是牽引方向有誤、負壓不夠以及吸引器未與胎頭緊密附著時，可重新放置，一般不宜超過 2 次。

▼

牽引時間不宜超過 10 ～ 20 分鐘，以免影響胎兒。

➕ 知識補充站

　　產鉗術牽引力較大，在嚴重胎兒窘迫的情況下會迅速娩出胎兒，胎頭吸引術相對而言操作較為簡單，胎吸器容易安置，不會增加胎頭娩出的體積，比較接近生理的情況，不需要做陰道深部操作，產道損傷和感染機會均會減少。

25-9產鉗術

（一）概論

1. 定義：利用特製的產鉗放置於胎頭兩側，透過牽引機旋轉，協助胎頭娩出，是難產手術常用的方法。
2. 低位產鉗術：
   （1）適用於胎頭雙頂徑已達坐骨棘平面以下、胎頭骨質部分已經到達骨盆底、箭狀縫在骨盆出口前後徑上。
   （2）中、高位產鉗術因操作困難，且對母兒危害性較大，現已為剖子宮生產術所取代。

（二）適應症及禁忌症

1. 適應症：
   （1）患心臟病、子癇前期者。
   （2）子宮收縮乏力使第二產程延長，例如胎頭撥露達半小時胎兒仍不能娩出者。
       （3）有剖子宮生產史或子宮有瘢痕，不宜過分屏氣加壓者。
2. 禁忌症：不能或不宜經陰道分娩者、子宮口未開或胎膜未破者、胎頭位置未達陰道口者。

（三）護理

1. 注意事項：
   （1）必須做陰道檢查，確定子宮口全開、了解胎位和骨盆的情況。
   （2）牽引產鉗用力需要均勻、鉗位放置需要正確。
   （3）胎盤娩出後，應仔細檢查子宮頸、陰道壁及會陰有無裂傷，若有裂傷則及時縫補。
   （4）檢查胎兒面部有無損傷。
2. 護理的重點：
   （1）術前要確認胎位，檢查產鉗是否完好，並指導產婦正確地運用腹壓，來減輕其緊張與焦慮。
   （2）術中注意觀察產婦子宮收縮及胎心變化，為出現下肢麻痺、肌肉痙攣的產婦做局部按摩，並根據需求給氧或補充能量。
   （3）在術後要注意新生兒有無產傷及產婦有無陰道流血、陰道切口、排尿等狀況。

小博士解說

　　產鉗的種類很多，目前常用者有變形產鉗與直形產鉗；變形產鉗中常用的為辛氏產鉗，具有頭彎及盆彎的特色，是使用最多的一種，適用於一般枕前位且胎頭位置較低者。直形產鉗中常用的是凱氏產鉗，其特色為只具有較淺的頭彎而無盆彎，有利於胎頭的旋轉，鉗柄較長，僅左葉上有鎖扣、右葉可以滑動，因此適用於較高的持續性枕橫位、枕後位，胎頭傾勢不均或變形較大者。

產鉗術的操作步驟及注意事項

操作步驟	注意事項
產婦採取膀胱截石位，常規外陰消毒、導尿，再放置產鉗前，大多執行左側會陰部切開術。	確認動手術的條件
放置產鉗，再檢查鉗葉與胎頭之間無夾入軟組織或臍帶，胎頭箭狀縫在兩鉗葉正中央。	在放置鉗葉時遇有阻力而不能向深處插入時，可能鉗端嵌在陰道穹窿部，此時切勿強行推進產鉗，否則會引起嚴重的陰道壁損傷。
扣合產鉗：若兩鉗葉安放位置正確，容易扣合；若扣合有困難，切勿強行扣合。	扣合有困難的可能原因： 1. 胎頭方位有否誤診 2. 胎頭是否變形過大 3. 兩葉產鉗是否不在同一個平面上
牽引：配合子宮收縮，向外、向下緩慢牽拉產鉗，再平行牽拉，而當胎頭著冠之後，上提鉗柄，使胎頭仰伸而娩出；若牽引有困難，切勿使用強力牽引，否則易於導致胎兒及產道的損傷。	牽引有困難的可能原因： 1. 牽引方向錯誤 2. 骨盆與胎頭比例不稱 3. 異常的胎頭方向
取出產鉗：當胎頭雙頂徑越過骨盆出口時，鉗葉應順著胎頭慢慢滑出，然後依據分娩的機轉娩出胎體。	

✛ 知識補充站

在牽引時產鉗滑脫，其原因可能為產鉗放置不正確或胎頭過大或過小，應及時糾正，產鉗滑脫對胎兒及產道都可引起嚴重損傷，因此在扣合產鉗時必須檢查鉗葉位置是否緊貼胎頭，並應試牽，有滑脫現象時，重新檢查胎頭方位及放置產鉗。

有時產程較長，產瘤大或胎頭變形嚴重，易誤診為胎頭已入盆，或盆腔較淺也容易造成誤診，故施術時應注意整合腹部檢查，確診雙徑是否入盆。

25-10剖子宮生產術

（一）概論
1. 定義：剖子宮生產術是經腹壁切開子宮取出已達成活胎兒及其附屬物的手術。
2. 操作的方式：
   - （1）子宮下段剖子宮生產術：下腹部正中切口或下腹橫切口，臨床廣泛使用此法。
   - （2）子宮體部剖子宮生產術：子宮體正中做縱形切口，僅適用於緊急娩出胎兒或胎盤前置的產婦。
   - （3）腹膜外剖子宮生產術：適用於宮腔有感染的產婦。
3. 併發症：
   - （1）母體：胎兒娩出困難、剖子宮生產術後大出血、器官損傷（膀胱、腸管、輸尿管）、子宮切口縫合錯誤。
   - （2）胎兒：骨折、胎體損傷。
   - （3）遠期併發症：腹壁切口癒合不良、子宮出血增加可能導致切除子宮、血栓性靜脈炎、麻痺性腸梗塞、術後肺栓塞、子宮內膜異位、感染和盆腔沾黏容易引起異位妊娠、新生兒濕肺症、醫源性早產。

（二）適應症及禁忌症
1. 適應症：
   - （1）頭盆不相稱：因為骨盆狹窄或畸形骨盆，使產道阻塞；或因為巨大胎兒、臀先露、肩先露等胎位異常。
   - （2）產力異常：子宮收縮乏力，發生滯產經處理無效者。
   - （3）妊娠合併症及併發症：妊娠合併心臟病、重度子癇前期及子癇、胎盤早剝、前置胎盤。
   - （4）過期妊娠兒、早產兒、臨產後出現胎兒窘迫、臍帶脫垂者。
   - （5）生殖道廔管、子宮脫垂修補術後、外陰部癌腫。
2. 禁忌症：
   - （1）胎兒死亡或畸形，例如腦積水。
   - （2）未經處理的心衰竭、酸中毒。

（三）護理
1. 連續硬膜外麻醉的產婦，術後 6 ～ 8 小時去枕平臥，並預防傷口滲血。
2. 對於產後子宮收縮不良者，給予子宮收縮劑治療。
3. 有感染的產婦做細菌培養後抗生素治療，適當延長使用的天數。
4. 保留導尿管 24 小時。
5. 無異常出血的產婦術後第一天輸液補足手術消耗及禁食的生理需求量，第二、三天除了輸送抗生素之外，不予以額外的補液。

小博士解說

有關剖腹生產，胎兒窘迫是緊急剖腹產的適應症，子宮直式切開法，比較容易出血；子宮下段橫式切開法，在手術之後併發症較少。

剖子宮生產術的操作步驟及注意事項

在麻醉之後（通常採硬膜外麻醉）術前聽胎心，常規肛查了解宮口開程度及先露位置，產婦採取平臥位，左側傾斜 10 ～ 15°，避免仰臥位低血壓症候群。

▼

常規切開腹壁，選擇切口原則上以充分暴露子宮下段及有利於娩出胎兒為準。

▼

檢查子宮位置，若有扭轉應加以校正，以防損傷子宮血管。

▼

推離膀胱，暴露子宮下段，於膀胱腹膜反折中央作一小切口弧形向右延長 10 ～ 12cm，輕輕下推膀胱，手指著力點在子宮壁上。

▼

切開子宮，子宮切口可選橫或縱，特殊情況選應急切口，擴大切口可弧形撕開或以剪刀剪開、注意勿傷及子宮血管。

▼

娩出胎兒，先吸羊水檢查胎先露胎方位高低，決定以手還是須用產鉗助娩，若為臀位可做臀牽引娩出；娩出胎兒的動作輕而穩，避免損傷胎兒或撕裂切口。胎兒娩出後使用子宮收縮劑。

▼

處理胎兒，清理呼吸道，斷臍；娩出胎盤清理子宮腔，檢查胎盤是否完整。

▼

縫合子宮切口，注意避開子宮內膜；縫合腹壁切口，關腹前常規檢查子宮及雙附件有無異常，並常規清點儀器紗布。

▼

術後留置尿管，常規補液，抗生素預防感染；鼓勵產婦早活動、早開奶。

✛ 知識補充站

有關剖子宮產後陰道生產（vaginal birth after cesarean section,VBAC），若前一胎採子宮上段切開，則此胎不鼓勵執行VBAC；且VBAC可避免造成骨盆腔沾黏，增加正面生產的經驗；前一胎因為胎位不正、胎兒過大、前置胎盤而做剖子宮產，這一胎的胎兒只要胎位正確、體重適中、無胎盤前置，即可以與醫生商量是否改採經由陰道的自然生產。

25-11人工剝離胎盤術

（一）概論、適應症、禁忌症及可能併發症

1. 定義：以手剝離並取出滯留於子宮內胎盤組織的手術。
2. 適應症：
   - （1）胎兒在娩出之後，胎盤部分剝離會引起子宮大量出血。
   - （2）胎兒娩出後 30 分鐘，胎盤仍未剝離排出者。
   - （3）胎兒娩出後，經按摩子宮底或用子宮收縮劑處理，胎盤仍未完全排出者。
3. 禁忌症：植入性胎盤，切勿強行剝離。
4. 併發症：
   - （1）子宮出血：主要發生於胎盤剝離困難或剝離不全時，影響子宮收縮而致大出血；應迅速完成手術，清除子宮內容物，同時加強子宮收縮，控制出血。
   - （2）子宮損傷或穿孔：大多因為手術操作不當或胎盤植入所造成，若子宮穿孔較小，出血不多時，可以投入子宮收縮劑和抗生素做嚴密的觀察；子宮損傷重或出血不止者，應開腹檢查並予之修復或切除。
   - （3）產後感染：徒手剝離胎盤後應常規投抗生素，並嚴密地觀察是否出現感染的徵象。

（二）護理

1. 術前應開放靜脈，若情況較危急的產婦應備血或輸血。
2. 操作須輕柔，避免強行剝離或用手指扒挖宮腔、宮壁，以免損傷子宮。
3. 若於剝離時發現胎盤與子宮壁之間並無明顯的界限，找不到疏鬆的剝離面而無法分離者，應考量胎盤植入的可能性，不可以強制剝離；若產後出血不能控制時，應停止操作改執行子宮切除術。
4. 術後檢查胎盤胎膜，疑有胎盤殘留時，應再次手取或用乾紗布擦拭子宮腔，在必要時要執行刮子宮術。
5. 盡量減少子宮腔內的操作次數，術後一般使用抗生素來預防感染。

小博士解說

在胎兒娩出30分鐘之後胎盤尚未娩出者，稱為胎盤滯留，是產後出血的一項重要原因。但若胎盤未完全從子宮壁剝離，雖然胎盤滯留，在一段時間內可能無出血，因此，正確處理胎盤滯留，對預防產後出血，降低產婦的死亡率有重要的價值。胎盤滯留診斷依據包括胎兒娩出之後半小時以上胎盤尚未娩出、陰道出血、排除凝血功能障礙及軟產道裂傷。

人工剝離胎盤術的操作步驟及注意事項

產婦採取膀胱截石位，消毒外陰部及外露臍帶、導尿。

▼

肌注哌替啶 100mg，靜脈麻醉或氣管內全身麻醉，個別亦可以不給麻醉。

▼

輸送縮宮素 10U 緩慢靜注、肌注或經由腹壁注入子宮底的肌肉。

▼

術者一手牽臍帶，另一手塗滑潤劑之後，五指合攏成圓錐狀，沿臍帶進入陰道及子宮腔，摸清胎盤附著位置。

▼

一手經腹壁下壓子宮底，子宮腔內的手掌展開，四指併攏，手背緊貼宮壁，以手指尖和橈側緣向上左右划動，將胎盤自子宮壁剝離。

▼

若胎盤附著前壁，則手掌朝前壁貼子宮壁剝離胎盤。

▼

估計胎盤大部分已剝離，可以一手再牽拉臍帶，協助查明並分離剩餘部分，再將胎盤握於手中，邊旋轉邊向下牽引而出；注意勿用強力牽引以免胎盤或胎膜部分殘留。

▼

檢查胎盤和胎膜有無缺損，並伸手進入子宮腔檢查，清除殘留組織，亦可以使用卵圓鉗在手指引導下夾取，或用大鈍刮匙刮除；注意檢查子宮有無破損。

✛ 知識補充站

在剝離開始時，手指和胎盤間有一層柔滑的胎膜相隔，以後將胎膜撐破，手指直接與胎盤面、子宮壁接觸，一般剝離應無困難；若遇到阻力，應內外兩手配合仔細剝離，遇少許索狀黏連帶時可用手指斷開，若黏連面廣而緊、不能用手剝離，可能為胎盤黏連或植入，應即停止手術，可以使用麥角新鹼0.2mg肌注或靜注以加強子宮收縮，若出血不多，可以暫時觀察；若出血過多，應即予以剖腹處理。

25-12陰道鏡檢查

（一）概論

1. 陰道鏡原理：利用內窺鏡將子宮頸陰道部陰道黏液放大 10 ～ 40 倍，可以觀察子宮頸異常上皮細胞、異常血管、早期癌變。
2. 最佳的檢查時間：在月經乾淨後 7 ～ 10 天之內；如果必要的話，陰道鏡檢查也可以在月經期的任何時間做，但應避免在月經最大的出血期中做。

（二）適應症及禁忌症

1. 適應症：
   （1）子宮頸抹片細胞學檢查巴氏 II 級以上或 TBS 顯示上皮細胞異常。
   （2）有接觸性出血，肉眼觀察子宮頸可疑癌變。
   （3）陰道的可疑癌變。
   （4）可疑下生殖道尖銳濕疣者。
2. 禁忌症：急性下生殖道感染。

（三）注意事項

1. 在檢查之前 24 小時避免陰道沖洗及上藥、陰道檢查、性行為等；月經期亦應避免檢查。
2. 說明目的及操作方法，並告知檢查流程中可能產生的不適感及活體檢查之後少量陰道出血。
3. 檢查時禁止使用潤滑劑於陰道窺探器，並注意光源。
4. 在嚴重的發炎症時，應先行抗炎治療，停經後婦女子宮頸萎縮，必要時補充雌激素後再行陰道鏡檢查。
5. 陰道鏡不能觀察頸管內病變，尤其停經後婦女或治療後的子宮頸，鱗柱交界上移至頸內，或病變伸入頸管超過陰道鏡檢查視野，可能會造成假陰性反應；陰道內視鏡也無法確定間質有無浸潤，在上皮缺損、基質裸露時可能也會影響陰道鏡判斷。

小博士解說

陰道內視鏡檢查和細胞學檢查為兩種診斷技術，兩者的特色同狀是可以重複而不影響病變，但兩種方法都有漏診的病例；著名陰道鏡專家Burghardt曾將兩種診斷方法做了對比，其結果是單純用細胞方法診斷的病例中有10%～15%的癌瘤病例被漏診，後為陰道內視鏡所發現。若合併使用兩種方法，在細胞學檢查有懷疑或陽性時，輔以陰道內視鏡檢查，在必要時在陰道內視鏡下，選擇病變的準備部位取活體檢查，便會有效地提升診斷的正確率。

陰道內視鏡檢查的操作方法

病人膀胱截石位，暴露子宮頸後穹窿部
生理食鹽水棉球輕輕擦拭子宮頸和陰道表面分泌物。

▼

調整陰道內視鏡，可加紅色或綠色濾鏡。

▼

棉球沾醋酸溶液，敷於子宮頸表面 1 分鐘：
觀察上皮腫脹及變白之速度與消退時間。

▼

棉棒蘸複方碘溶液，輕壓子宮頸和陰道之觀察區域：
不典型增生和癌變上皮細胞因糖原少而不著色。

▼

觀察子宮頸大小、糜爛狀組織範圍、子宮頸黏膜有無外翻、
上皮有無異常、病變範圍、血管形態、毛細血管間距離。

▼

將可疑病變的部位，取活組織送病理學檢查。

➕ 知識補充站

陰道鏡檢查子宮頸的四個象限（以子宮頸外口為導向順時鐘方向劃分）仔細檢查並動態地觀察：

1. 識別新鱗柱交界（*SCJ*）的位置；
2. 確認轉化區（*TZ*）的範圍；
3. 鑒別轉化區內有無病變；
4. 仔細觀察異常轉化區上皮和血管的細微變化，以確定病變的性質；
5. 增加使用綠色濾光鏡進一步觀察血管的特徵；
6. 按照診斷標準來解讀陰道內視鏡下所見影像的意義。

25-13 子宮鏡檢查

（一）概論

1. 原理：向子宮腔沖入膨脹子宮的介質（5% 葡萄糖 500ml），將子宮頸鏡插入子宮腔，沖洗子宮腔至沖洗液清亮，在直視下觀察依順序來檢查子宮腔，對病變組織直接取樣。

2. 子宮內視鏡的類型：全景式子宮內視鏡、接觸式子宮內視鏡、顯微鏡子宮內視鏡、纖維子宮內視鏡。

3. 併發症：
   （1）子宮穿孔或大出血，常發生於插入時損傷宮腔，尤其是分離宮腔黏連、電凝或在雷射治療時很容易發生。
   （2）子宮頸撕裂。
   （3）感染。
   （4）因膨脹子宮的介質而引起過敏反應。
   （5）注入過速時二氧化碳溢入血管，導致壓力過大；或有結核、癌瘤、子宮發育不良者、子宮腔手術史或輸卵管閉塞者容易發生。

（二）適應症及禁忌症

1. 適應症：異常子宮出血、排除子宮內膜癌、懷疑子宮沾黏、評估超音波檢查的異常、IUD 定位及取出。

2. 禁忌症：急性生殖道發炎症、嚴重心肺功能不全或血液疾患、3 個月內有子宮穿孔或子宮手術史、子宮頸瘢痕影響擴張、子宮頸裂傷或鬆弛致灌流液外漏。

（三）注意事項

1. 糖尿病病人膨宮介質改為 5% 甘露醇。
2. 術前需要做婦科檢查、子宮頸脫落細胞學檢查、陰道分泌物檢查。
3. 以月經乾淨之後 1 週後檢查為宜。

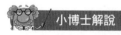 小博士解說

張女士，42歲，執行子宮鏡（hysteroscopy）切除子宮內頸處息肉，若發生子宮痙攣疼痛，則可以依照醫囑予以鎮痛劑，為正確的術後護理措施。

子宮內視鏡的操作步驟

檢查時間選擇月經淨後 3 天～排卵前期作最為合適;術前應執行陰道沖洗或擦洗,患者要排空膀胱,採取膀胱截石位,消毒外陰部、陰道、子宮頸後做局部麻醉。

▼

子宮頸鉗夾持子宮頸前唇後,檢查子宮腔大小;若用二氧化碳作膨宮介質,則要放置子宮頸吸引杯。

▼

在放置子宮內視鏡之前,先將少許膨宮液小心緩慢置入子宮腔內視鏡,此時病人取頭低臀高位,以減少膨脹的子宮液外流;再按照不同介質所需要的壓力及速度注入膨脹的子宮液,使得子宮腔充盈,視野明亮。

▼

轉動鏡體,並按照順序做整體性的觀察:由子宮底和輸卵管開口至子宮腔前後、左右、側壁,再至子宮頸管。

▼

術中仔細觀察宮腔內有無粗糙不平、潰瘍、腫物突起、血管充盈或出血點,在可疑處取活組織送病理檢查。

✚ 知識補充站

常用的擴張宮腔的介質包括下列四種:

1. 右旋糖酐,具高折射係數、高黏性的光學清晰溶液,能使子宮腔擴張良好,且因為與血不混合,光學性能好,視野清晰,效果良好;但是右旋糖為一種抗原性多糖,故患者可能會發生過敏的反應。
2. 複方羧甲基纖維素鈉液,具有高黏度、透明、顯像清晰、膨宮好、價格低廉、來源廣泛等優點;但是它具有抗原性,需要試敏之後方能使用。
3. 葡萄糖液,在作為膨脹子宮介質時,需要使用特殊的壓力。由於葡萄糖液容易迅速地被胃腸吸收,安全性高;缺點是易和血液相混,影響視野清晰度。
4. 二氧化碳,因為二氧化碳在血中溶解度高,因此較其他氣體安全,且膨脹的子宮後視野清晰,攝影效果好,但是需要放置子宮頸吸引杯以防止漏氣,並需要有特殊的充氣裝置,偶而會有造成氣栓的風險。

25-14腹腔鏡檢查

（一）概論

1. 腹腔鏡原理：利用二氧化碳氣體造成人工氣腹作為觀察和操作空間，再伸入腹腔內檢查和治療的內窺鏡；腹腔鏡即為一種纖維光源內窺鏡，包括腹腔鏡、能源系統、光源系統、灌流系統和成像系統。
2. 目的：除了婦科相關疾病的診斷，另外可以用於診斷性的疾病，例如慢性腹痛、外科急腹症的診斷及處理，腹部外傷的診斷，腹部腫瘤的診斷與分期、診斷性的活體組織檢查等。

（二）適應症及禁忌症

1. 適應症：
   （1）子宮內膜異位確診。
   （2）原因不明的急、慢性腹痛與盆腔痛、經痛。
   （3）不孕症病人，排除或確診盆腔疾病。
   （4）在停經之後持續存在小於 5cm 的卵巢腫塊。
   （5）惡性腫瘤術後或化療後的成果評估。
   （6）計畫生育併發症的診斷。
2. 禁忌症：
   （1）嚴重心肺疾病或膈疝。
   （2）盆腔腫塊過大，超過臍水平及妊娠超過 16 週者。
   （3）瀰漫性腹膜炎或懷疑腹腔內廣泛黏連。
   （4）腹腔內大出血。
   （5）凝血系統功能障礙。
3. 併發症：血管損傷、內臟器官損傷、與氣腹相關併發症等。

（三）注意事項

1. 在檢查完畢之後應給予抗生素來預防感染。
2. 縫合腹部切口前雖然已經排氣，腹腔仍然可能殘留氣體而感肩痛和上腹部不適感，通常並不十分地嚴重，而無需做特殊的處理。

小博士解說

腹腔鏡於計畫生育方面的使用，包括避孕套的取出、子宮穿孔創面修補、絕育術、輸卵管吻合術；在生殖助孕方面的使用，則包括成熟卵子吸取、配子體輸卵管內移植術，多囊卵巢穿刺、打孔術等。

腹腔內視鏡的操作步驟

婦科：截石位＋頭低腳高位
普通外科：仰臥位→建立氣腹後調整為頭高腳低，並向左側傾斜 15～30°。
泌尿科：側臥位＋升高腰橋

▼

人工氣腹：於臍輪下緣切開皮膚 1cm，切口處以 45° 插入氣腹針，在回抽無血之後接取針管，若生理鹽水順利地流入，則證實穿刺相當成功，針頭在腹腔內。接取二氧化碳充氣機，嚴密地控制進氣速度及監測腹腔內壓力。

▼

套管針穿刺：提起臍下腹壁，將套管針先斜後垂直慢慢插入腹腔，在進入腹腔時有突破感，拔出套管芯，聽到腹腔內氣體沖出聲之後插入腹腔鏡，接通光源，調整患者的體位，並繼續緩慢充氣。

▼

腹腔內視鏡觀察：包括子宮及各個韌帶、卵巢及輸卵管、直腸子宮陷凹，在必要時可取可疑的病灶組織送去做病理檢查。

▼

取出腹腔內視鏡：檢查無內出血及內臟器官損傷後方可以取出，在排出腹腔內氣體之後要拔除套管，縫合腹部切口，覆以無菌紗布，將膠布固定。

➕ 知識補充站

　　腹腔內視鏡手術：利用腹腔鏡及其相關儀器所做的手術，使用冷光源來提供照明，將腹腔內視鏡鏡頭插入腹腔內，運用數位攝像技術使腹腔鏡鏡頭拍攝到的圖像透過光導纖維傳導至後級信號處理系統，並且即時顯示在專用監視器上，醫生則透過監視器螢幕上所顯示患者器官不同角度的影像，對病人的病情做分析判斷，並且運用特殊的腹腔內視鏡儀器動手術。腹腔內視鏡外科已不僅侷限於膽囊切除，更逐漸延伸到膽管切開取、膽管癌切除、脾切除、肝葉切除、胃穿孔縫合修補、胃高位迷走神經切斷、闌尾切除、左或右半結腸切除、直腸癌根治術、疝氣修補術、婦科疾病的治療如卵巢囊腫剝除、盆腔黏連分離、輸卵管通液、子宮肌瘤切除、子宮頸息肉切除，泌尿科的精索靜脈曲張結紮、盆腔淋巴清掃、腎切除、腎囊腫揭蓋等手術。

25-15輸卵管暢通檢查

（一）概論

1. 原理：輸卵管阻塞或通而不暢是女性不孕症的重要原因，輸卵管暢通檢查分為可直接觀察及不可直接觀察兩種。
2. 不可直接觀察的輸卵管檢查：輸卵管通氣術、輸卵管通色素液術、輸卵管通液術。
3. 可以直接觀察輸卵管檢查：子宮輸卵管攝影術、腹腔內視鏡檢查、超音波攝影。

（二）適應症及禁忌症

1. 適應症：
   （1）女性不孕症。
   （2）評估輸卵管絕育術、輸卵管再通術或輸卵管成形術的效果。
   （3）輸卵管黏膜輕度黏連。
2. 禁忌症：
   （1）生殖器官急性、慢性發炎症發作。
   （2）月經期或不規則陰道流血。
   （3）嚴重全身性疾病。
   （4）碘過敏者不能做子宮輸卵管攝影術。
   （5）體溫超過 37.5℃。

（三）注意事項

1. 在檢查之前必須查明生殖道無活動性發炎症，包括陰道、子宮頸檢測致病微生物為陰性反應，若有發炎症者，經過治癒之後相隔數月再回診；有發炎病病史者，要適當地使用抗生素防治感染，以防止發炎症發作及擴散，檢查週期內禁忌性交與盆浴。
2. 檢查宜選擇在月經清淨後 3 ～ 7 天。
3. 輸卵管內口與峽部管腔細，肌層較厚，在受到刺激時易於發生痙攣，可以在暢通檢查之前、之中適當地使用鎮靜劑或解痙藥。
4. 在執行檢查術中必須遵照無菌的操作原則，防止醫源性感染；檢查當天體溫應低於 37.5℃。
5. 檢查中注意阻緊子宮頸外口、防止漏氣、溢液影響檢查結果判定。
6. 在一個月經週期內吸能作一項介入性檢查，尤其是攝影術後數月才可以執行其他的生殖系統手術。

小博士解說

　　月經期做輸卵管暢通檢查，因為檢查時子宮內膜尚未完全修復，注入的氣體或油劑可能進入血竇，形成栓塞，亦可能將宮腔中殘存的經血內容擠推到輸卵管，再落入腹腔，引起感染或子宮內膜異位症。若在近排卵期後進行檢查，子宮內膜肥厚，容易造成輸卵管內口假性阻塞，同時介入子宮腔的導管類儀器擦傷內膜，易於導致術中及術後子宮出血。

輸卵管暢通檢查的種類

		操作步驟	正常	異常
不可以直接觀察	輸卵管通氣術	經由導管向子宮內注入 CO_2	下腹部會聽到氣體透過輸卵管進入腹腔的氣泡聲，且壓力迅速下降。	輸卵管不通，則聽不到氣泡聲，壓力也不下降。
	輸卵管通色素液術	使用色素液經導管注入子宮，30 分鐘後排尿以比色計比色（在注入之前要排空膀胱，喝水 200ml）。	濃度大於 90%	1. 濃度 60～80%：單側或部分暢通 2. 若濃度低於 50%：為不暢通
	輸卵管通液術	以 0.25% 普魯卡因 20ml，經由導管緩慢注入子宮之中。	注入時無阻力、無回流。	1. 注入 5～10ml 即感阻力大、下腹脹痛，放鬆壓力後回流達 10ml，表示輸卵管阻塞。 2. 注入時雖有阻力仍然可以繼續注入，有少量的回流，表示輸卵管通而不暢。
直接觀察	子宮輸卵管攝影術	可以從螢幕和照片上看到子宮的形態和位置、輸卵管的形態。		
	腹腔鏡檢查	可直接觀察盆腔病變，並觀察注入色素液於輸卵管內的暢通情況。		
	超音波攝影	可以觀察注液之後子宮暗區，及輸卵管是否有溢留的情形。		

➕ **知識補充站**

　　子宮輸卵管攝影術、腹腔內視鏡檢查、超音波攝影皆可以測知輸卵管的阻塞部位，選擇較有效的治療方式；輸卵管通氣術、輸卵管通色素液術、輸卵管通液術則僅能判斷輸卵管有無阻塞與否，不能確知阻塞的部位。

國家圖書館出版品預行編目資料

圖解產科護理學／方宜珊，高湘寧著. ──初
　版. ──臺北市：五南圖書出版股份有限公
　司，2015.04
　面；　公分
　ISBN 978-957-11-8048-9（平裝）

1.產科護理

419.83　　　　　　　　　104002849

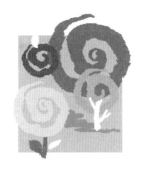

5KA7

圖解產科護理學

作　　　者 ── 方宜珊（4.5）、高湘寧

發 行 人 ── 楊榮川

總 經 理 ── 楊士清

總 編 輯 ── 楊秀麗

副總編輯 ── 王俐文

責任編輯 ── 金明芬

封面設計 ── 劉好音

出 版 者 ── 五南圖書出版股份有限公司

地　　　址：106臺北市大安區和平東路二段339號4樓

電　　　話：(02)2705-5066　　傳　　真：(02)2706-6100

網　　　址：https://www.wunan.com.tw

電子郵件：wunan@wunan.com.tw

劃撥帳號：01068953

戶　　　名：五南圖書出版股份有限公司

法律顧問：林勝安律師事務所　林勝安律師

出版日期：2015年 4 月初版一刷
　　　　　2021年12月初版二刷

定　　　價：新臺幣350元

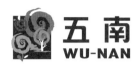
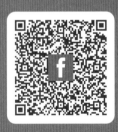
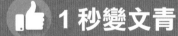

經典永恆・名著常在

五十週年的獻禮──經典名著文庫

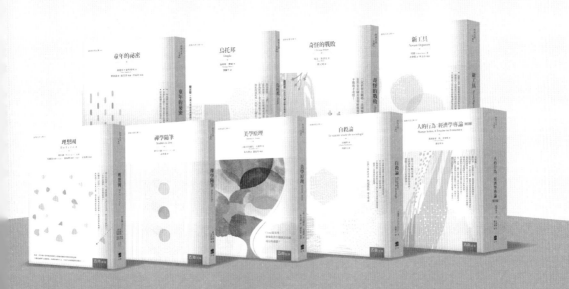

五南，五十年了，半個世紀，人生旅程的一大半，走過來了。

思索著，邁向百年的未來歷程，能為知識界、文化學術界作些什麼？

在速食文化的生態下，有什麼值得讓人雋永品味的？

歷代經典・當今名著，經過時間的洗禮，千錘百鍊，流傳至今，光芒耀人；

不僅使我們能領悟前人的智慧，同時也增深加廣我們思考的深度與視野。

我們決心投入巨資，有計畫的系統梳選，成立「經典名著文庫」，

希望收入古今中外思想性的、充滿睿智與獨見的經典、名著。

這是一項理想性的、永續性的巨大出版工程。

不在意讀者的眾寡，只考慮它的學術價值，力求完整展現先哲思想的軌跡；

為知識界開啟一片智慧之窗，營造一座百花綻放的世界文明公園，

任君遨遊、取菁吸蜜、嘉惠學子！